MONOGRAPHIEN AUS DEM GESAMTGEBIETE DER NEUROLOGIE UND PSYCHIATRIE

HERAUSGEGEBEN VON

O. FOERSTER-BRESLAU UND **K. WILMANNS**-HEIDELBERG

HEFT 50

ERBLICHKEIT UND NERVENLEIDEN

VON

DR. F. KEHRER

O. Ö. PROFESSOR · DIREKTOR DER PSYCHIATRISCHEN
UND NERVENKLINIK MÜNSTER i. W.

I

URSACHEN UND ERBLICHKEITSKREIS VON CHOREA · MYOKLONIE UND ATHETOSE

MIT 6 ABBILDUNGEN UND 54 STAMMBÄUMEN

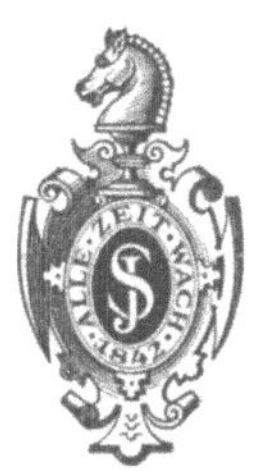

BERLIN

VERLAG VON JULIUS SPRINGER

1928

ISBN-13: 978-3-642-88950-9   e-ISBN-13: 978-3-642-90805-7
DOI: 10.1007/978-3-642-90805-7

ALLE RECHTE, INSBESONDERE DAS DER ÜBERSETZUNG
IN FREMDE SPRACHEN, VORBEHALTEN.

COPYRIGHT 1928 BY JULIUS SPRINGER IN BERLIN.

Vorwort.

Die nachfolgende Darstellung behandelt einen Abschnitt aus dem großen
Kreise der erblichen Nervenleiden. Mein ursprünglicher Plan, auf Grund erschöpfender kritischer Sichtung des Schrifttums und eigener Forschung in einer
umfassenden Monographie das ganze Gebiet zu behandeln, das ich in meinem
Innsbrucker Referat 1924 aus der Vogelschau beleuchtet habe, und so eine
spezielle Ursachenlehre dieser Erkrankungen zu bringen, hat sich aus verschiedenen Gründen nicht verwirklichen lassen. Ich muß ihn daher etappenweise
zur Ausführung bringen.

Münster i. W. im Dezember 1927.

F. Kehrer.

Inhaltsverzeichnis.

Einleitung.

Wie ich an anderer Stelle[1] dargelegt habe, lassen sich aus den Krankheitsfällen, welche auf solchen vorwiegend erblichen Verbildungen der Keimanlage beruhen, die sich ausschließlich oder vorzugsweise am Zentralnervensystem auswirken, nur Typen, keine Krankheitseinheiten herausheben. Zwischen den am häufigsten vertretenen Typen, welche nach dem hervorstechendsten Symptom bezeichnet werden und als „Krankheiten" gelten, gibt es sowohl zahlreiche fließende Übergänge als auch Kuppelungen; und nur soviel kann vorläufig als gesichert gelten, daß nicht alle denkbaren Zwischen- und Mischformen vorkommen. Daher wird es meines Erachtens die Aufgabe der nächsten Zukunft sein müssen, ein System der (wie ich es genannt habe) Lieblingsverbindungen zu schaffen, aus dem auch, wie Negativ aus Positiv, abzulesen ist, in welchem Maße bestimmte Typen sich gegenseitig ausschließen. Solange wir selbst darüber noch im Unklaren sind, ob das, was wir als erbliche Nervenleiden — mutatis mutandis gilt dies ja auch von den Seelenleiden! — originär oder symptomatisch ist, d. h. ob die Wurzeln dieser Krankheitsbilder wirklich in ursprünglich fehlerhaften Anlagen des Zentralnervensystems liegen oder aber anderer Systeme des Organismus — etwa bestimmter innerer Drüsen —, welche sich nur mit Vorliebe an jenem auswirken und damit das äußere Bild beherrschen, können wir ruhig die vorwiegend nach den Erscheinungsgebieten jahrzehntelanger Arbeit von der Neurologie herausgearbeiteten Typen zu Ausgangs- bzw. Orientierungspunkten nehmen. Nur darf künftighin die Betrachtung nicht wie bisher sich allein von dem Ehrgeiz beherrschen lassen, durchgehend nachzuweisen, daß auch in der Pathologie die Mendelschen Vererbungsregeln gelten, oder gar in dem Erfahrungsmaterial beharrlich übersehen, was sich diesen Regeln nicht fügen will. Im Gegenteil wird man von den Krankheitsfällen ausgehend, die zur Beobachtung des einzelnen Forschers kommen und ein bestimmtes „Vordergrundsyndrom" zeigen, künftighin mit gleicher Gewissenhaftigkeit danach suchen müssen, welche *anderen* neurologischen und nicht-neurologischen Erscheinungsformen bei jedem dieser Kranken und seinen Blutsverwandten vorkommen. Diese, wenn man so will, *symptomatologisch-genealogische Strukturanalyse* soll die Vorarbeit zur Aufstellung eines natürlichen Systems erblicher Typen in der Neurologie bilden. An welchem Punkt dieses Arbeitsfelds der Einzelne beginnt, ist an sich gleichgültig.

Wenn ich im folgenden aus dem Kranz der neurologischen Syndrome zuerst das choreatische herausgreife, so geschieht es einmal, weil wir in ihm eines der praktisch wichtigsten zu erblicken haben, und zum anderen, weil gerade die

---

[1] Dtsch. Zeitschr. f. Nervenheilk. **82**, 9. 1924.

Huntingtonsche Chorea[1] wegen ihrer besonders durchsichtigen Erblichkeit am
ehesten der Gefahr ausgesetzt ist, „im Prokrustesbett des Mendelismus" (Mar-
tius) vergewaltigt zu werden und so für die ätiologische Forschung zu erstarren.
Aus solchen Erwägungen heraus beschränke ich mich auch seit Jahren nicht darauf, den Abwandlungen des choreatischen Bildes innerhalb einwandfreier „Huntington-Familien" nachzugehen, sondern auch zu untersuchen, welche Rolle dem
Erblichkeitsfaktor in der Ursachenformel akuter wie chronischer Choreazustände
zukommt, die in ungewöhnlichen Lebensaltern oder im Verbande mit anderen
neurotropen Schädigungen auftreten. Seit langem leitet mich der Gedanke, daß
das ätiologische Bemühen, die *Mehr- bis Vielartigkeit der ursächlichen Kräfte, welche
fast in jedem Krankheitsfalle wie in einem System von Parallelogrammen wirk-
sam sind, aufzudecken, sich für die Neurologie nicht weniger fruchtbar erweisen
wird, als die „Strukturanalyse" in der Psychopathologie.* Ich hoffe, daß die nachfolgende Darstellung einen entscheidenden Beitrag zu der allgemeinen Erkenntnis bilden wird, daß auch in der Neurologie nur die engste Zusammenarbeit von
Klinik, Genealogie und Histopathologie in der Ätiologie die Entscheidung bringen
kann, da nur die Synopse ihrer Ergebnisse von der *Bilderscheinung* zum *Er-
scheinungsgrund* und von da zu den *Grundursachen* führt.

Geht man von diesem Gesichtspunkte aus an das choreatische Syndrom
heran, so zeigt sich, daß selbst bis in die jüngste Zeit hinein die Neigung besteht,
statt im Sinne solch „mehrgliedriger Ätiologie" zu denken, scheuklappenhaft
jeweils nur eine Art ursächlicher Kräfte zu berücksichtigen. Noch immer gibt
es Forscher, die nur das entweder-oder von endogen-exogen kennen, obwohl
allmählich doch soviel klar geworden sein sollte, daß „endogen" und „exogen"
sich nicht ausschließen, sondern vielmehr stets im Verhältnis umgekehrter Pro-
portionalität zueinander stehen[2].

---

[1] Wollten wir ganz korrekt sein, müßten wir künftighin immer statt „Huntingtonsche Chorea" „Huntingtonscher Typenkreis" sagen. Da mir aus den dargelegten
Gründen die Bezeichnung „Huntingtonsche Krankheit" (Entres) nicht richtig erscheint,
behalte ich statt dieser neuen Bezeichnungen die alt eingebürgerte bei.

[2] Ich darf darauf hinweisen, daß ich mich um die Darlegung dieser Tatsache in der
Monographie: Veranlagung zu Seelenstörungen (1924) ebenso bemüht habe wie in meinem
Referat über die erblichen Nervenleiden (1924).

1. Rolle der „Infektion".

Überblickt man die ätiologischen Angaben der Autoren, so findet man immer wieder die Neigung, alle choreatischen Fälle, bei denen von den Kranken das Auftreten gleichförmiger Erkrankungsfälle in der Familie nicht angegeben wird, unter Verkennung ihrer anamnestischen Unzuverlässigkeit glattweg auf irgendeine nicht-erbliche und zwar zumeist „infektiöse" Ursache zurückzuführen. Aufgabe einer vorurteilsfreien Ätiologie ist es aber, in jedem wissenschaftlich verwerteten Krankheitsfalle eine möglichst erschöpfende *Bilanz* der ursächlichen Faktoren aufzustellen. Mag auch z. B. eine *irgendwie spezifische Infektion* die conditio sine qua non für die überwiegende Mehrzahl der Fälle, die man seit langem der Chorea minor einreiht, und vielleicht für manche Fälle von rezidivierender oder gar chronischer Chorea sein, so ist doch zu berücksichtigen, daß die Annahme einer solchen Infektion, ja eventuell der gelegentliche Nachweis von Staphylo- oder Streptokokken im strömenden Blute (Cramer-Többen[1], F. H. Lewy[2] u. A.) uns noch keine Erklärung dafür liefert, warum von der großen Zahl derartig Angesteckter nur ein geringer Teil auf neurologischem Gebiete das Bild der Chorea bietet. Ich meine, wir müssen auch in solchen Fällen eine eigenartige örtliche oder wie sonst geartete Anlage, etwa des Gefäßsystems und vielleicht besonders seines Hirnabschnittes annehmen, wie sie in dieser Weise nicht bei allen Menschen und auch nicht bei allen Jugendlichen vorhanden ist, und auf Erblichkeit somit wenigstens stark verdächtig erscheint. Aus der Tabes-Paralyse-Forschung wissen wir ja zur Genüge, wie wenig mit dem Nachweis der Krankheitserreger allein getan ist. So ergibt sich die Notwendigkeit, auch in solchen Fällen, in denen ein Infekt überwiegend wahrscheinlich gemacht oder sicher gestellt ist, nach der gesamten erblichen Anlage des Befallenen zu forschen, zum wenigsten um feststellen zu können, ob diese irgendwelche Anhaltspunkte dafür ergibt, warum bei einem solchen Menschen nach einem solchen Infekt gerade das Bild der Chorea zustande kommt. Umgekehrt dürfen natürlich auch bei denjenigen Fällen, bei denen gleichartige Erblichkeit sichergestellt ist, von außen kommende Schädigungen, etwa als auslösende Reize oder Verstärkungsursachen, nicht übersehen oder übergangen werden. Beide Untersuchungsrichtungen: die bakteriologische bzw. toxologische wie die genealogische, müssen sich ergänzen. Leider erweisen sich die Zusammenhänge um so verwickelter, je vorurteilsloser wir an die Wirklichkeit herantreten, und vor allem je mehr die Annahme an Boden gewinnt, daß sehr viele, vielleicht alle Störungen der Funktionsabläufe im Organismus, die man vorwiegend auf exogene Schädigungen seines außercerebralen Teiles

---

[1] Monatsschr. f. Psychiatrie u. Neurol. 18, 146. 1905.
[2] Verhandl. d. Ges. dtsch. Nervenärzte 1926, 202.

bzw. auf Infekte zurückführt, d. h. mancherlei Symptome der inneren Klinik, gelegentlich einmal durch andersartige Schädigungen hervorgerufen werden, welche zuerst deren Zentren im Palaeencephalon betreffen. Ich nenne nur Fieber, Schweiße, Stoffwechselstörungen, „rheumatoide" Schmerzen, „nervöse" Herzstörungen u. dgl. So darf über die Möglichkeit nicht hinweggesehen werden, daß Symptome, die man bisher als unmittelbare Reaktionen des Organismus auf von außen eingedrungene Krankheitserreger aufgefaßt hat, in Wirklichkeit Reaktionen einer abnormen Konstitution auf andere Reize oder autochthone Anfälle wie etwa bei Gicht, Migräne, eventuell auch echter Epilepsie sind oder aber die erste Äußerung des erblichen Degenerationsprozesses darstellen, sei es, daß dieser auch ohne die äußere Einwirkung zum Durchbruch gekommen wäre, sei es, daß er dadurch nur geweckt wurde.

Zu einer endgültigen Klarheit über die tatsächlichen Zusammenhänge wäre nur zu gelangen, wenn an Hand großer Reihen von Fällen die Gegenprobe angestellt würde, inwieweit bei den durch einen spezifischen Erblichkeitsgang sichergestellten hereditären Fällen auch äußere Ursachen eine Rolle spielen, und umgekehrt wie oft bei den Fällen mit positivem bakteriologischem Befund eine entsprechende Erbanlage zugrunde liegt. Wenn man berücksichtigt, wie oft von älteren Forschern, aber auch noch bis in die jüngste Zeit hinein, die Erblichkeit bei Huntingtonscher Chorea abgelehnt wurde, weil der betreffende Kranke das Vorkommen gleicher oder ähnlicher Fälle in seiner Familie nicht bejahte oder sogar bestritt, das sich bei genauerer Nachforschung einwandfrei herausstellte, so muß verlangt werden, daß man sich auch bei denjenigen chronischen Choreafällen, bei denen das Vorliegen eines Infektes wahrscheinlich gemacht oder sichergestellt ist, nicht mit der („subjektiven") Anamnese des Kranken begnügt, sondern gründliche zeugenmäßige („objektive") Familienerhebungen anstellt und deren Ergebnisse veröffentlicht.

2. Anamnese bei Huntingtonscher Krankheit.

Bedauerlicherweise sind die von Entres[1] und mir[2] eingehend dargelegten Gründe, welche auch bei Fällen sicher hereditärer chronischer Chorea zu einer *Verkennung der Erblichkeit* führen, auch den Neurologen und Psychiatern nicht allgemein bekannt. Noch immer kann man etwa lesen, Erblichkeit und damit die Diagnose einer Huntingtonschen Chorea sei wegen des fehlenden Nachweises direkter gleichartiger Belastung auszuschließen, oder man ist sich darüber gar nicht klar, daß man sich über diese Frage zu wissenschaftlichem Zwecke eigentlich nur äußern sollte, wenn man sich ernstlich um eine *objektive* Familiengeschichte bemüht hat. Leider muß gesagt werden, daß in dieser Beziehung nicht-medizinische Gewährsleute (Pfarrer, Lehrer usw.) oft einsichtiger verfahren als selbst Fachärzte. Es ist erstaunlich, daß man sich z. B. zufrieden gibt, wenn man festgestellt hat, daß bei dem einen Elter solcher Kranken und dessen Vorfahren nichts Krankhaftes zu ermitteln ist. Es seien daher jene Gründe hier noch einmal aufgezählt:

---

[1] Monogr. a. d. Gesamtgeb. d. Neurol. u. Psychiatrie **27**, 116 ff. 1921.
[2] a. a. O.

1. Man unterläßt die Erhebung einer *objektiven* Familiengeschichte:

a) aus Bequemlichkeit;

b) aus Verkennung der Unzuverlässigkeit der *subjektiven* Anamnese,

c) weil irgendeine exogene Ursache (Infektion, Intoxikation oder Trauma) sich anamnestisch vordrängt oder klinische Anhaltspunkte für deren Wirksamkeit vorliegen. Hierbei übersieht man aber, daß auch Huntington-Kandidaten solche Schädigungen nicht bloß genau so gut erleiden können wie weniger Belastete, sondern sie, wie gezeigt werden wird, leichter erwerben als der Durchschnittsmensch;

2. man übersieht die „formes frustes" des choreatischen Syndroms;

3. man läßt verwandte Bewegungsstörungen wie myoklonische oder ticartige Erscheinungen oder die Versteifung oder die psychischen Abweichungen oder die später noch zu besprechenden choreatischen Äquivalente wie epileptiforme Syndrome, Paraesthesien und pseudo-rheumatische Hyperalgesien außer acht;

4. der „Huntington-Kandidat" stirbt *vor* dem Lebensalter, in welchem schicksalsmäßig die Erkrankung deutlich würde, infolge Unfall oder anderweitiger Krankheit;

5. die „Huntington-Kandidaten" werden infolge zu kleiner Kinderzahl innerhalb der betreffenden Generation sozusagen nicht geboren.

Möglicherweise kommt 6. in Betracht, daß die dominant vererbte Anlage eine so geringe Durchschlagskraft zeigt, daß sie erst durch spezifische exogene Schädigungen manifest gemacht wird.

Ein nicht selten gemachter Denkfehler ist schließlich der, daß man Fälle, welche eine symptomatologisch oder verlaufsmäßig neuartige Variation eines choreatischen Zustands aufweisen, und bei denen eine mangelhafte Familienforschung keine gleichartige Erblichkeit aufgedeckt hat, als Huntingtonsche Chorea bezeichnet und nun von einer neuartigen Ausprägung der Huntingtonschen Krankheit spricht, ohne sich klar zu machen, daß diese Form der Erblichkeit heutzutage zu den unerläßlichen Kennzeichen derselben gehört.

Besonders lehrreich sind in dieser Beziehung die Fälle von Jakob[1], F. Stern[2] und der von mir aufgestellte Stammbaum *Emanuel.* Jakob ordnet die von ihm anatomisch untersuchten 5 Fälle mit chronisch-progressiver Chorea nach einem selbstgewählten *ätiologischen* Gesichtspunkte in drei Gruppen: 1. „mit nachgewiesener Vererbung", 2. „ohne nachgewiesene Vererbung", 3. „nach Gelenkrheumatismus", ein[3]. Hier finden wir also neben der Erblichkeit dieselbe nosologische Größe zu einem maßgebenden Faktor gemacht, die von jeher als die entscheidende der Chorea minor gilt! Aber Jakob fand weder in der Art noch in der Ausbreitung des histopathologischen Prozesses einen eindeutigen Unterschied zwischen seinen 5 Fällen. C. und O. Vogt[4] wiederum legen ihrer

---

[1] Monogr. a. d. Gesamtgeb. d. Neurol. u. Psychiatrie **37**, 51 ff. 1923.

[2] Arch. f. Psychiatrie u. Nervenkrankh. **63**, 41.

[3] Diese Einteilung ist heuristisch wertvoller als die von Bostroem (Monogr. a. d. Gesamtgeb. d. Neurol. u. Psychiatrie **33**, 47. 1921/22), der vorgeschlagen hat, sämtliche Spätformen der Chorea als „Chorea chronica progressiva" zu bezeichnen, und darunter die wenigen Fälle, in denen das Leiden familiär auftrete, als Untergruppe „Huntington" einzubegreifen.

[4] Journ. f. Psychol. u. Neurol. **25**, 704. 1920.

Einteilung das topische Prinzip zugrunde, und suchen damit die ätiologischen Ermittelungen in Übereinstimmung zu bringen. Wenn man die Fälle vergleicht, die sie einerseits in der Gruppe des „isolierten état fibreux", andererseits in der des „mit typischer Großhirnerkrankung verbundenen état fibreux" unterbringen, so ist es reiner Zufall, daß bei *einzelnen* Fällen der 2. Gruppe Erblichkeit bekannt war, beim Rest aber ebensowenig wie bei denjenigen der 1. Gruppe. Ihre epikritische Bemerkung: „Die Vererbung scheint für das Krankheitsbild" (sc. der Huntingtonschen Chorea) „nicht unbedingt Voraussetzung zu sein", muß dahin berichtigt werden, daß sie manchmal nicht ohne weiteres zutage tritt und daß der mangelnde Nachweis derselben bei ungenügender Nachforschung nicht dagegen spricht, daß ein Fall von progressiver chronischer Chorea mit Demenz eine Huntingtonsche „Krankheit" hat. Denn in ihren Fällen standen gerade die genealogischen Ermittelungen entweder ganz aus oder waren sehr unvollständig. Wenn man berücksichtigt, daß Davenport[1] in seiner großen Sippe mit einwandfreier Huntingtonscher Krankheit einen „Biotypus" fand, der sich gerade durch Ausbleiben geistiger Störungen auszeichnete, so kann wohl kein Zweifel bestehen, daß Vogts *erste* Gruppe, die sie auch als eine „mit unbekannter Ätiologie" kennzeichnen, diesem Typus zugehört, d. h. also Erblichkeit auch bei ihr nachgewiesen worden wäre, wenn man gründlich danach geforscht hätte. Ähnliches gilt nun von den soeben erwähnten 5 Fällen von Jakob. Von denjenigen unter ihnen, in welchen Erblichkeit nicht nachgewiesen werden konnte, war einmal überhaupt keine objektive Anamnese vorhanden, einmal die Familiengeschichte ganz unzureichend und in dem dritten Falle (Fall III *Kemnitz*) ergab die spätere Nachforschung durch Meggendorfer[2], daß die Mutter, eine Mutterschwester, eine Schwester und zwei Töchter an ausgesprochener Huntingtonscher Chorea, 3 Kinder an Chorea verwandten Störungen litten. Weiterhin ließ sich in drei von F. Stern anatomisch genau untersuchten Fällen chronisch-progressiver Chorea grundsätzlich auch hinsichtlich der Gliareaktionen derselbe histologische und örtliche Prozeß nachweisen wie bei einwandfrei erblicher Huntingtonscher Chorea, obwohl die Kranken selbst das Vorkommen gleichförmiger Leiden in der Familie bestritten und zwei derselben sie auf gelenkrheumatische Affektionen zurückführten. Aber Stern betont eben selbst ausdrücklich den Mangel genealogischer Nachforschungen bei seinen Fällen und er glaubt[3] bestimmt, daß man zum wenigsten bei der einen dieser Patientinnen, bei welcher die Chorea angeblich nach Gelenkrheumatismus mit Herzklappenfehler ausbrach, in der Ascendenz auf einen gleichen Fall stoßen müßte (s. S. 7!), und daß eine Infektion, wenn sie, was nach dem Befunde am Herzen nicht wahrscheinlich war, wirklich stattgehabt hatte, nur den Keim zur Auswirkung gebracht habe.

Wir dürfen in diesem Zusammenhang nicht die Anschauung von F. H. Lewy[4] verschweigen, wonach abgesehen von der Stärke und Ausbreitung des Prozesses — Intaktheit der Zellen des Pallidum bei der „nicht hereditären Chorea" — die

---

[1] Proc. of the nat. acad. of sciences (U. S. A.) **1** [5], 283. 1915.
[2] Zeitschr. f. d. ges. Neurol. u. Psychiatrie **92**, 655. 1924.
[3] nach brieflicher Mitteilung.
[4] Zeitschr. f. d. ges. Neurol. u. Psychiatrie **85**, 633. 1923 u. Dtsch. Zeitschr. f. Nervenheilk. 16. J.-V. 202. 1926.

erbliche von der nicht erblichen (andererseits auch von der durch Arteriofibrose bedingten) chronisch-progressiven Chorea anatomisch scharf unterschieden sei. Nach Lewy kommt es bei letzterer nie zur herdförmigen und zwar im Umkreis um die Gefäße erfolgenden Anordnung der Zellatrophien und zur Gliafasernarbe im Neostriatum; die gleichmäßige Ausbreitung dieser Vorgänge und das Fortbestehen des Astrocytenstadiums in den verschiedenen Krankheitsstadien stellt nach ihm geradezu ein differentialdiagnostisches Kennzeichen dieser gegenüber den „nicht hereditären, chronisch progressiven" Fällen dar. Dagegen muß aber zunächst geltend gemacht werden, daß Lewy nichts von gründlichen genealogischen Nachforschungen bei seinen Fällen in dem heutzutage zu fordernden Umfange berichtet hat. Andererseits gewinnt man auf Grund seiner Schilderung nicht den Eindruck eines wesentlichen, sondern vielmehr den eines quantitativen Unterschiedes; vor allem aber hat Jakob diesen Unterschied nicht bestätigen können, insofern gerade einer der zwei (seiner oben erwähnten fünf) Fälle, in denen er eine stärkere gliöse Faserbildung antraf, gleichartige Erblichkeit aufwies. Wenn weiterhin Lewy von seinen drei Fällen „chronisch-progressiver nicht hereditärer Chorea" angibt, daß sie in den 40er und 50er Jahren erkrankten und der eine psychisch vollkommen normal gewesen sei, so zweifle ich nicht, daß es sich hier um Kranke handelte, die einer Huntington-Sippe angehörten, nur daß es sich um einen der differenten Biotypen handelte, deren Nachweis wir Davenport verdanken.

Davenport fand bekanntlich in vier großen Familien, welche von sechs im 17. Jahrhundert nach Amerika eingewanderten Personen abstammten, von denen wahrscheinlich drei Brüder waren, vier verschiedene „Biotypen": bei zweien fehlte entweder der psychische Verfall oder die choreatische Störung, die zwei anderen waren durch Ausbleiben der Progression oder ungewöhnlich frühen Manifestationsbeginn der Erkrankung ausgezeichnet.

3. Huntingtonsche Chorea und „Rheumatismus".

Öfters wurde, wie gesagt, in hereditär scheinbar negativen Fällen vom Kranken selbst ein zeitlicher Zusammenhang mit *Gelenkrheumatismus* behauptet. Gerade Sterns Fall 1, von dem Lewy ausdrücklich angibt, daß sein anatomischer Befund genau derselbe sei, wie bei seinen drei Fällen nicht hereditärer chronischer Chorea, betrifft die oben erwähnte Kranke, von der Stern meint, daß sich bei gründlicher Nachforschung seine erbliche Bedingtheit herausgestellt haben würde.

Ich habe diese nachzuholen versucht, leider ist das Ergebnis sehr spärlich ausgefallen: Über die Eltern und deren Vorfahren konnten Pfarr- und Gemeindebehörde der Heimat nichts Näheres angeben, über den einzigen Bruder nur das, daß er mit seiner Ehefrau, die einer Sekte angehörte, in religiösen Wahnsinn verfiel — die Polizei schrieb von ihm: „Gott weiß, wo er ein Ende genommen hat"; der einzige Neffe des Vaters der Probandin und seine Nachkommen werden als gesund bezeichnet; ein Vetter der Probandin leugnet die Verwandtschaft mit ihr.

Im Falle 3 Sterns aber, von dem dieser — offenbar auf Grund der Angabe der Patientin, daß sie als Kind Schmerzen in allen Gelenken gehabt habe — sagt, es sei wahrscheinlich eine gelenkrheumatische Affektion der Entwicklung der Zuckungen vorangegangen, konnte ich[1] nachträglich nachweisen, daß eine ihrer 2 Schwestern, die 1880 geborene O. W. (2 Geschwister sollen an Grippe gestorben

---

[1] mit Hilfe von Herrn Dr. H. Korbsch.

sein) wegen typischer, seit dem 42. Lebensjahre deutlicher Huntingtonscher Chorea (im November 1924) in die Kieler Klinik aufgenommen worden ist, und daß ihr Vater vor seinem Tode im 50. Lebensjahre wenigstens 3 Jahre lang „heftig mit Kopf und Armen schüttelte und gar nicht mehr stillsitzen konnte“. Von einem Gelenkrheumatismus dieser Schwester enthält die objektive oder subjektive Krankheitsgeschichte nichts und am Herzen fand sich nur Unreinheit des 1. Tons an der Spitze bei regelmäßigem, kräftigem Puls von 64 Schlägen. Wohl aber klagte diese Kranke zu Beginn des Leidens über zeitweise auftretende starke Kopfschmerzen. Sie hatte, 1918 von den Bolschewisten aus Rußland vertrieben, noch bis zu ihrem 40. Jahre Landarbeiten verrichtet und ihr Leiden wurde erst bekannt, als sie damals die Überfahrt zu ihrem seit 1913 in Amerika lebenden Manne machen wollte. Daß es sich also um eine Huntington-Familie handelt, kann danach nicht zweifelhaft sein.

Angesichts dieser Sachlage wird man der eigenen Angabe derartiger Kranker über einen früheren Gelenkrheumatismus künftighin mit größerem Mißtrauen begegnen müssen und sie nur dann als zutreffend anerkennen dürfen, wenn sie durch eindeutige ärztliche Untersuchungsbefunde erhärtet wird[1]. Auf welche Schwierigkeiten die Beibringung solcher stößt, wird später zu besprechen sein.

Es darf andererseits nicht die Möglichkeit übersehen werden, daß Kandidaten erblicher chronischer Chorea unter Umständen eine besondere Disposition zur Erwerbung bzw. eine konstitutionelle Immunitätsschwäche gegenüber jenen Infekten besitzen, welche F. H. Lewy, Foerster u. A. als die Ursache mancher Fälle von chronischer bzw. rezidivierender Chorea minor ansehen — im Prinzip vielleicht nicht so unähnlich ihrer Neigung zum Erwerb der syphilitischen Infektion und zu alkoholistischen Zuständen bzw. ihrer Alkoholintoleranz. Wer geneigt ist, in Fällen chronisch-progressiver Chorea, in denen die betreffenden Kranken das Vorkommen gleichartiger oder ähnlicher Erkrankungen in ihrer Familie bestreiten, aber auf Befragen einen *prächoreatischen* „*Rheumatismus*“, „*rheumatische Schmerzen*“ *oder dgl.* angeben, eine dementsprechende Infektion als Ursache der Chorea anzusprechen, sollte berücksichtigen, daß solche Angaben, aber auch Klagen über heftige Schmerzen in Kreuz, Rücken oder Kopf (s. auch später S. 11 und 118) in einwandfreien Huntington-Familien, von den Kranken selbst oder von ihren Angehörigen öfters gemacht werden.

Unter dem Material von Entres[2] finden sich solche Angaben in den Familiengeschichten *Maxentius* und *Grachus*, unter dem von Meggendorfer[2] in der

---

[1] Nachtrag bei der Korrektur: Mittlerweise ist eine für diese Frage wichtige Feststellung von James F. Clancy (Acta psychiatr. et neurolog. Copenhagen, Vol. II, 87. 1927) erschienen: Eine Kranke, die nach den genealogischen und histopathologischen Feststellungen seit etwa ihrem 59. Lebensjahre an sicherer Huntingtonscher Chorea litt — Arteriosklerose zeigte das Gehirn der 70jährigen nicht —, hatte angeblich im 5. Jahre *Endocarditis* und im 17. „Rheumatismus“ der Oberarme. Ende des 69. Jahres, im Mai 1926, klagte sie über Schmerzen in beiden Armen, wechselnde Gelenkschwellungen daselbst und Temperatursteigerung. Im Juni dieses Jahres traten Ödeme derselben auf, so daß die klinische Diagnose auf *subakute Polyarthritis* gestellt wurde. Anfang Juli erfolgte der Tod unter Fieber zwischen 37,8—40,2°. Die Sektion ergab Ödem des rechten Ellenbogens (der leider nicht anatomisch genauer untersucht wurde) und braune Herzmuskelatrophie; *aber in keinem der mikroskopischen Schnitte des Herzens wurde irgendeine Veränderung gefunden, welche für eine rheumatische Myocarditis sprach.*

[2] a. a. O.

Familie *Buhl*, unter meinen in den Sippen von *Emanuel*, *Pontex* und *Taube* und anderen neuerlich von mir beobachteten Fällen, ferner in Stroops Sippe[1]. Innerhalb der Sippe *Emanuel* (s. S. 63ff.) wird berichtet, daß die Schwester der Probandin und ihr Vater u. a. viel an heftigem „Rheumatismus" gelitten hätten bzw. leiden, und daß ein 27jähriger Sohn ihres Vaterbrudersohns seit dem Kriegsdienst an unheilbarer „Ischias" und Kältegefühl am Rücken leide, während die Probandin im 2. Stadium des Krankheitsverlaufes viele Jahre Schmerzen mit blitzartigen Zuckungen hatte. Wir hätten hier also in 3 Generationen die Angabe: „Rheumatismus" bei choreafreien Mitgliedern der Sippe. Von zwei dieser Personen heißt es außerdem, daß sie viel über Kopfschmerzen geklagt hätten. In der Familie *Pontex* (s. S. 84) leidet der Bruder der jüngsten Chorea-Kranken an häufigen Kopfschmerzen, sie selbst aber an anfallsweisen Parästhesien der Extremitäten. Es ist also auch an die Möglichkeit zu denken, daß die rheumatischen Beschwerden hier Ausdrucksform des Migränesyndroms gewesen sind (auf diesen Punkt werde ich weiter unten zu sprechen kommen). Bei der Familie *Taube*[2] schließlich beherrscht die Angabe über prächoreatischen „Rheumatismus" geradezu die Vorgeschichte der Kranken. Von der Probandin heißt es, daß im 50. Lebensjahr Reißen und Schwäche in den Gliedern aufgetreten seien, die gegen das 54. Jahr von den Zuckungen abgelöst wurden; ihr Bruder, der, wie ich feststellen konnte, der S. 49 eingehend zu besprechende Fall Liepmann-Vogt-Bielschowskys ist, wollte 13 Jahre an Rheumatismus gelitten haben, bevor die Chorea manifest wurde; ihr Vater, bei dem die Chorea ums 40. Jahr einsetzte, soll früher viel Rheumatismus gehabt haben und von dessen Vater wurde berichtet, er habe an Beinleiden und „Rheumatismus" gelitten, sei aber bis zu seinem im 48. Jahr (! Ref.) erfolgten Tode von choreatischen Erscheinungen frei geblieben; eine Base des Kranken, die ebenfalls wegen progressiver Chorea lange in einer Anstalt war, klagte gelegentlich über Schulterschmerzen. Sofern nicht überhaupt das von seinen Nachfahren angeführte „Beinleiden" in beginnenden Choreasymptomen bestanden hat, wird man mit Rücksicht auf sein verhältnismäßig frühzeitiges Ableben in Analogie zu anderen Beobachtungen über angebliches Freibleiben einer Generation in Huntington-Familien annehmen dürfen, daß bei ihm entweder ebenfalls der *Rheumatismus* eine *prächoreatische* Äquivalenterscheinung gebildet hat oder daß man mit der Bezeichnung „Rheumatismus" vielleicht eine leichte Chorea gemeint hat.

Auf Grund der neuesten Beobachtungen, welche auf ein Nebeneinandervorkommen von Rheumatismus und Chorea hinweisen würden, müßten also 3 Reihen von Zusammenhängen aufgestellt werden:

1. Infekt-Chorea minor,
2. Infekt-Chorea chronica progressiva ohne gleichförmige Vererbung,
3. Infekt-Chorea chronica hereditaria (Huntington).

Sehen wir davon ab, daß gelegentlich einmal die Behauptung eines früher durchgemachten Gelenkrheumatismus seitens Huntington-Kranker auf der Bejahung von ärztlichen Suggestivfragen beruht, die aus der überwertigen Vorstellungsverbindung: Gelenkrheumatismus-Chorea erwachsen, so stellt uns das Vor-

---

[1] In.-Diss. Marburg 1919.

[2] Bei der Aufstellung des Stammbaums wurde ich von Herrn Dr. Welke in dankenswerter Weise unterstützt.

kommen des letzteren (3.) Zusammenhanges offenbar vor folgende Alternative:
Entweder hat in solchem Falle wirklich eine septische Infektion vorgelegen, an
die sich zuerst Gelenkrheumatismus und dann Chorea anschloß; hier würde also
grundsätzlich derselbe ätiologische Zusammenhang vorliegen wie bei der Chorea
minor, und es bliebe nur zu entscheiden, ob es sich um ein zufälliges Nacheinander handelt, wie wir es später von der Syphilis kennen lernen werden, oder
ob die Infektion den erblichen Prozeß ausgelöst hat.   Da aber selbst dort,
wo ein derartiger Zusammenhang bei drei aufeinanderfolgenden Generationen
vorliegt, die Durchschlagskraft der erblichen Anlage groß genug ist, um auch ohne
einen solchen Hilfsfaktor zur Manifestation zu kommen — wie sich aus der
Tatsache ergibt, daß von den übrigen choreatisch erkrankten Mitgliedern der
gleichen Sippe nichts von Rheumatismus berichtet wird, ja bei diesen sogar der
Manifestationsbeginn fast durchweg in früheren Lebensjahren liegt als bei jenen —,
so muß gefolgert werden, daß hier der Rheumatismus ätiologisch unerheblich ist;
gleichwohl müßte aber eine besondere Disposition zu solchem anerkannt werden.
Wenn wir diese Schlußfolgerung annehmen, so ständen wir vor der unlösbaren
Schwierigkeit, zu entscheiden, wann bei Chorea ein septischer Infekt als Grund-
bedingung, wann als zufällige Beigabe anzusehen ist.

Daher scheint mir die *andere* Alternative wesentlich annehmbarer, daß in
manchen Fällen von chronisch progressiver Chorea, in deren Vorgeschichte von
Rheumatismus oder rheumatischen Zuständen berichtet wird, diese Angaben gar
nicht ätiologisch, sondern *symptomatologisch*: als *sensibles Huntington-Äquivalent*,
bzw. im Sinne der von mir anderwärts als *progressive Alternanz* bezeichneten
nosologischen Erscheinung zu deuten und zu bewerten sind.   Man würde sie
also auf Schmerzzustände und Parästhesien zu beziehen haben, welche ein Vor-
läuferstadium der eigentlich choreatischen Krankheitsphase darstellen und auf
Reizungen der Schmerzzentren im Thalamus oder der thalamocortikalen Schmerz-
bahnen eventuell auch der Zentren (analog der Beteiligung von motorischer Rinde
und Striatum bei dem klassischen Typus) zurückzuführen sind.   Bekanntlich
stellen besonders heftige dauernde und zeitweise exacerbierende (sog. zentrale)
Schmerzen in Verbindung mit Störungen ausschließlich der Tiefensensibilität
das wichtigste Herdsymptom des Thalamus dar, und es ist in diesem Zusammenhang wichtig, darauf hinzuweisen, daß nach F. Sterns[1] Angaben „gerade die
‚myoklonische‘ neben der verwandten choreatischen Form der Encephalitis
epidemica mit besonders heftigen, lokalisierten, zentralen Schmerzen einhergeht"
(cf. Stertz). Wenn man berücksichtigt, daß auch von Fällen mit heredodegenerativer Chorea gelegentlich[2] berichtet wird, daß der spezifische Degenerationsprozeß den Thalamus betrifft (z. B. in einem Falle Jakobs), so wird man sich
geradezu wundern müssen, daß bisher im Schrifttum die Angabe über schmerz-
hafte Zustände in der Vorgeschichte von Huntington-Kranken ziemlich selten
anzutreffen ist, jedenfalls noch kaum Berücksichtigung gefunden hat.   Außer
seitens einzelner Angehöriger der von mir beobachteten Familie *Emanuel* finde
ich nur bei E. Schultze[3] die Angabe, daß manche seiner Kranken über bis

---

[1] Ergebn. d. ges. Med. 8, 132. 1925.

[2] im allgemeinen schenkt man den Veränderungen im Thalamus auch z. Zt. noch
weniger Beachtung als denen in Striatum und Pallidum!

[3] Volkmanns Samml. klin. Vortr. Neue Folge 578/579. Leipzig 1910.

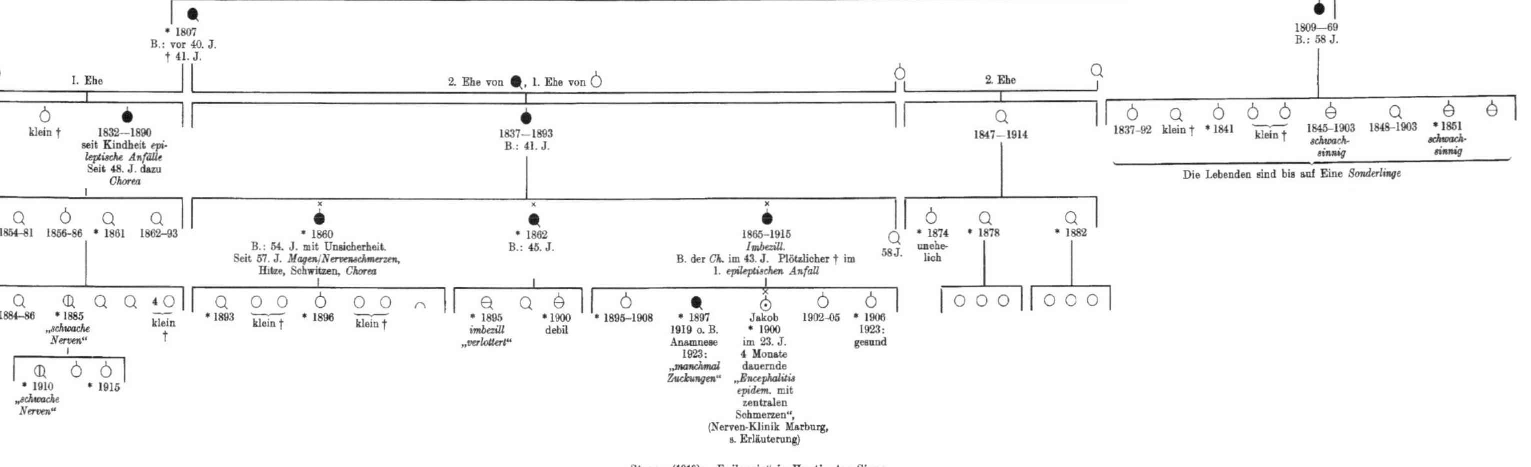

Verlag von Julius Springer in Berlin.

zu Schmerzen sich steigerndes Reißen und Ziehen in den Gelenken und über abnorme thermische Empfindungen klagten[1]. Es ist das wohl so zu erklären, daß man bei Choreatikern, einerlei ob es Kranke mit der „minor-Form“ oder der chronischen Form waren, derartige Angaben eben ohne weiteres ätiologisch im Sinne des Rheumatismus gedeutet oder als unerheblich angesehen hat. In der neuesten Monographie über die Chorea (1924) z. B. spricht Babonneix[2] von den Beziehungen des Rheumatismus zur Chorea Sydenham; er erwähnt dabei an 2. Stelle „einige Fälle“, bei denen diese einem *lokalisierten* Rheumatismus folgt, und verweist auf Rheumatismus der oberen Wirbelsäule — als Ursache von Torticollis —, der Hüfte, der Muskeln usw. Heute sprechen wir zum wenigsten den Torticollis, den Babonneix hier nennt, bekanntlich als eine Folge der Encephalitis an.

Ich möchte auch dem Gedanken Raum geben, daß bei einem in der Marburger psychiatrischen und Nervenklinik[3] beobachteten Falle, dem Bruder einer Chorea-Kranken aus einer von Stroop[4] veröffentlichten Huntington-Familie (s. Stammbaum und nachfolgende Krankengeschichte!), welcher im 23. Jahr an heftigen Schmerzen im Knie und Kopf erkrankte, dann einen *deliranten* Zustand mit Zuckungen am ganzen Körper und schließlich einen schweren *Schmerzerregungszustand*, d. h. eine durch heftigste Schmerzen gekennzeichnete fieberhafte Episode ohne extrapyramidale Bewegungsstörungen bot, die im Mittelpunkte des Bildes stehenden Schmerzen nicht sowohl, der Diagnose des Krankenblatts entsprechend, als „epidemische Encephalitis unter dem Bilde heftiger Schmerzzustände“ aufzufassen sind, sondern entweder als thalamisches Huntington-Äquivalent bei einem unspezifisch infektiösen Reaktionstypus oder als „pathoplastischer“ Einschlag einer Choreadisposition in eine harmlose Encephalitis:

Fall Jakob L. der Familie Stroop: geb. 1900. Mitte Februar 1923 sehr heftige Schmerzen zuerst am rechten Kopf, dann am rechten Knie, dann 8 Tage deliranter Zustand mit *Zuckungen am ganzen Körper, besonders den Armen und Beinen,* Verkennung der Umgebung, Erregung, Neigung zu Gewalttätigkeit, danach mehrtägiger Schlafzustand, dann *Schmerzen in beiden Knien und Gefühllosigkeit am rechten Arm* ohne Doppelsehen.

Aufnahme in die Universitätsnervenklinik Marburg am 19. IV. 1923: Bezeichnete anamnestisch den deliranten Zustand als Zwang, dummes Zeug zu reden infolge furchtbarer Schmerzen.

Befund: Blässe und Cyanose der Lippen. Rechte Pupille oval verzogen. Toxischer Puls (108 in der Minute). Müder erschöpfter Zustand. Bronchitis. Muskulatur und Gelenke an den Beinen sehr schlaff (Inaktivitätsatrophie). *Heftige, schwer zu beschreibende Knieschmerzen,* gelegentlich *„als ob die Haut aussen verbrannt wäre“.* Andeutung von Kloni. Sonst neurologisch o. B. Nichts Delirantes. Lumbalpunktion am 21. IV. und 21. V., ganz negativer Befund, auch Blut-Wassermann —, Urin o. B. Temperaturanstieg vom 23.—30. IV. auf 40,1° bei kleinem weichen Puls von 120, dann steiler Abfall zur Norm; dabei Apathie, aber *freies Sensorium.* Nichts von neurologischen Abweichungen erwähnt, dagegen Angabe über *äusserst heftige, besonders nächtliche Schmerzen im Kopf, Rücken oder*

---

[1] Nachtrag bei der Korrektur: Beobachtungen wie Fall 4 der nach Abschluß dieser Arbeit veröffentlichten Mitteilungen von Geratovitsch (Arch. f. Psychiatr. 80, 524) lassen daran denken, daß derartige Schmerzen bei einwandfreien Huntington-Kranken gelegentlich zu der Fehldiagnose Tabes + Huntingtonsche Chorea führen. Ob das für letzteren Fall zutrifft, läßt sich auf Grund seiner Angaben nicht entscheiden.

[2] Les chorées. Paris: Flammarion 1924.

[3] — der ich für Überlassung des Krankenblatts, auf das ich von C. Peter freundlichst hingewiesen wurde, bestens danke. —

[4] a. a. O.

Knien, unabhängig von Bewegungen, mit lautem *Stöhnen, Weinen, Umherwerfen*, so daß wiederholt Morphium gegeben werden muß. Nach Absinken des Fiebers nystagmoide Zuckungen in den Endstellungen, langsamer Einstellungsnystagmus nach links, ganz geringe Parese im rechten unteren Facialis, Abweichen der Zunge nach links, Bauchreflexe rechts schwächer als links. Zeitweise Andeutung von Babinski, links Andeutung von Fuß-klonus. 14. V. leichte Ptosis links, 17. V. negativer neurologischer Befund, leichte Bronchopneumonie, febrile Temperaturen. Diagnose: „*Encephalitis epidemica mit zentralen Schmerzen*".

In Anbetracht des Mangels der typischen Symptome der Encephalitis epidemica im akuten Stadium wie der vollständigen Wiederherstellung des Kranken würde es also, wenn jene Auffassung richtig ist, zutreffender sein, statt von einer „Encephalitis epidemica mit zentralen Schmerzen" von einem exogenen Reaktionstypus (Bonhoeffer) zu sprechen, dessen „pathoplastische" Besonderheiten durch die Huntington-Anlage bedingt waren, ganz ähnlich wie ich das für die Paralyse des Sohnes der Kranken Peters (s. S. 43) wahrscheinlich gemacht habe. Mir erscheint diese Deutung um so berechtigter, als die Chorea des einen Onkels des Kranken von Magen- und Nervenschmerzen mit Hitze und Schwitzen begleitet war und als ich mittlerweile feststellen konnte, daß die 3 Jahre ältere Schwester des fraglichen Kranken, welche bei Aufstellung des Stammbaumes durch Stroop noch gesund war, ungefähr in demselben Alter wie er — zwischen dem 22. und 26. Lebensjahre —, ebenso wie die Angehörigen der 3 vorangehenden Generationen an Chorea erkrankt ist[1]. Auf die allgemeine Bedeutung, die dadurch dieser Fall für die Nosologie der Huntingtonschen Chorea bekommt, werde ich weiter unten in entsprechendem Zusammenhang eingehen. Hier möchte ich darauf hinweisen, daß ich ganz ähnliche klinische Zusammenhänge wiederholt in den Krankengeschichten früher veröffentlichter Huntington-Kranken habe aufdecken können:

So wird von dem Kranken 3 von Frotscher[2] berichtet, daß sich in die Phase der ganz schleichend entwickelnden Chorea ein kurz dauernder Fieberzustand mit „rasenden" Kopfschmerzen und nachfolgender nächtlicher Unruhe, Kratzen, lautem Stöhnen und Verbigerieren eingeschoben habe. — Weiterhin bot der Sohn des vom 34. bis zu seinem im 57. Jahre erfolgten Tode an chronisch progressiver Chorea leidenden Kranken *Maxentius* von Entres[3], der selber behauptete, seit Kindheit leichte choreatische Bewegungen gehabt zu haben, im 17. Lebensjahre während einer Lungenentzündung ein *Delirium* mit zuckenden Bewegungen und Herumwälzen. Alle diese Erscheinungen klangen nach einer Woche ab, die choreatischen Bewegungen schwanden im Laufe weiterer Wochen so völlig, daß er mit Kriegsausbruch ins Feld rücken konnte, wo er im Herbst 1914 fiel. — Schließlich wird von einem von Thomalla beobachteten Angehörigen einer Sippe mit Huntingtonscher Chorea, in dessen Gehirn C. und O. Vogt die typischen anatomischen Veränderungen dieser Erkrankung gefunden haben[4], berichtet, daß er zuerst 3 Monate an einem „an ein Delirium acutum erinnernden" Erregungszustande gelitten habe, dem ein solcher von Stupor folgte (progressive Alternanz!), in dem er bald verstarb.

---

[1] Das weitere Schicksal der fraglichen Kranken wird also von großem Interesse sein.
[2] Arch. f. Psychiatrie u. Nervenkrankh. 47, H. 2. 1910.
[3] a. a. O. S. 79.
[4] Journ. f. Psychol. u. Neurol. 25, 731.

Ich halte es weiter nicht für ausgeschlossen, daß auch die Angabe von Ferraris-Wyss[1], wonach bei einer nicht unerheblichen Zahl von Kindern mit Chorea *minor* der „Rheumatismus“ *nach* dieser auftrete, in ähnlichem Sinne zu deuten ist.

Offenbar ebenfalls symptomatologisch und nicht ätiologisch — als *sensibles Huntington-Äquivalent* — zu werten sind die Angaben über anderweitige *dys- und parästhetische Zustände*, welche man gelegentlich bei näherer Nachforschung von dem einen oder anderen Angehörigen einer Huntington-Familie zu hören bekommt und vielleicht auch gerade bei den scheinbar nicht erblichen Fällen fortschreitender Chorea finden wird. Ich führe hier die Angehörige der von mir beobachteten Huntington-Familie *Pontex* (s. S. 84) an, bei welcher ein Jahr, nachdem sich (im 35. Jahre) Sprechunsicherheit und Wortentgleisungen in der Erregung eingestellt hatten, gleichzeitig mit den choreatischen Bewegungen Einschlafen der Arme des Nachts und der Beine am Tage aufgetreten sind. Es scheint mir berechtigt, diese Parästhesien als ein Äquivalent der letzteren im Rahmen des Krankheitsbildes anzusehen[2].

Ich halte es für sehr wahrscheinlich, daß auch die Angabe F. H. Lewys[3], daß bei der *involutiven Paralysis agitans* (*Parkinson*) „rheumatische“ Störungen in Muskeln und Gelenken nur selten in der Vorgeschichte vermißt würden, und mindestens 43 vH der Kranken an erheblichen Schmerzen leide, wenigstens zum Teil in gleichem Sinne zu deuten ist. Ich kenne auch Fälle von schwerem halbseitigen *Parkinsonismus* auf *encephalitischer Grundlage*, bei denen dauernde Schmerzen von ungefähr gleicher Stärke nur in der motorisch kranken Körperhälfte bestehen. Bei einem Falle „*arteriosklerotischer Muskelstarre*“ mit stärkeren Schmerzanfällen fand Jakob u. a. Herde in verschiedenen Teilen des Thalamus.

Auffällig häufig, jedenfalls sehr viel häufiger als bei der Paralysis agitans, geschweige denn der gewöhnlichen Epilepsie finden wir die Angabe über prämorbid, intervallär und besonders paroxysmal auftretende *Parästhesien und Schmerzzustände* von ziemlich scharfer Lokalisation weiterhin in den Krankengeschichten der an „*Myoklonus-Epilepsie*“ wie auch der an „Paralysis agitans“ leidenden Angehörigen des von Lundborg[4] eingehends beschriebenen großen schwedischen Bauerngeschlechts, bei einem Leiden also, das unter den heredodegenerativen Hirnkrankheiten pathogenetisch der Huntingtonschen Chorea am nächsten zu stehen scheint. Von den ersteren erfährt man z. B., daß die Stärke der außerordentlich heftigen Schmerzen in Unterarmen, Oberschenkeln oder am ganzen Körper der Schwere der myoklonischen Krämpfe fast parallel ging. Bei einer Angehörigen der Sippe, welche, wie ihre Mutter, an vorzeitiger Paralysis agitans erkrankte und mit 55 Jahren an Marasmus verstarb, gingen der Entwicklung derselben „unbehagliche, vor allem nächtliche Sensationen wie von Wundsein und Stechen“ sowie Kribbeln und Schmerzen mit beginnender Steifigkeit in dem Arme voraus,

---

[1] Jahrb. f. Kinderheilk. **68**. 1903.

[2] Bedauerlich bleibt, daß die Prüfung der *Tiefensensibilität*, welche gerade in solchen Fällen noch wichtiger sein würde, als bei den übrigen Choreafällen, hier infolge des psychisch-nervösen Zustandes oft nur unsichere Ergebnisse zeitigt.

[3] Monogr. a. d. Ges.-Geb. d. Psych. u. Neur. H. 34, 1923.

[4] Medizinisch-biologische Familienforschungen an einem 2232 Köpfe umfassenden schwedischen Bauerngeschlecht. Jena: G. Fischer 1913.

an welchem sich zuerst die spezifischen Symptome entwickelten. Die Pathogenese dieser Schmerzzustände bei der Myoklonie-Epilepsie erscheint ebenfalls in einem neuen Lichte, wenn man berücksichtigt, daß Westphal-Sioli[1] die pathognomonischen intracellulären Corpora amylacea u. a. besonders reichlich im Thalamus fanden.

Ähnliche Bedenken wie gegen die allgemeine Neigung, Angaben über Gelenkrheumatismus bei chronisch-progressiver Chorea in *jedem* Fall als ätiologisches Glied der nosologischen Bilanz zu bewerten, habe ich gegenüber den Angaben über Herzanomalien. Indem man die grundsätzliche Verschiedenheit der Ätiologie von Huntingtonscher und Sydenhamscher Chorea nicht genügend berücksichtigte, hat man sehr häufig auch bei ersterer auf Herzanomalien gefahndet, und wenn man sie fand, denselben Zusammenhang angenommen, der die Ätiologie der Chorea beherrscht. Wir werden gut tun, auch in dieser Beziehung skeptischer vorzugehen. Denn heute schon spricht mancherlei dafür — ich verweise u. a. auf die neuerlichen anatomischen Befunde am Herzen von Huntington-Kranken, welche Lewis (s. S. 124) kurz erwähnt —, daß bei Huntingtonscher Chorea eventuelle Herzstörungen — vielleicht verhältnismäßig noch häufiger als bei Chorea-minor-Kranken — zum Ausdrucksbild der psychosomatischen Konstitutionsstörung bzw. Degeneration gehören.

Wenn auch gerade durch die histopathologischen Untersuchungen im letzten Jahrzehnt der Chorea minor seu acuta bzw. acutissima durch den Nachweis mehr oder weniger zahlreicher herdweiser Nekrosen und u. U. auch entzündlicher Embolien vorwiegend im Striatum die ihr von Klinik und Genealogie längst zuerkannte Sonderstellung gegenüber der Huntingtonschen Chorea anatomischerseits gewissermaßen sanktioniert worden ist (s. insbesondere F. H. Lewy), so wäre es doch voreilig, eine absolute Grenzscheide zwischen Chorea minor und „major", zwischen Chorea der Jugendlichen und der Erwachsenen zu errichten, und Chorea minor oder Chorea der Jugendlichen mit Chorea infectiosa zu identifizieren. Die erst kürzlich aufgestellte Behauptung F. H. Lewys[2], es zweifle heute kaum noch jemand daran, daß die jugendliche Chorea infektiöser Natur sei, läßt sich in dieser Formulierung nicht aufrecht erhalten. Denn abgesehen davon, daß die imitative bzw. hysterische Chorea ausschließlich bei nicht-Erwachsenen vorkommt, gibt es eine episodische Chorea im Jugendalter, bei der keinerlei Anhaltspunkte für eine Infektion, Gelenkrheumatismus, Herzstörungen oder dgl. gegeben sind, dagegen genealogische Abweichungen vorliegen, die schließlich doch mehr wiegen als ein negativer oder unbestimmter internistischer Befund. Ich komme auf diesen Punkt alsbald zu sprechen. Weiter berücksichtigt Lewy nicht die genealogischen Feststellungen von Davenport, Meggendorfer, A. Gordon[3] und Hughes[4] bei Huntington-Sippen. Davenport[5] hat nicht nur zuerst einwandfrei bewiesen, daß manche dieser Familien gerade

---

[1] Arch. f. Psychiatrie **63**, 1.

[2] Verhandl. d. 16. Jahresvers. d. Ges. dtsch. Nervenärzte 1926, S. 202.

[3] Med. journ. a. record **120**, 257. 1924; auch Ref. in Zentralbl. f. d. ges. Neurol. u. Psych. **39**, 437.

[4] Americ. journ. of psych. **4**, 537. 1925. Ref. in Zentralbl. f. d. ges. Neurol. u. Psych. **41**, 482.

[5] a. a. O.

durch das Ausbrechen der Chorea im jugendlichen Alter gekennzeichnet sind, sondern bei Untersuchungen an demselben Material (962 typische Fälle!) 11 Fälle von „Sydenhamscher Chorea" gefunden und vielleicht ist von den 9 Fällen, die als „Tics" gebucht sind, der eine oder andere auch noch hierher zu rechnen. Zu einem ganz ähnlichen Ergebnis ist 1925 Hughes bei Untersuchungen an Huntington-Sippen in einem anderen Teil Nordamerikas gekommen: 218 Huntington-Fällen standen in seinem Material 17 Fälle gegenüber, die „Sydenhamsche Chorea" hatten und später gesund geblieben sind. Auch Meggendorfer[1] hat — ähnlich wie vor Jahren schon Block (s. S. 81) — unter den genauer untersuchten Angehörigen der jüngeren Generation von Huntington-Sippen nicht bloß Fälle mit Beginn der Chorea in der Kindheit gefunden, sondern auch solche, bei denen in der Kindheit Veitstanz auftrat und ausheilte, dann aber im durchschnittlichen Alter sich typische Huntingtonsche Chorea entwickelte (Fam. *Schuhmacher*). Schließlich spricht die Angabe von Gordon, daß in 3 Familien seiner Beobachtung innerhalb zweier Generationen zahlreiche Mitglieder in verschiedenem Lebensalter an episodisch auftretenden Anfällen von Sydenhamscher Chorea litten (s. unten), bei diesen Kranken doch viel eher für den überwiegenden Einfluß einer spezifischen erblichen Anlage zu derartigen Anfällen bzw. Phasen als für den einer ausschließlich exogenen d. h. hier toxisch-infektiösen Ursache, welche bei jedem Menschen (infolge allgemein menschlicher Anfälligkeit gegenüber solchen Noxen) Chorea hervorrufen würde.

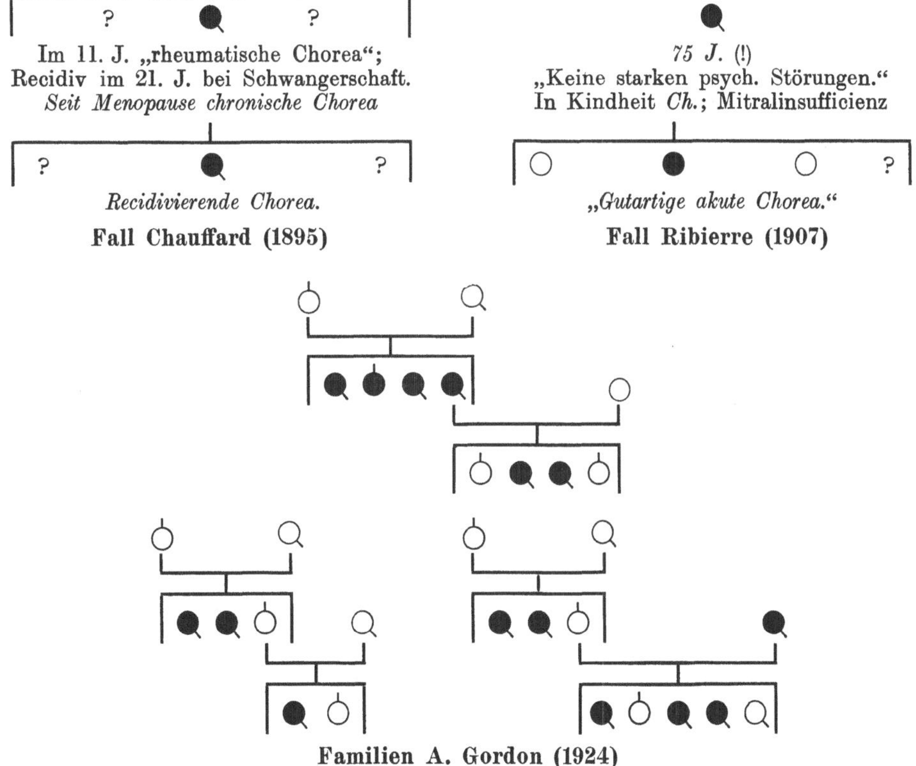

Fall Chauffard (1895)

Fall Ribierre (1907)

Familien A. Gordon (1924)

<hr>

[1] a. a. O.

Angesichts dieser Beobachtung ist sogar an die Möglichkeit zu denken, daß es sich bei dieser Sippe um einen neuen „Biotypus" im Sinne Davenports handelt, der eben durch *episodisches*, vielleicht periodisches Auftreten gekennzeichnet ist.

Möglicherweise sind die leider unvollkommen beschriebenen Fälle von Chauffard und Ribierre (siehe Familientafeln S. 15)[1] so zu deuten.

Kommt ein solches vor, so würde damit die seit Jahrzehnten vertretene und beinahe als selbstverständlich geltende Annahme, daß Rückfälle von Chorea auf dem Wiederaufflackern einer Infektion beruhen oder als Äquivalente von rezidivierendem Rheumatismus zu deuten sind, wieder in Frage gestellt. A priori ist ja aber auch nicht einzusehen, warum ein Syndrom, das unter Umständen so ausgesprochen erblich bedingt ist wie die Chorea — als Huntingtonsche „Krankheit" —, nicht auch einmal periodisch d. h. endogen auftreten könnte wie etwa das manische oder melancholische Syndrom. Erkennt doch auch Babonneix, welcher im übrigen ganz auf dem Boden der Theorie von der infektiösen Verursachung der Chorea minor steht, eine „*chronisch intermittierende Chorea*" an. Er rechnet hierher außer der Seite 37 erwähnten Beobachtung von Lhermitte et Cornil eine solche von Dupré et Heuyer über einen 65jährigen Arteriosklerotiker, welcher seit seinem 7. Lebensjahre an solcher litt. Auch der Aufstellung einer „*chorée variable des dégénérés*" durch Brissaud[2], welche nach diesem Autor durch Mannigfaltigkeit des Symptomenbildes und Verlaufes und insbesondere von „Remissionen" gekennzeichnet sein soll, liegt die Vorstellung zugrunde, daß es sich dabei um eine Sonderform konstitutioneller Neuropathie bzw. allgemeiner, wenn auch vorwiegend psychisch-nervöser Minderwertigkeit handle, die unabhängig von einem exogenen Moment ist. Andererseits spricht doch auch die Erfahrung, daß in den verhältnismäßig wenigen Fällen, in denen es etwa bei epidemischer Encephalitis zu einem deutlicheren Wechsel in der Stärke der Symptome kommt, aber niemals eine Wiederherstellung des status quo ante eintritt, auch nicht sehr zugunsten jener Annahme.

4. Familiäre Chorea minor.

In der Einleitung habe ich darzulegen versucht, daß nach unseren modernen Auffassungen die Frage nicht mehr schlechthin lauten darf: erbliche oder infektiöse Chorea?, sondern: ausschließlich konstitutionell und zwar infolge rein erblicher oder infolge frühinfantiler Einflüsse konstitutionell erzeugt oder vorwiegend exogen toxisch oder infektiös verursacht? Gerade die beiden Beispiele, an denen Lewy[3] jüngst die durchgängige infektiöse Verursachung der „jugendlichen Chorea" zu verdeutlichen sucht, machen meines Erachtens die Frage brennend, warum das eine Mal ein 9jähriges Kind eine Chorea minor bekommt, dann aber bis zum 27. Lebensjahre nie wieder, auch wenn es seit dem 20. Lebensjahre wenigstens 7 Jahre lang „aus den chronischen Infekten" (Scharlach, Otitis u. a.) „nicht mehr herauskommt", das andere Mal ein Mensch jenseits der Pubertätsjahre, bei dem aus dem Blute ein äußerst kaninchenpathogener Streptokokkus

---

[1] nach Angaben Babonneix' aufgestellt.

[2] Rev. neurol. 1896. Nr. 14, 1899. Nr. 13. Crouvelaire et Crouzon (ebenda 1899. Nr. 11). (Ref. in Zentralbl. f. Nervenheilk. u. Psych.)

[3] a. a. O.

sich züchten läßt, eine „typisch chronisch-progressive Chorea" bekommt. Mir würde es wissenschaftlich sehr unbefriedigend erscheinen, wenn man nun einfach behaupten wollte, alles sei hier durch den Infekt erklärt, vor allem ehe man nicht im Sinne der eingangs gemachten Ausführungen genealogische Erhebungen angestellt hat.

Aus der Beobachtung von Ostertag[1] z. B. ergibt sich, welche hochgradige Veränderungen von ganz anderem als entzündlichem Aussehen in Striatum und Rinde bei Fällen eintreten können, die gerade die Aufeinanderfolge der Syndrome aufweisen, welche seit jeher als nosognomonisch für „Chorea minor" gelten: Gelenkrheumatismus akute Endokarditis — Chorea; sie beleuchtet besonders deutlich die schwierige Problemlage: Das Kind, auf das sich Ostertags anatomische Untersuchungen beziehen — sie ergaben eine eigenartige sehr ausgedehnte „Myelolyse" und eine mit der Wilsonschen identische Lebercirrhose — verstarb in einem ebenfalls dem Wilson-Bilde sehr ähnlichen Zustande, welcher sich in progressiver Alternanz allmählich aus einem solchen choreatischer Unruhe entwickelt hatte. Ätiologisch ist nun hier besonders bemerkenswert, daß die Mutter des Kindes etwa 5 Jahre vor dessen Erkrankung im 21. Lebensjahre ebenfalls an Gelenkrheumatismus mit Fieber, dann nach 4 Monaten an Chorea minor, die sich innerhalb 10 Jahren nicht wiederholte, erkrankte und nach deren Abklingen innerhalb 3 Wochen auf Endokarditis in einer inneren Klinik behandelt worden sein soll. Setzen wir einmal ruhig voraus, die Angaben über Gelenkrheumatismus, Fieber und Herzleiden seien nach der herrschenden Auffassung als Anzeichen einer und derselben Infektion und nicht im Sinne meiner obigen Darlegung zu deuten, so stehen wir vor der Frage, ob Chorea minor der Mutter und Chorea-Wilsonismus des Kindes auf dieselbe, zuerst von jener, dann von diesem, durchgemachte Infektion zurückzuführen ist. Dann würde uns aber der Umstand, daß der choreatische Zustand des Kindes 4 Jahre später einsetzte und zu einem progressiven und deletären Endzustande führte, der *pathogenetischen* Deutung dieselben grundsätzlichen Schwierigkeiten bereiten wie es das Vorkommen von sekundärer Syphilis bei einem Elter, positivem „Wassermann" beim anderen Elter und juveniler Tabes oder Paralyse bei einem Kind heute noch tut, da wir mitten im Streit um die Frageworte: Neurotropie, Bakteriengemische, Entzündung und Degeneration stehen.

Noch größer sind diese Schwierigkeiten in der sonst ähnlichen Beobachtung Siemerling-Oloffs[2]: Von einer 75-jährigen Frau mit „krummen Gang und Händezittern", die vom 35.—38. Jahr Gelbsucht hatte, stammt ein 45-jähriger Sohn, der seit seinem 39. Lebensjahre Hände- und Kopfzittern, Beinwackeln, Skandieren und psychische Veränderungen ähnlich denen der Pseudosklerose bot, und ein 40-jähriger Sohn, der ums 12. Lebensjahr 1 Jahr lang an Veitstanz litt. Man mache sich also klar: In dem Lebensjahre, in dem die Mutter an Gelbsucht erkrankte, wurde der jüngere Sohn geboren, welcher 11 Jahre später eine harmlose, wenn auch verhältnismäßig lange dauernde Chorea minor durchmachte, aber erst 34 Jahre nach dem Beginn der Gelbsucht der Mutter begann bei dem ersten Sohn der extrapyramidale Prozeß.

---

[1] Arch. f. Psychiatrie u. Nervenkrankh. **77**, 453.
[2] Klin. Wochenschr. **1**, 1087. 1924.

Vor allem aber ergeben sich ähnliche Schwierigkeiten bei dem Versuche einer Erklärung des nicht gar so seltenen Vorkommens von *Chorea minor bei Elter und Kind*. Sehr häufig, nach einzelnen Angaben zu schließen fast immer, handelt es sich dabei um die Mutter und zwar häufig im Verlaufe der Gravidität, während unter den Kindern das männliche Geschlecht stärker vertreten ist, als es dem Prozentsatz des unter der Gesamtzahl der Chorea minor Kranken stark überwiegenden weiblichen Geschlechts — 69—85 vH[1] weibliche Kranke! — entspricht.

Ob es einmal gelingen wird, wirklich bei einer so überwiegenden Mehrzahl der Fälle von Chorea minor sichere Anhaltspunkte für eine einheitliche Infektion nachzuweisen, wie es bei der Tabes und Paralyse gelungen ist und sich auch hier dann eines Tages ein ähnliches Verhältnis zwischen der Zahl der mit einer bestimmten Art oder mit einem bestimmten Verband von Infektionserregern behafteten Personen und der der choreatisch Erkrankenden herausstellen wird? Ich begnüge mich mit diesem Hinweise. Vielleicht wird hier der Weg der Forschung ähnlich gehen wie bei der Tabes-Paralyse.

5. Disposition zur Chorea minor.

Betrachten wir unter diesem Gesichtspunkte die Ergebnisse der genealogischen Ermittlungen bei Chorea-minor-Kranken, so weisen sie auf eine wesentlich höhere krankhafte Belastung als z. B. bei Tabes und Paralyse. Welche Bedeutung dieser Feststellung in der ätiologischen Bilanz der Chorea minor zukommt, vermögen wir — das muß mit Nachdruck betont werden — heute nicht zu sagen. Doch scheint mir, daß man bei der Bewertung der klinischen Anhaltspunkte für die Annahme einer Infektion strengere Maßstäbe anlegen sollte, nachdem man sich unter dem Einflusse der beinahe schon etwas automatisch gewordenen Vorstellungsreihe: Gelenkrheumatismus — Endokarditis — Chorea minor die ätiologische Beweislast doch wohl etwas leicht gemacht hat. Wie unbedenklich wird z. B. aus einem harmlosen konstitutionellen bzw. accidentellen *Herzgeräusch* auf eine Endokarditis geschlossen! Wenn man z. B. heute die Angabe von Osler aus dem Jahre 1887 als beweisend hinnimmt, daß von 110 Kindern, die Chorea minor hatten, nach 2—16 Jahren nur 43 „herzgesund" gewesen seien, so dürfte das schwerlich berechtigt sein. So hat z. B. eine spätere Katamnese von Forssner[2] über das sozusagen internistische Schicksal von Chorea minor-Kranken ein erheblich weniger eindeutiges Bild ergeben: Von 28 Kindern, bei welchen 15—20 Jahre später Auskünfte erlangt oder Untersuchungen angestellt werden konnten, waren 7 an Herzkrankheit gestorben oder hatten Albuminurie, je 5 litten am Herzen oder an Tuberkulose und je eines hatte Struma, erhebliche Abmagerung oder moralische Minderwertigkeit; aber keines dieser Kinder scheint ein Rezidiv seiner Chorea gehabt zu haben. Wie oft mag man andererseits dann, wenn man auf Grund anamnestischer Angaben einen *Gelenkrheumatismus* annimmt, genau so, wie ich es oben (S. 9) für gewisse Fälle von chronisch-progressiver Chorea dargelegt habe, für ein „Ursachen-

---

[1] 69 vH hat Wollenberg (Chorea in Nothnagels Handbuch **12**, 45. 1897) aus der Literatur bis 1897 auf Grund von 3595 Beobachtungen von 21 Autoren, 85 vH Babonneix (Les chorées. Paris 1924) auf Grund von 66 eigenen Beobachtungen errechnet.

[2] Jahrb. f. Kinderheilk. **71**. Ref. in Neurol. Zentralbl. 1910. 1192.

Symptom" halten, was ein „Bild-Symptom" darstellt! Ich verweise nur auf
die Fälle mit vorwiegend halbseitiger Chorea minor, in denen man von den
Angehörigen zu hören bekommt, daß den Zuckungen Schwellungen an den
Gelenken auf der betreffenden Körperhälfte vorangegangen seien. Wenn man
gar, wie Curschmann jüngst[1], fordert, daß in der Ätiologie der Chorea
minor der Begriff der „rheumatischen Infektion" viel weiter gefaßt werden müsse
als bisher, indem außer „Rheumatismus" und „Endocarditis rheumatica" auch
Erytheme, Peliosis rheumatica, schließlich aber auch Scharlach, Masern, Typhus
und Influenza heranzuziehen seien — dann werde man schon in 52—86 vH der
Fälle eine infektiöse Ursache finden, so wird man, glaube ich, mit dieser Methodik
in der Erkenntnis der Entstehung der Chorea minor nicht viel weiter kommen.
Denn auf solche Weise läßt sich unter Umständen unschwer beweisen, daß etwa
40—70 vH aller Kinder, welche sich in dem Vorzugsalter der Chorea minor befinden, einen Infekt gehabt haben. Jedenfalls wäre mit einer solchen Statistik nur
dann ein Bild der wahren Verhältnisse zu gewinnen, wenn die Gegenprobe angestellt werden könnte, wieviele der in diesem erweiterten Sinne infizierten Kinder
in den von der Chorea bevorzugten Lebensjahren nach jenen im Sinne der Infektion gedeuteten Erscheinungen eine Chorea minor bekommen. Curschmann
selbst weist darauf hin, daß nach Schultz noch nicht einmal 2 vH der polyarthri-
tischen Kinder später an Veitstanz erkranken. Dieser außerordentlich niedrige
Prozentsatz steht seinerseits in Widerspruch zu der Berechnung verschiedener
von Curschmann angeführter Autoren, daß bei 9—26 vH der Kinder mit Chorea
minor von vorangegangenem Rheumatismus berichtet worden sei[2]. Wie dehnbar
aber die Bezeichnung „Rheumatismus" ist, erhellt daraus, daß in Babonneix'
Zusammenstellung der Angaben von 14 Autoren über die ursächliche Rolle desselben für die Chorea minor der positive Prozentsatz zwischen 5 und 100 schwankt!
Danach wird auch die Angabe vorwiegend französischer Autoren über *erbliche
Beziehungen zwischen Rheumatismus und Chorea minor* — Money (1883), Garrod
(1890) und neuerdings Babonneix, nach welchem 7 von 66 Fällen hereditäre
Antezedenzien von Rheumatismus geboten hätten, sowie Burr[2] — mit einer gewissen Skepsis aufzunehmen sein. Zweifellos ist die geistreiche Theorie von
H. Roger[3], daß gerade der *leichte* Gelenkrheumatismus Chorea nach sich ziehe,
der generalisierte, akute, hochfiebrige aber fast nie, sehr beachtlich, besonders
wenn man an die nicht wenigen Fälle von encephalitischem Parkinsonismus denkt,
welche bezüglich vorangegangener Infektionen, insbesondere „Grippe", eine negative Anamnese aufweisen; aber sie führt wohl ad absurdum, wenn Roger auch die
gewöhnlichen „Wachstumsschmerzen" als leichten Gelenkrheumatismus wertet,
oder selbst derlei nicht einmal verlangt, sondern die Chorea als „Gehirnrheuma-
tismus", d. h. als einen Rheumatismus, der sich nur in Chorea äußert, kennzeichnet. Umgekehrt überschätzt man doch wohl die Beweiskraft der anatomisch positiven Fälle, weil man außer acht läßt, daß die pathologische Anatomie

---

[1] Handb. d. inn. Med. 2. Aufl. V, **2**, 1397. 1926.

[2] nach der neuesten Statistik von Burr (Atlant. med. journ. **28**, 568; Ref. in Zentralbl.
f. d. ges. Neurol. u. Psych. **43**, 854) über 515 choreatische Kinder beträgt dieser Prozentsatz 16,3. Aber Burr fand einen noch höheren Satz, nämlich 23 vH bei den Angehörigen
dieser Kinder!

[3] zit. nach Babonneix.

die typischen Fälle von kindlicher Chorea minor, das sind diejenigen, welche zur Ausheilung kommen, gar nicht zu fassen bekommt, sondern nur die viel selteneren, verlaufsmäßig und zum Teil auch symptomatologisch atypischen Fälle mit schwerster Chorea acuta oder meist acutissima, sowie die Kranken mit Encephalitis epidemica choreatica und Chorea gravidarum. Zwar führt Lewy in seiner 1923 erschienenen Arbeit nicht weniger als 11 innerhalb 2 Wochen zum Tode gekommener Fälle von Chorea infectiosa Sydenham an; indessen wenn Wollenberg auf Grund umfangreicher Statistiken die Häufigkeit der tödlichen Fälle im Kindesalter auf 3 vH errechnet hat, so tauchen erhebliche Zweifel auf — und diese werden durch die Unbestimmtheit seiner diesbezüglichen Angaben noch erhöht —, ob unter diesen 11 Kranken Lewys sich nicht auch einige Erwachsene mit Encephalitis epidemica choreatica, d. h. einer Kategorie befunden haben, die Lewy nicht unter den verschiedenen von ihm aufgestellten Arten von Chorea aufführt. Babonneix, Curschmann und Lewy, die entschiedensten unter den neueren Verfechtern der Lehre von der infektiösen Verursachung der Chorea minor, lassen ihre ätiologische Betrachtung aber schließlich doch in eine, wenn auch nicht scharf betonte, Anerkennung einer *besonderen Disposition* ausmünden:

Unter den prädisponierenden Momenten, die Babonneix aufführt, stehen die psychisch-nervöse Abnormität der Eltern und die weibliche Geschlechtlichkeit des Kranken zahlenmäßig weit voran; Curschmann erblickt diese Disposition in weiblicher Geschlechtlichkeit, jugendlicher Verfassung und körperlicher und nervöser Minderwertigkeit. „Es wäre" — so schreibt er schließlich — „daran zu denken, daß auch ohne[1] Infektion das kindliche Nervensystem zu choreiformen Bewegungen, Grimassieren, stereotypen Bewegungen und dergleichen besonders neigt." Lewy schließlich erklärt angesichts seiner eigenen histologischen Befunde bei den 11 akuten tödlichen Fällen, es sei „mehr als zweifelhaft, ob die Abweichungen" — auffallend geringe Gefäßveränderungen, Mangel oder nur ganz ausnahmsweises Auftreten ausgesprochen entzündlicher Erscheinungen trotz herdförmiger akuter Zellerkrankungen mit Neigung zur Verflüssigung—, „wirklich der Ausdruck des tödlichen Veitstanzes und nicht vielmehr das Residuum früherer Erkrankungen" waren. Als entscheidendes Dispositionsmoment sah auf Grund genauer Nachforschung in 34 Fällen Hormuth[2] *allgemeine neuropathische Belastung* und Chorea an, die er beide in 50 vH seiner Fälle fand. Wollenberg war auf Grund kritischer Bewertung der bis zum Jahre 1897 reichenden Angaben im Schrifttum und auf Grund eigener Beobachtungen zu dem Schluß gekommen, daß in mehr als einem Drittel (36,6 vH) der Fälle — also einem doppelt so großen Prozentsatz (16 vH) als dem der „rheumatischen" — allgemeine neuropathische Belastung vorliege. Zu ganz derselben Ziffer kam Babonneix 1924, insofern er bei 14 Müttern und 9 Vätern seiner 66 Kranken starke Nervosität fand. Die Frage nach diesem Belastungsmoment, das einzelne Autoren[3] als gänzlich unerheblich gegenüber dem infektiösen Moment hinstellten, hat dann Runge (1924)[4] wesentlich dadurch gefördert, daß er seiner Berech-

---

[1] Sperrdruck durch Ref.

[2] Wien. klin. Wochenschr. **3** (2), 901. 1909.

[3] z. B. H. Vogt 1912 in seiner Darstellung in Lewandowskys Handbuch der Neurologie.

[4] Ergebn. d. inn. Med. u. Kinderheilk. **26**, 397.

nung der psychisch-nervösen Belastung auf Grund des sehr großen (116 Fälle umfassenden) und gründlich bearbeiteten Materials der Kieler Klinik das bekannte Diem-Kollersche Schema zugrunde legte und sie mit denen, die seinerzeit an Hand dieses Schemas bei Geistesgesunden und ausgesprochen Geisteskranken gewonnen worden sind, verglichen hat. Er ist dabei zu dem Ergebnis gekommen, daß allgemeine Nervosität und auch Nervenleiden der Eltern und Geschwister erheblich öfters angetroffen wird als bei Geistesgesunden, woran allerdings eine verhältnismäßig nicht seltene Erkrankung (7 vH) der nächsten Verwandten — und zwar ausschließlich (6 vH) von Eltern und Geschwistern — an Chorea oder anderweitigen extrapyramidalen Störungen schuld ist. Die letztere Feststellung Runges entspricht nun fast ganz der von Wollenberg, der zwar die nichtchoreatischen Störungen unberücksichtigt läßt, dafür aber aus den Statistiken mehrerer Autoren 2 vH Chorea der Mutter, 5,3 vH Chorea der Geschwister errechnet hatte. Als .ein Mangel der Rungeschen Berechnung muß es nur bezeichnet werden, daß er einmal — und zwar entsprechend der Beschränkung auf einen Vergleich mit der Diem-Kollerschen Statistik — die nicht-nervösen Belastungsmomente gar nicht berücksichtigte, zweitens unter den nervösen Abweichungen ätiologisch so wichtige wie Apoplexie der Eltern bewußt mit der Begründung außer acht ließ, daß sie bei Chorea minor keine Rolle zu spielen schienen und drittens andere Anomalien — vermutlich weil in seinem Material anamnestisch darauf kein Wert gelegt war — kaum oder überhaupt nicht in Betracht zog, wie z. B. den Migränekreis, die mannigfachen Formen kindlicher und jugendlicher Neuro- und Psychasthenie, welche uns vor allem Stier[1], Husler und Steiner beachten gelernt haben, die mannigfachen Formen der Entwicklungshemmung, die „vasomotorisch-sekretorisch-trophischen Neurosen", die Tetanie, aber auch die Störungen der Menstruation u. a., welchen meines Erachtens in der Ätiologie der Chorea minor eine erheblich größere Bedeutung zukommt als etwa manisch-melancholischem Irresein und Schizophrenie [2].

In diesem Zusammenhang sei auch daran erinnert, daß Davenport unter 3000 Verwandten einer sehr großen Huntington-Sippe neben 39 Fällen von Epilepsie, 19 von „Eklampsie" und 9 von „Tics", 11 Fälle mit „Chorea Sydenham" aufzählt und daß in Lundborgs großer Sippe, neben 17 Fällen von Myoklonie-Epilepsie, 9 von Parkinsonismus und 16 von Krämpfen aller Art, 2 Fälle von „Chorea minor" genannt werden.

Wollen wir zu einer richtigen Einsicht in die Disposition zur Chorea minor, welche sich aus der erblichen Grundanlage und der durch Einflüsse der Außenwelt im Laufe der Entwicklung modifizierten „Lebensanlage" ergibt, gelangen, so werden wir gerade auch diese Abweichungen zum wenigsten in dem Maße mehr berücksichtigen müssen, als sie bisher unbeachtet geblieben sind. Es ergibt sich daraus die Forderung nach einer neuen Materialsammlung, welche naturgemäß eine mühevolle und nicht von einem einzelnen zu bewältigende Aufgabe darstellt.

---

[1] Samml. zwangloser Abhandl. z. Neurol. u. Psychopathol. des Kindesalters, Jena: G. Fischer, seit 1913 und Abhandl. über Kopfschütteln, Pyknolepsie, Einschmutzen usw. 1922—25.

[2] Die soeben erschienenen Mitteilungen von Guttmann (Zeitschr. f. d. ges. Neurol. u. Psychiatrie **107**, 585) konnten leider nicht mehr berücksichtigt werden.

Ich habe vor Jahren einen Ansatz in dieser Richtung gemacht, indem ich aus dem Material der Breslauer psychiatrisch-neurologischen Klinik (mit dankenswerter Unterstützung durch Herrn Dr. Jaschke) die in dem Jahrzehnt vor dem Kriege daselbst zur Behandlung gekommenen Kinder und jugendlichen Kranken, bei welchen die Diagnose „Chorea minor" mit Bestimmtheit gestellt worden war, zu einer Nachuntersuchung bzw. deren Angehörige zur mündlichen Katamnese zu bringen suchte. Naturgemäß ließ sich nur ein kleinerer Teil dazu bestimmen. Dabei wurde nun, abgesehen von den in dem üblichen Fragebogen (siehe Anhang) aufgeführten Zuständen, besonders der Frage nach dem Vorliegen der soeben erwähnten Abweichungen ebenso Beachtung geschenkt, wie der nach dem Vorliegen der exogenen Momente, welche bisher die Ätiologie der Chorea minor beherrscht haben. Ergänzt wurde dies durch entsprechende Erhebungen und Untersuchungen bei später selbst beobachteten Fällen. Die Gesamtzahl der 10 verwertbaren Fälle beträgt 15. Darunter sind 3 Fälle von rezidivierender Chorea minor und 1 Fall von Chorea minor mit Psychose. Dazu kommen 5 Fälle chronischer Chorea bei Kindern bzw. Jugendlichen von unklarer Ätiologie, aber nicht nachweisbar gleichförmiger Erblichkeit. Der Übersicht halber bringe ich zunächst die Ergebnisse dieser Feststellungen in einer Tabelle, und dann den wesentlichen Inhalt der Familien- und Krankenblätter in Form von Familientafeln. (Als ein gewisser Mangel dieser Untersuchungen ist es vielleicht zu bezeichnen, daß eine mit gleicher Methodik ausgeführte Untersuchung der Kinderklinik, in welcher ja wohl leichtere Fälle und Kinder jüngeren Alters untergebracht zu werden pflegen, nicht angestellt wurde. Leider konnte auch in dem einen und anderen Falle die genealogische Untersuchung über ältere Generationen nicht mit ganz der Gründlichkeit angestellt werden, die ich mir sonst als Forderung gestellt habe; die gefundenen Abweichungen stellen also sozusagen nur das Mindestmaß der Belastung dar.)

Ordnen wir die einzelnen ätiologischen Größen dieser Tabelle ohne Rücksicht auf ihre Artung (Erbanlage, erworbene Anlage, äußere Schädlichkeit) nach der Häufigkeit ihres Vorkommens bei dem Probanden und seiner Blutsverwandtschaft, so ergibt sich folgende Staffelung:

.An *erster Stelle* — Vorkommen bei 27 Personen der betreffenden Familien — steht die *Migräne* und zwar ganz ausschließlich die klassische Anfallmigräne, in einem verschwindenden Prozentsatz finden sich chronische Kopfschmerzen.

Dann folgt *zweitens* mit 11 Personen *der Kreis des Epileptoid*. Es ist besonders bemerkenswert, daß bei keiner dieser 11 Personen große epileptische Anfälle mit oder ohne fortschreitende Demenz vorkamen, sondern nur, und zwar in der Jugend auftretende, Anfälle von „Kinderkrämpfen", Ohnmachtsanfällen, Gelegenheitskrämpfen, reaktiven Krämpfen, ganz selten auch einmal — bei einer Probandin — nur Ohnmachten mit tonischen, aber nicht klonischen Krampfzuständen. (Ich verweise angesichts dieser Feststellung darauf, daß (s. S. 114f.) auch bei den Fällen mit Krämpfen in Huntington-Sippen ebenfalls meist nur epileptiforme Anfälle ohne Kloni vorkommen. Es handelt sich also um Anfälle, wie wir sie am häufigsten außerhalb der „echten Epilepsie" auf dem Boden schwerer Neurasthenie s. str. und vor allem der Psychasthenie antreffen.

Den meinen analoge, im Schrifttum niedergelegte Beobachtungen stellen 4 aus der Gruppe von 29 Fällen bzw. Familien mit *respiratorischen Affektkrämpfen*

	Typische Chorea minor (14 Fälle)				Recidivierende Chorea minor (3 Fälle)				Chorea chronica infantilis bzw. juvenilis (2 Fälle)			
	Prob.	Eltern	Ge-schwister	Andere Bluts-ver-wandte	Prob.	Eltern	Ge-schwister	Andere Bluts-ver-wandte	Prob.	Eltern	Ge-schwister	Andere Bluts-ver-wandte
Infektionen (Angina, Tonsillitis, Grippe, Herpes usw.	4	—	—	—	1	—	—	—	1	—	—	—
Neigung zu Erkältungen	—	—	—	—	—	—	—	1	—	—	—	—
Gelenkrheumatismus oder -schwellungen	2	—	—	—	—	1	—	—	—	—	1	—
Herzstörungen	3	—	1	—	—	1	—	—	1	—	—	—
Somatische Konstitutionsabweichungen, Schwächlichkeit, Infantilismus	2	—	—	—	1[1]	1[2]	—	1[3]	1[3]+1	—	1	—
Sinnesfehler	—	—	1	—	—	—	1	—	1	—	—	—
Enuresis, Stottern	1	—	1	1	—	—	—	—	1	—	—	—
Menstruationsstörungen	—	—	—	—	1	—	—	—	1	—	—	—
Migräne oder konstitutionelle Kopfschmerzen	5	5	4	2	1	2	1	2	1	3	—	1
Ungewöhnl. Schlaganfälle	—	2	1	2	—	—	—	—	1	—	—	—
Epileptoide und ähnliche Anfälle der Jugend	1	—	2	—	1	1	2	—	1	1	1	1
Psychische Konstitutionsabweichungen, „Nervosität"	—	2	2	—	—	1	—	—	1	1	—	—
Psychosen	—	1	—	1	—	—	—	1	—	1	—	1
Oligophrenie	—	—	—	—	2	—	1	—	1	—	—	2
Degeneration, Alkoholismus	—	—	—	—	—	—	—	1	—	2	—	2
Dyskinesien oder Dystonismen, Chorea minor	—	—	3	1	—	—	1	—	—	—	—	1
Choreiforme Bewegungen	—	1	1	—	—	—	—	—	—	—	1	—
Versteifung	—	—	—	1	—	—	—	—	—	—	—	1
Lähmung	—	—	1	—	—	—	—	—	—	—	—	—

[1] Ennuchoider Hochwuchs.
[2] Angeborene Taubstummheit.
[3] Adipositas.

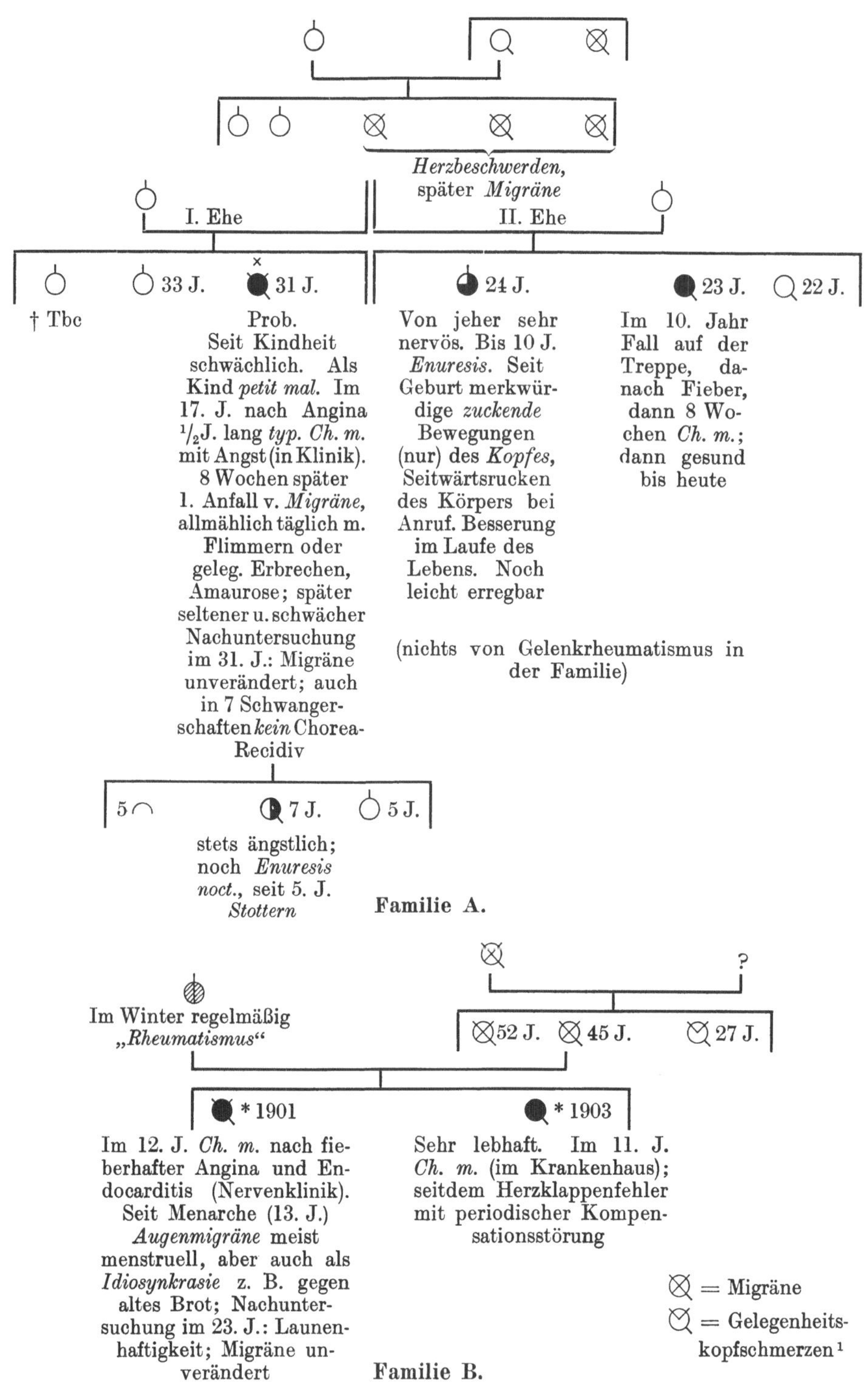

[1] Eine völlig einheitliche Zeichengebung für alle Familientafeln dieser Monographie
ließ sich leider nicht durchführen. Die Bedeutung der verschiedenen Zeichen ergibt sich
indessen jeweils aus den darunter stehenden Angaben.

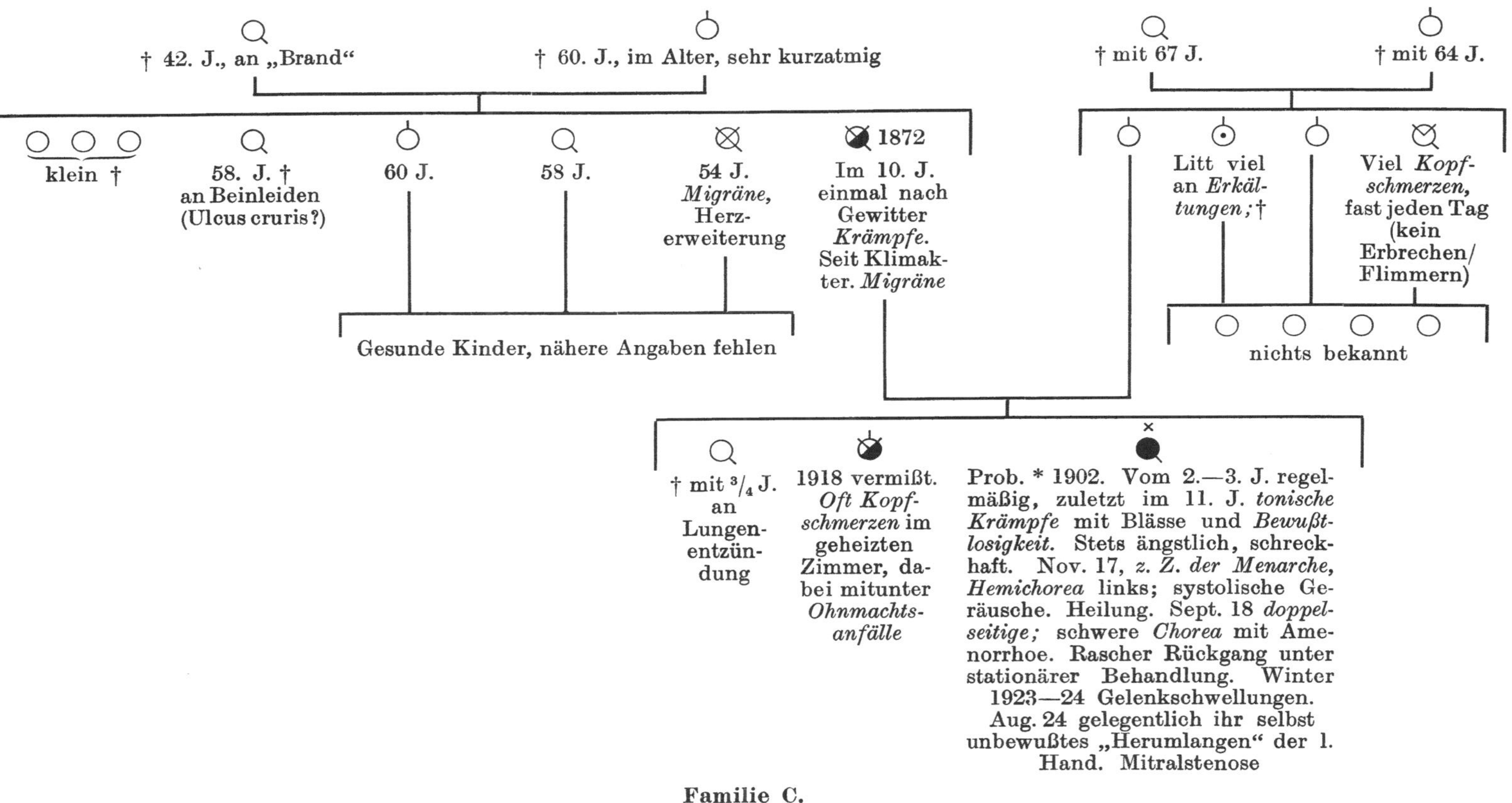
† 42. J., an „Brand"
† 60. J., im Alter, sehr kurzatmig
† mit 67 J.
† mit 64 J.
klein †
58. J. † an Beinleiden (Ulcus cruris?)
60 J.
58 J.
54 J. Migräne, Herzerweiterung
1872 Im 10. J. einmal nach Gewitter Krämpfe. Seit Klimakter. Migräne
Litt viel an Erkältungen; †
Viel Kopfschmerzen, fast jeden Tag (kein Erbrechen/Flimmern)
Gesunde Kinder, nähere Angaben fehlen
nichts bekannt
† mit ¾ J. an Lungenentzündung
1918 vermißt. Oft Kopfschmerzen im geheizten Zimmer, dabei mitunter Ohnmachtsanfälle
Prob. * 1902. Vom 2.—3. J. regelmäßig, zuletzt im 11. J. tonische Krämpfe mit Blässe und Bewußtlosigkeit. Stets ängstlich, schreckhaft. Nov. 17, z. Z. der Menarche, Hemichorea links; systolische Geräusche. Heilung. Sept. 18 doppelseitige; schwere Chorea mit Amenorrhoe. Rascher Rückgang unter stationärer Behandlung. Winter 1923—24 Gelenkschwellungen. Aug. 24 gelegentlich ihr selbst unbewußtes „Herumlangen" der 1. Hand. Mitralstenose
Familie C.

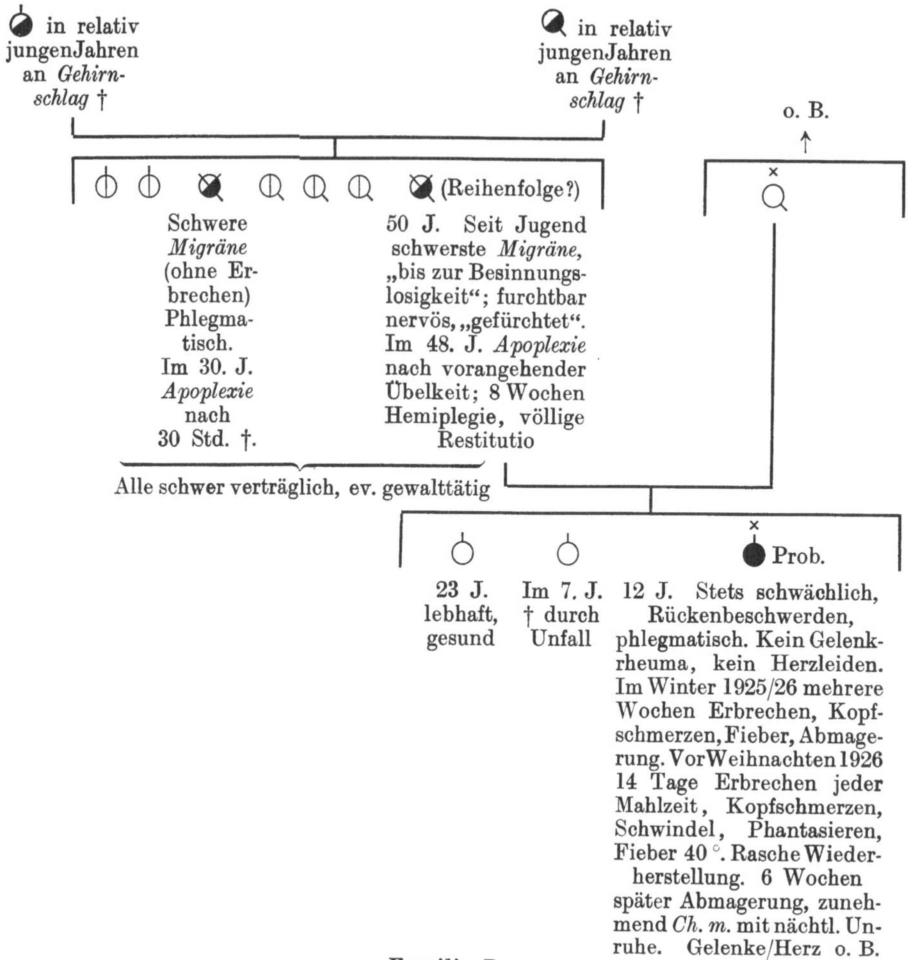

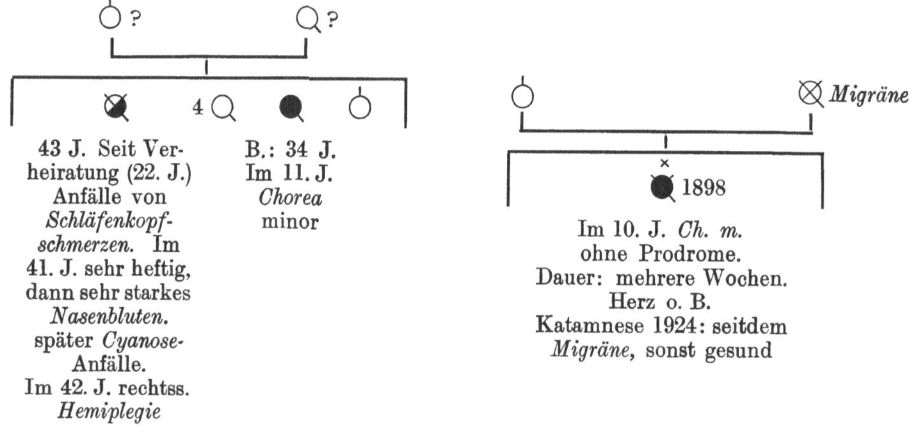

in relativ
jungenJahren
an *Gehirn-*
schlag †

in relativ
jungenJahren
an *Gehirn-*
schlag †

o. B.

(Reihenfolge?)

Schwere
Migräne
(ohne Er-
brechen)
Phlegma-
tisch.
Im 30. J.
Apoplexie
nach
30 Std. †.

50 J. Seit Jugend
schwerste *Migräne,*
„bis zur Besinnungs-
losigkeit"; furchtbar
nervös, „gefürchtet".
Im 48. J. *Apoplexie*
nach vorangehender
Übelkeit; 8 Wochen
Hemiplegie, völlige
Restitutio

Alle schwer verträglich, ev. gewalttätig

23 J.
lebhaft,
gesund

Im 7. J.
† durch
Unfall

12 J. Stets schwächlich,
Rückenbeschwerden,
phlegmatisch. Kein Gelenk-
rheuma, kein Herzleiden.
Im Winter 1925/26 mehrere
Wochen Erbrechen, Kopf-
schmerzen, Fieber, Abmagerung. Vor Weihnachten 1926
14 Tage Erbrechen jeder
Mahlzeit, Kopfschmerzen,
Schwindel, Phantasieren,
Fieber 40°. Rasche Wiederherstellung. 6 Wochen
später Abmagerung, zuneh-
mend *Ch. m.* mit nächtl. Unruhe. Gelenke/Herz o. B.

Prob.

Familie D.

? ?

43 J. Seit Ver-
heiratung (22. J.)
Anfälle von
Schläfenkopf-
schmerzen. Im
41. J. sehr heftig,
dann sehr starkes
Nasenbluten.
später *Cyanose-*
Anfälle.
Im 42. J. rechtss.
Hemiplegie

4

B.: 34 J.
Im 11. J.
Chorea
minor

Migräne

1898

Im 10. J. *Ch. m.*
ohne Prodrome.
Dauer: mehrere Wochen.
Herz o. B.
Katamnese 1924: seitdem
Migräne, sonst gesund

Familie E.

Familie F.

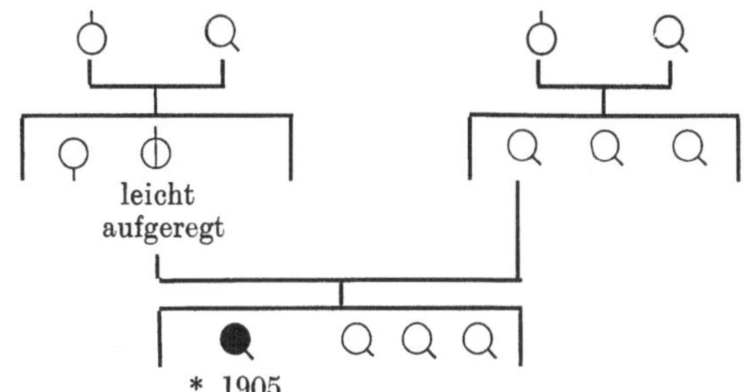

Nov. 1918 *Grippe* mit Handschwellung; unmittelbar danach *Ch. m.* nur mit Tachycardie; 6 Wochen Dauer. Katamnese 1924: gesund geblieben, außer irregulären Menses

Familie G.

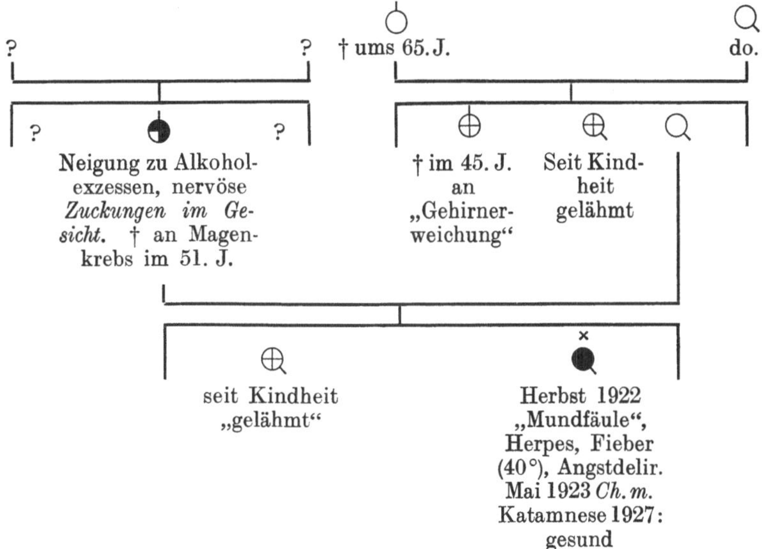

Familie H.

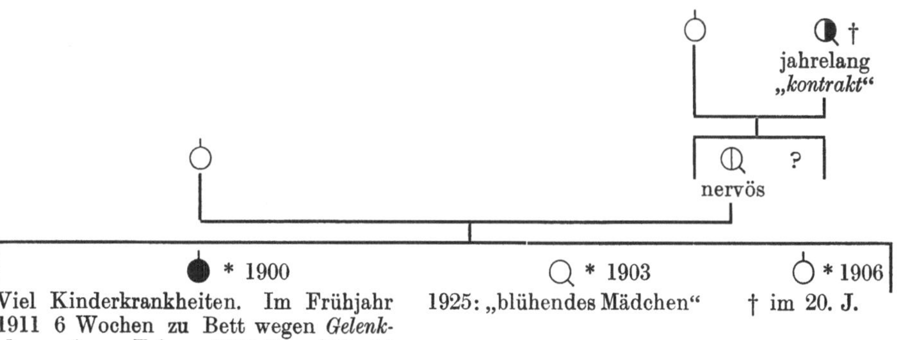

Viel Kinderkrankheiten. Im Frühjahr 1911 6 Wochen zu Bett wegen *Gelenkrheumatismus.* Februar 1912 *Ch. m.* (Klinik) mit Pulsanomalie.
Katamnese 1924: Seit Kriegsdienst Verschlimmerung des Herzleidens; † 1920   1925: „blühendes Mädchen"   † im 20. J.

Familie J.

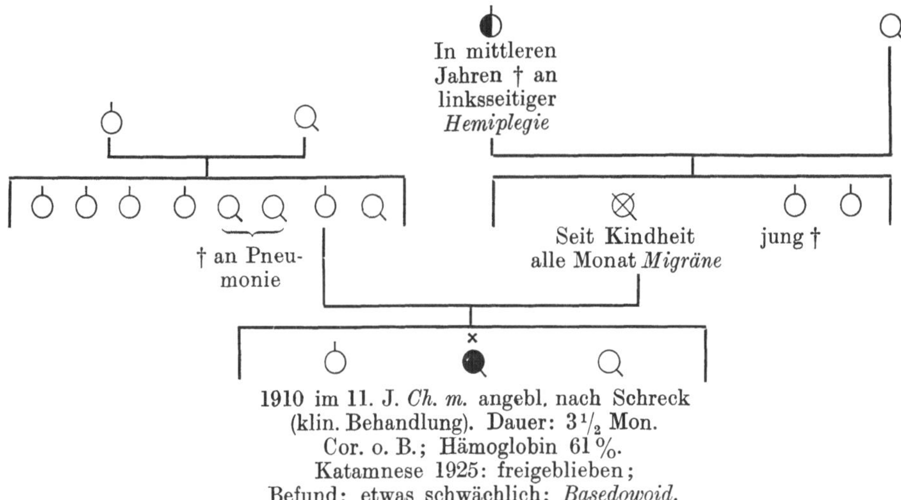

In mittleren
Jahren † an
linksseitiger
Hemiplegie

† an Pneu-
monie

Seit Kindheit   jung †
alle Monat *Migräne*

1910 im 11. J. *Ch. m.* angebl. nach Schreck
(klin. Behandlung). Dauer: $3\,^1/_2$ Mon.
Cor. o. B.; Hämoglobin 61 %.
Katamnese 1925: freigeblieben;
Befund: etwas schwächlich; *Basedowoid.*

Familie K.

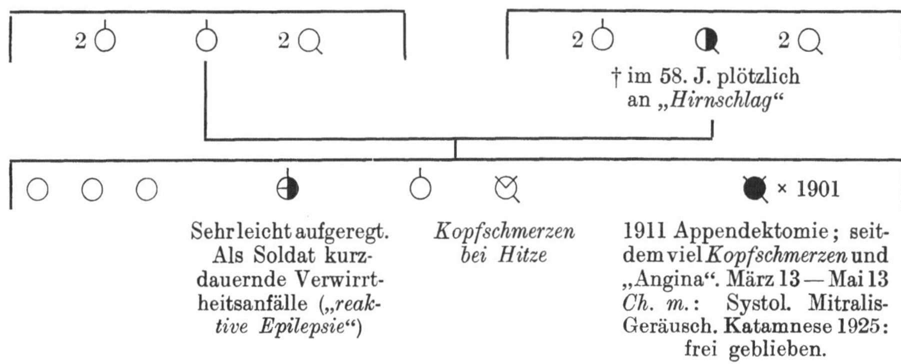

† im 58. J. plötzlich
an „*Hirnschlag*"

Sehr leicht aufgeregt.   *Kopfschmerzen*   1911 Appendektomie; seit-
Als Soldat kurz-   *bei Hitze*   dem viel *Kopfschmerzen* und
dauernde Verwirrt-   „Angina". März 13 — Mai 13
heitsanfälle („*reak-*   *Ch. m.*:   Systol. Mitralis-
tive Epilepsie")   Geräusch. Katamnese 1925:
                                                   frei geblieben.

Familie L.

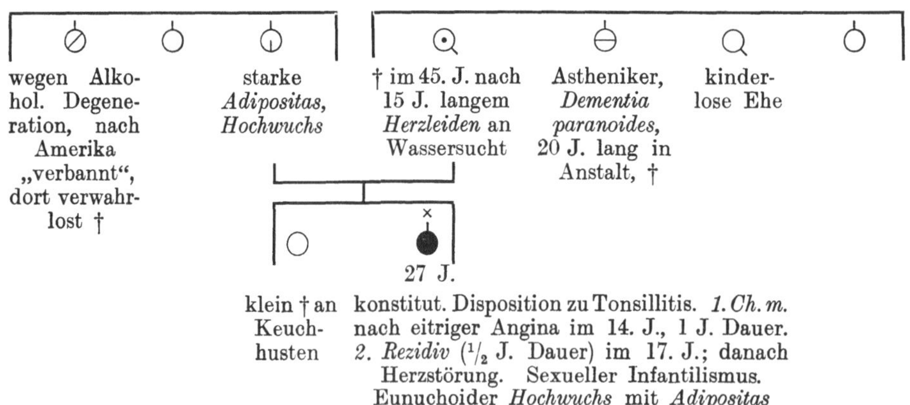

wegen Alko-   starke   † im 45. J. nach   Astheniker,   kinder-
hol. Degene-   *Adipositas,*   15 J. langem   *Dementia*   lose Ehe
ration, nach   *Hochwuchs*   *Herzleiden* an   *paranoides,*
Amerika   Wassersucht   20 J. lang in
„verbannt",   Anstalt, †
dort verwahr-
lost †

27 J.

klein † an   konstitut. Disposition zu Tonsillitis. *1. Ch. m.*
Keuch-   nach eitriger Angina im 14. J., 1 J. Dauer.
husten   *2. Rezidiv* ($^1/_2$ J. Dauer) im 17. J.; danach
             Herzstörung. Sexueller Infantilismus.
             Eunuchoider *Hochwuchs* mit *Adipositas*

Familie M.

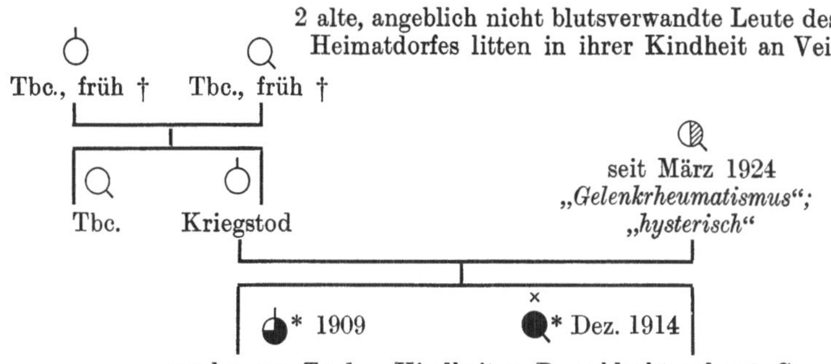

Familie N.

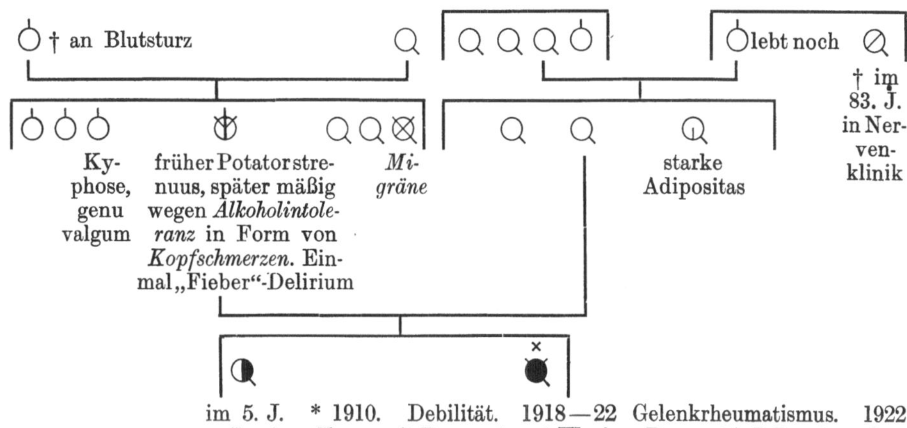

Familie O.

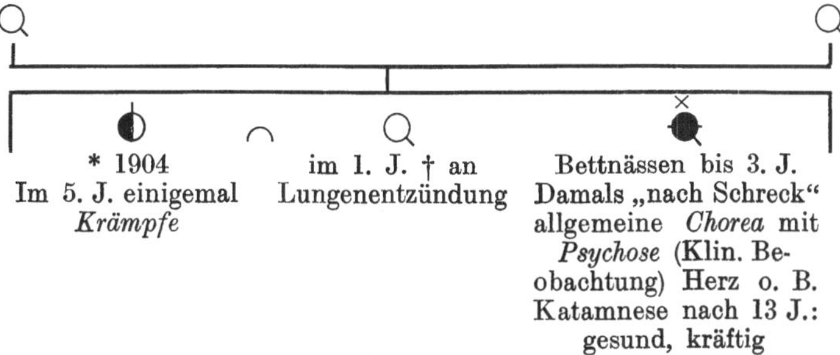

Familie P.

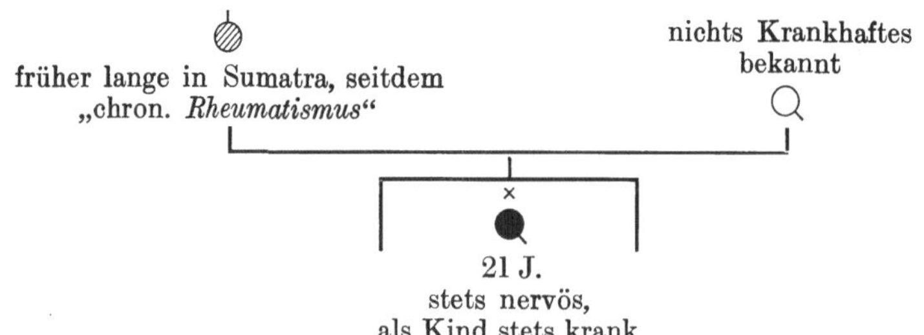

B.: 12. J. nach „*Mumps*" mit schweren allg. Symptomen.
Zeitweise Sprache schwer choreatisch gestört, um Menarche herum.
Besserung nach $3/4$ Jahr. Stets sehr erregbar, erschreckbar, weinerlich,
eigensinnig, Kopfschmerzen, schlechter Schlaf, Polymenorhoe.
Im 19. J. *Grippe*.

Universelle choreatische Bewegungen, zunehmend bei Beachtung; starke Hypotonie,
systol. Geräusch an Pulmonalis; Eosinophilie (10%) und Lymphocytose (49%).

Familie Q.

Chorea juvenilis postinfektiosa chronica

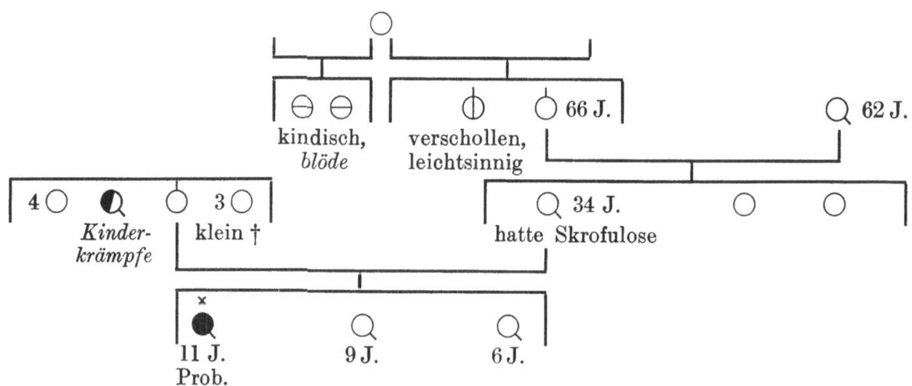

Stets sehr schreckhaft, etwas zänkisch.
Bis 10 J. *Enuresis noct.*, sonst gesund.
1922/23 Schmerzen im Nacken, Skrofeln
im Gesicht, gleichzeitig mit erheblichem
Dickerwerden.
Seit Herbst 23 ganz allmählich Schielen,
Augenverdrehen, Verziehen der Schul-
tern, Grimassieren.
Weder Fieber noch Grippe. Keine Chorea
in der Umgebung. Oktober 23 Besserung
unter Behandlung; seit Ende 24 Verschlechterung. 1925: starke *Adipositas*,
trockene Haut. Grimmassieren, Choreat.
Fingerbewegungen, bei Beobachtung
besser. Hypotonie, Herz o. B.

Familie R.

Chorea infantum degenerativa (?) chronica

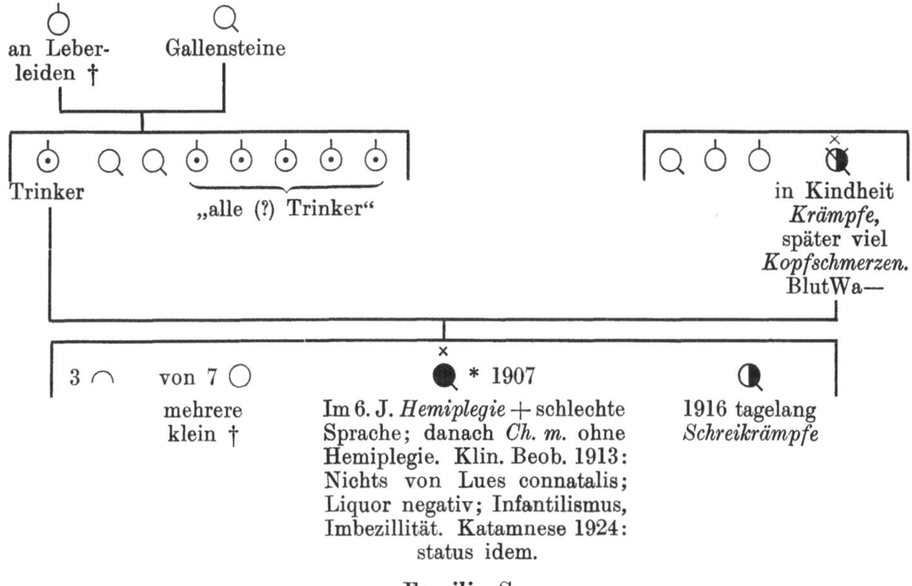

Familie S.

Chorea chronica posthemiplegica

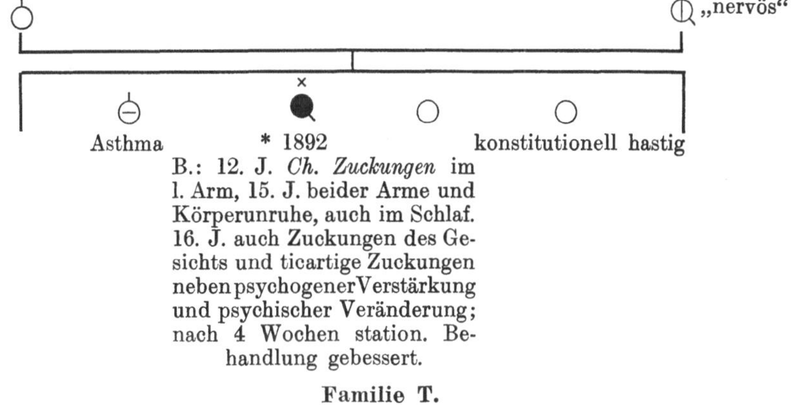

Familie T.

Chorea chronica progressiva juvenilis
(atypische Huntingtonsche Chorea?)

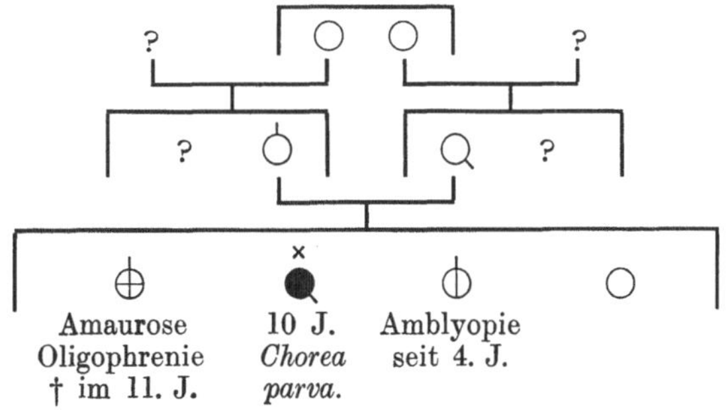

Familie U.

dar, welche Stier[1] bearbeitet hat und 1 Fall von Husler[2], ferner 1 Fall unter 19 Fällen mit *Ohnmachtsanfällen* aus der Beobachtung Stiers[3].

In dem einen Falle der ersten Gruppe (Fall 7 von Stier) handelt es sich um typische Chorea minor im 12. Jahre bei einem Knaben, der bis zum 4. Jahre Pavor nocturnus und seit dem 13. Jahre reaktive Ohnmachtsanfälle hatte, und von dessen zwei einzigen Brüdern einer Pavor nocturnus, später respiratorische Affektkrämpfe, der andere Enuresis und zahlreiche starke Zeichen vasomotorisch-sekretorischer Anfälligkeit bot; fast dasselbe fand sich in der Familie Huslers; bei den drei bzw. vier anderen Fällen Stiers lag langdauernde Unruhe vor.

Bemerkenswert ist in diesem Zusammenhange auch noch ein Fall von v. Frankl-Hochwart[4]:

Von einer an Migräne leidenden Mutter stammten drei Kinder, eines mit *Tetanie*, eines, das an Fraisen starb, und eines mit Chorea minor. Ein Kranker Rüdingers[5] bekam erstmals angeblich nach Schreck, später regelmäßig im Dezember rezidivierende Chorea, zuletzt Tetanie[6].

Es sei daher hier auf die Parallelen zwischen *Chorea und Tetanie* hinge-wiesen. Beide sind Erkrankungen, die sehr zu Rezidiven neigen: Die Zahlen bei der Chorea habe ich oben aufgeführt; bei der Tetanie der Erwachsenen ist sie nicht unbeträchtlich höher. Auch die Tetanie, zum wenigsten die häufigste, die der Erwachsenen, zeigt Jahresschwankungen, und vor allem fällt der Gipfel dieser Kurve genau in dieselben Monate wie die Chorea minor, in die Zeit von Januar bis April. Ich habe aber noch nie davon gehört, daß man bei der Tetanie daraus auf einen Zusammenhang mit Erkältungen, d. h. Infektionen, geschlossen hat, den man mit Selbstverständlichkeit für die Chorea minor annimmt.

Auch die Beobachtung von F. Mendel[7] verdient hier Beachtung; sie betrifft die Angehörige einer Geschwisterreihe, bei der bereits in der 4. Generation *Quinckesches Ödem* auftrat; jene selbst war davon verschont, hatte aber Chorea minor. Ein Enkel des Urgroß-vaters der Kranken hatte *Parkinsonismus*. — Weiter beobachtete Henneberg[8] einen 35jährigen Mann mit echter seit dem 30. Jahre bestehender *Narkolepsie*, welcher zweimal, im 8. und 13. Jahre, angeblich nach schwerem Rezidiv von Gelenkrheumatismus und „Endo-carditis" Chorea minor durchmachte. Am Herzen fanden sich nur Zeichen von Kleinheit und Übererregbarkeit. Der Kranke, der bis zum 6. Jahre Bettnässen hatte, stammte aus einer schwer belasteten Familie, die auf cerebrale (blastomatöse?) Heredodegenerationen oder Familiensyphilis oder beides verdächtig ist (Vater Tabes, Mutter und Muttersmutter Krebs, ein Bruder „multiple" [? Ref.] Sklerose, ein Bruder „Hirnhautentzündung", eine Schwester erregbar, vier Geschwister klein †, zwei gesund).

An *dritter Stelle* — 9 Personen — finden sich dann, und zwar ausschließlich bei Geschwistern (nämlich nur einmal beim Vater) der Probanden, *Chorea minor und choreiforme Zustände*. Besonders bemerkenswert ist in dieser Beziehung Familie A., in der aus *zwei* Ehen einer ausgesprochen Migräne-behafteten und

---

[1] a. a. O.

[2] Ergebn. d. inn. Med. u. Kinderheilk. **19**, 624.

[3] a. a. O.

[4] Die Tetanie. 2. Aufl. Wien u. Leipzig 1907.

[5] Wien. med. Wochenschr. Ref. in Neurol. Zentralbl. 1908. 1032.

[6] Der Fall, den Halban (Mitt. a. d. Grenzgeb. d. Med. u. Chirurg. **1**, 691. 1896) als „*Hemitetanus*" mit Dauerkontrakturen und universellen choreaähnlichen Bewegungen ver-öffentlicht hat, läßt sich auch heute schwer rubrizieren; zweifellos handelte es sich um eine extrapyramidale Erkrankung.

[7] Berlin. klin. Wochenschr. 1902.

[8] Neurol. Zentralbl. 1916. 282.

-belasteten Frau, die vor dieser viel Herzbeschwerden hatte, je ein Kind (in der Gesamtkinderreihe das 3. und 5.) mit Chorea minor, von denen das eine auch Hemicranie hatte, und ein weiteres (das 4.), das abgesehen von Enuresis bis zum 10. Jahre von Geburt auf konstitutionelle Chorea ohne Hemicranie hatte[1].

An *vierter und fünfter Stelle* folgen — mit 8 und 7 Personen — *somatische Konstitutionsanomalien*, einschließlich abnormer Adipositas und eunuchoidem Hoch- oder Fettwuchs, und ,,allgemeiner Nervosität".

An *sechster Stelle* — mit je 6 Personen — folgen *Infektionen*, objektive oder subjektive *Störungen am Herzen, vorzeitige Schlaganfälle* bzw. *Hemiplegie* und *Oligophrenie. An siebenter Stelle* — mit je 5 Personen — *Gelenkrheumatismus* und ausgesprochene *Psychosen.*

Dann folgen abnorm langes Bettnässen, Stottern, Menstruationsstörungen[2], angeborene Sinnesfehler (Blindheit und Taubstummheit), Lähmungszustände nicht hemiplegischer Art, und schließlich Neigung zu Erkältungen bei Blutsverwandten.

Es ergibt sich also, daß *unter den belastenden Abweichungen die Migräne alle anderen weit überragt.* Ihre Bedeutung erhöht sich noch, wenn wir die vorzeitig bei Erwachsenen auftretenden Schlaganfälle und gutartigen Hemiplegien, die ja auch von Autoren, welche im allgemeinen den Begriff des Infektiösen gerade in der Ätiologie der Chorea sehr weit spannen, nicht als infektiös verursacht, sondern in mehr oder weniger engen Zusammenhang zur Migräne gebracht werden (Curschmann u. A.), bei einer Gruppenbildung der ätiologischen Größen der Migräne anreihen. Es erscheint das um so mehr berechtigt, als ich der herrschenden Auffassung zuliebe *Herzstörungen* aller Art mit *Gelenkrheumatismus* und Erkältungsneigung in *eine* Gruppe mit der ,,*Infektion*" stellte, obwohl ja sicher manche Abweichungen derart gar nicht infektiöser Herkunft sind, sondern auf konstitutioneller (,,cardiovaskulärer") Minderwertigkeit beruhen oder, wie der Rheumatismus nach früherer Darlegung, wahrscheinlich nicht immer ein Ursachensymptom, sondern ein Bildsymptom darstellen. Wieviele krankhafte Herzbefunde, von denen in Vorgeschichte und Befund von Chorea minor-Kranken die Rede ist, mögen sich bei eingehenden Röntgen- und anderen Untersuchungen, als nosologisch gleichwertig den Zeichen allgemeiner Asthenie, Chlorose und anderer konstitutioneller Hypo- bzw. Dysplasien herausstellen, welche man seit jeher bei der Chorea minor unbedenklich als Äußerungen einer durch Keim-, Frucht- oder Kindesschädigungen verursachten Verfassungsstörung angesehen hat. Man darf daher meines Erachtens nicht, wie z. B. Zappert[3], die Fragestellung darauf beschränken, ob die bei choreatischen Kindern zuweilen auftretenden organischen Herzveränderungen Folge einer durch die Chorea bewirkten Intoxikation oder eines unbeachtet gebliebenen Herzfehlers seien.

---

[1] Burr fand (a. a. O.) unter 515 Fällen 92, in denen Blutsverwandte ebenfalls an Chorea litten.

[2] Eine Kranke von F. A. Kehrer sen. (Arch. f. Gynäkol. 10, H. 2. 1876), die — wir würden heute wohl sagen: — an erblicher Pseudo-Hämophilie litt und an Uterinblutungen im 4. Monat ihrer 4. Schwangerschaft verstarb (voran waren 3 Aborte gegangen), hatte im 10. Lebensjahr eine Ch. m. durchgemacht; sie war damals schwächlich und lange chlorotisch; ihre Mutter hypermenorrhoisch.

[3] Wien. med. Wochenschr. 74, 139. 1924.

Die große Bedeutung der Migräne als Anlagemoment für unsere Fälle wird andererseits kaum dadurch geschmälert, daß 13 Fällen mit Gelenkrheumatismus, Herzstörungen oder Infektion nur 7 gegenüberstehen, bei denen *der Proband selbst* Migräne hatte. Denn erstens stehen diesen 7 Migränefällen nur 6 gegenüber, welche „Infektionen" hatten, während Gelenkrheumatismus und Herzstörungen auch nicht selten bei echten Huntington-Kranken gefunden werden. Zweitens aber befanden sich die Probanden bei der Nachuntersuchung oder Katamnesierung noch durchweg in der Pubertätszeit, die ja neben den späteren Kindheitsjahren das häufigste Manifestationsalter der Migräne darstellt[1]. Es wäre daher wohl zu erwarten gewesen, daß ich bei einer Nachprüfung etwa 10 Jahre später bei einem noch höheren Prozentsatz der Probanden Migräne gefunden hätte, zumal ja diese ein ausgesprochen dominant vererbtes Leiden darstellt (konnte das doch schon vor vielen Jahrzehnten Möbius in 90 vH der Fälle nachweisen!), und meine Beobachtungen gerade gegen die etwaige Annahme sprechen, daß die Migräne in irgendeiner Weise gewissermaßen gegen Chorea „immunisiere". Weiter sprechen die sehr weitgehenden Übereinstimmungen in bezug auf die Bevorzugung des weiblichen Geschlechts und zugleich des mittleren Kindesalters bzw. der Pubertät in gleichem Sinne: Nach der größten Statistik (der von Wollenberg) entfallen 70 vH der Choreakinder, nach einer Statistik, die die Mitte zwischen der von Curschmann und K. Mendel zieht, entfallen 67 vH der Migräneträger aufs weibliche Geschlecht; nach den entsprechenden anderen Zusammenstellungen stellt das Haupterkrankungsalter bei Chorea mit 75 vH die Zeit zwischen dem 4.—16., bei Migräne mit 84 vH die zwischen dem 6.—15. Lebensjahre dar.

Natürlich ist auch mit meiner neuartigen Feststellung über die Häufigkeit der Migräne in Familien von Kindern mit Chorea minor nicht *die* Disposition derselben erfaßt.

Abgesehen davon, daß die Migräne in den verschiedensten Gegenden Westeuropas und auch in den verschiedenen Bevölkerungskreisen derselben recht häufig, die Chorea minor im Verhältnis zu ihr aber selten vorkommt, ist ja zu berücksichtigen, daß ich die so ausgesprochen dominant vererbte Migräne, trotz ihres Vorherrschens über die übrigen erblichen Momente, ja selbst über die choreatischen Zustände, doch noch nicht in der Hälfte der Familien meiner Kranken angetroffen habe.

Da, wo dies der Fall war, wäre an sich wohl zu erwägen, ob etwa eine ähnliche Korrelation zwischen der gewöhnlichen Migräneanlage und einem andersartigen ätiologischen Faktor zugrunde liegt, wie bei den Fällen aus ausgesprochenen Migränefamilien, bei denen etwa in der nachweislich dritten von Migräne befallenen Generation in vorgerücktem Lebensalter diese sich bild- und verlaufsmäßig wandelt, insofern sie sich nun plötzlich in länger dauernden

---

[1] Curschmann sagt, „in den meisten Fällen beginne dieselbe in der Kindheit bzw. in den Pubertätsjahren"; er stützt sich dabei auf Möbius, Gowers und Heyerdahl, welch letzterer bei 56 vH den Beginn in ersterer, bei 28 vH in letzterer fand. Oppenheim sagt andererseits — und dem entsprechen seit Jahren, seitdem ich auf diesen Punkt besonders achte, meine Erfahrungen —, sie beginne „gewöhnlich" in der Pubertätszeit, nicht selten in der frühen Kindheit. Dieser Punkt ist insofern nicht von untergeordneter Bedeutung, als ja über engere Beziehungen zwischen Migräne und Generationsfunktionen keine Meinungsverschiedenheit besteht.

Episoden mit cerebralen Ausfallserscheinungen (Hemiplegie, Aphasie, Blindheit o. dgl.) äußert. Umgekehrt findet man ja, wie besonders Curschmann gezeigt hat, manchmal bei Kindern der 3. Generation von Migränesippen einen Gestaltswandel von einfacher Hemikranie zu visceralen Anfällen, welche gelegentlich mit Herzstörungen und „Fieber" einhergehen, die sehr viel wahrscheinlicher autochthoner als infektiöser Herkunft sind. Wie dort Klimakterium bzw. Involution, hier frühe Kindheit den Gestaltswandel zu bedingen scheinen, so könnte bei den Fällen von Chorea „minor" in Migränefamilien ein in der *späteren Kindheitsentwicklung* liegender Faktor von entscheidender Bedeutung sein. Man könnte sich vorstellen, daß gerade in diesen Familien das Ineinanderwirken der erblichen Migräneanlage und dieses Entwicklungsfaktors schon ohne die Hilfe einer exogenen Ursache zu irgendwelchen (spastischen, embolischen, thrombotischen) Gefäßstörungen im Choreasubstrat führt. Die neueren Anschauungen über die Pathogenese der Migräne, welche auf eine paroxysmale endotoxische Gefäßwandreizung weisen, sind geeignet, jene Auffassung zu stützen. Andererseits hat neuerdings ja gerade die Genealogie der Huntingtonschen Chorea gezeigt, daß auch bei dieser exquisit dominant vererbten Krankheit in bestimmten Sippen gelegentlich ein plötzlicher Gestaltswandel auftritt. Es sei in diesem Zusammenhang auf die auffällige Tatsache verwiesen, daß das Verhältnis zwischen der Zahl der Familien, in denen dies der Fall ist, zu den übrigen Huntington-Familien, soweit wir heute sehen, schätzungsweise dasselbe ist, wie das zwischen der Zahl der Kranken mit gewöhnlicher Migräne und mit Chorea minor in Migränefamilien.

Worin die Disposition zur Chorea minor bei den Kranken besteht, welche keinen Migränefamilien angehören, läßt sich noch weniger klar bestimmen.

Was das Vorkommen von *Chorea und choreiformen Zuständen* in den Familien meiner Kranken anlangt, so entsprechen auch meine Feststellungen der allgemeinen Erfahrung über die verhältnismäßig große Seltenheit von Chorea bei Eltern und Kind. Im Schrifttum finden sich nur: 1 Fall von Money (1883), je 2 Fälle von Remak (1907), Wollenberg (1897) und Hormuth (1907), 1 Fall von Couvelaire und Crouzon (1899), neuerdings 2 Fälle von Runge (1911[1] und 1924) und 1 Fall von Krisch[2] (1925). Darunter sind mehrere Gruppenfälle, in denen die Angehörigen der einen Generation (und zwar meist die Mutter) eine Graviditäts-Chorea hatten, die der anderen aber nicht; in zwei von diesen Familien (Wollenberg, Runge) hatten noch 1—2 Geschwister juvenile Chorea. Wollenberg hatte seinerzeit auf Grund einer großen Statistik in 2 vH gleichartige Erkrankungen an Chorea minor bei Eltern und Kindern gefunden, Runge kommt auf 4,3 vH; es ist aber zu berücksichtigen, daß in der letzteren Zahl offenbar mehrere Kranke inbegriffen sind, deren einer Elter an encephalitischem Parkinsonismus und nicht an Chorea minor litt; Runges Ermittlung von bloß 1,7 vH „extrapyramidaler Zustände" bei den Geschwistern seiner Probanden, worunter wohl vorwiegend Chorea minor zu verstehen ist, steht im Gegensatz zu Wollenbergs Statistik (5,3 vH!) und meiner Beobachtung (6 Fälle!). Unter meinem Material befindet sich *ein* Fall derart und bei diesem ist es auffallend, daß der

---

[1] Arch. f. Psychiatrie u. Nervenkrankh. 48, 598.
[2] Zeitschr. f. d. ges. Neurol. u. Psychiatrie 98, 90.

Vater, um den es sich im Gegensatz zu den Beobachtungen sonst handelte, offenbar erst in mittleren Mannesjahren an fortschreitenden Zuckungen im Gesicht erkrankte[1]. (Daß aus einer Schwangerschaft, in der, eventuell bis zur Geburt, Chorea auftrat, ein Kind mit *angeborener* oder *frühinfantiler Chorea* hervorgegangen wäre, ist noch nie beschrieben worden.)

Wenn man angesichts dieser Beobachtungen über gleichförmige familiäre Erkrankung mit allem heute erforderlichen Vorbehalt die Frage aufwirft, nach welcher *Vererbungsregel* die Disposition zur Chorea minor übertragen wird, so scheint der Annahme einer *Dominanz* die Tatsache entgegen zu stehen, daß noch nie über ein Auftreten derselben in 3 oder gar mehr aufeinanderfolgenden Generationen berichtet worden ist. Die Frage, ob das wirklich nicht vorkommt, muß indessen offen gelassen werden. Wenn man berücksichtigt, wie häufig selbst heute noch in einwandfreien Huntington-Sippen mit schließlich doch nachweisbarer Erkrankung von 3 und mehr Generationen, also in Sippen mit einer so außerordentlich chronischen Erbkrankheit, die Erblichkeit übersehen wird, so läßt sich der Verdacht nicht von der Hand weisen, daß bei einer Erkrankung von so viel kürzerer Dauer und von sozial so viel geringerer Bedeutung, wie es die Chorea minor ist, die gleichartige Erkrankung nicht bloß der Eltern, sondern vor allem der Groß- und Urgroßeltern, als auch anderer Verwandter noch viel eher übersehen wird. Wenn aber, was nach Wollenbergs und meiner Statistik wahrscheinlich ist, mehr Geschwister als Eltern oder gar andere Ascendenten erkrankten, so würde das eher dafür sprechen, daß die Chorea minor-Disposition *recessiv* vererbt wird. Die nachfolgenden (freilich beinahe zu „schönen“!) Stammbäume von Garrod[2] (1890) könnten im gleichen Sinne gedeutet werden.

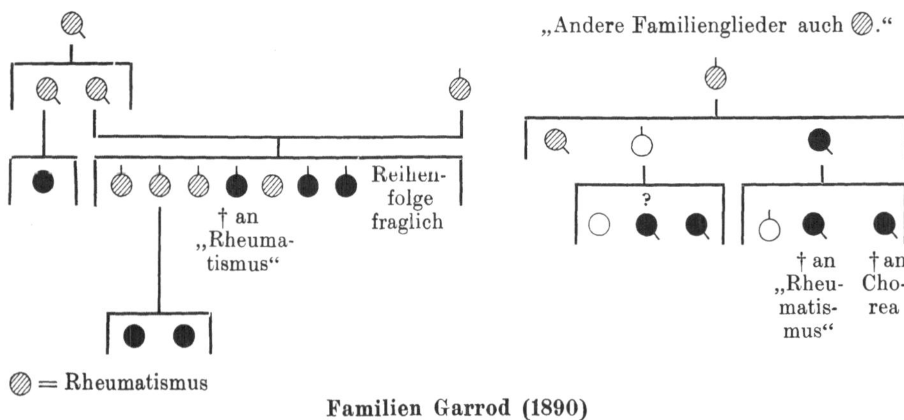

Familien Garrod (1890)

Indessen muß es gerade, weil die Chorea minor leicht übersehen wird, als im höchsten Maße unwahrscheinlich bezeichnet werden, daß wir die Frage nach der Recessivität, welche durch den Nachweis von ähnlichen Geschwistererkrankungen in weit zurückliegenden Generationen wahrscheinlich gemacht würde, jemals werden lösen können.

---

[1] Nach Katamnese und Familienerhebung kommt ein ganz atypischer „Huntington“ wohl kaum in Betracht.

[2] aufgestellt nach Wollenbergs Angaben.

In diesem Zusammenhange ist auf die Tatsache hinzuweisen, daß von nicht-choreatischen extrapyramidalen Zuständen in den Familien der Veitstanzkinder nichts berichtet wurde.

Was nun weiter die Bedeutung *epileptoider Zustände* bei Veitstanzkindern und vor allem bei deren Verwandtschaft anlangt, welche in meiner Häufigkeitstafel an zweiter Stelle stehen, so habe ich schon darauf hingewiesen, daß es sich dabei ausschließlich um gutartige und solche Anfälle handelt, die wir, insofern sie sowohl Reiz- wie „Lähmungszustände" darstellen, als Ausfluß hochgradiger reizbarer Schwäche anzusprechen haben.

Dementsprechend finde ich in diesen Familien verhältnismäßig häufig körperliche Konstitutionsanomalien wie Minderwuchs, eunuchoiden Hochwuchs, Adiposogenitalismus, Bettnässen, Stottern und dergleichen. Vielleicht hängt damit auch die Tatsache zusammen, daß die Geschwisterreihen, aus denen die Chorea-kinder stammen, durchweg sehr klein, jedenfalls kleiner sind, als bei der sozialen Lage dieser Familien zu erwarten wäre und daß dort, wo der Durchschnitt erreicht wird, verhältnismäßig viele klein sterben. Die gleiche Erscheinung geht aus Stiers Familientafeln von Kindern mit Anfällen auf dem Boden hyper-ästhetisch-asthenischer Konstitution (respiratorischen Affektkrämpfen, Ohn-machten, Pyknolepsie u. ähnl.) hervor. Die unterdurchschnittliche Kinderzahl steht jedenfalls im Gegensatz zu den großen Kinderzahlen, die wir in Huntington-Sippen finden (s. S. 122).

Unter die belastenden Momente habe ich auch Störungen der Ovarial- bzw. Menstrualtätigkeit aufgenommen; deutlich positiv ist in dieser Beziehung nur 1 Fall gewesen; es muß aber darauf hingewiesen werden, daß eben die ganz über-wiegende Mehrzahl der weiblichen Personen selbst zur Zeit der Nachuntersuchung bzw. Katamnesierung noch vor dem 20. Lebensjahre stand. In noch späteren Lebensjahren nach dieser Richtung durchgeführte Katamnesen wären auch wichtig für die Frage nach der Verursachung der sogenannten *Schwangerschafts-Chorea.*

6. Schwangerschafts-Chorea.

Eine Zeitlang hat man dieser eine nosologische Sonderstellung unter den Choreaformen zugewiesen. Berechtigt ist dies insofern, als von den 3 Phasen des Generationsgeschäfts (Schwangerschaft, Geburt und erstem Wochenbettstag, Laktation) nur die Schwangerschaft als diejenige in Betracht kommt, in welcher eine Chorea erstmals in Erscheinung tritt. Curschmann erwähnt in seiner Darstellung der Chorea-Entstehung das Wochenbett überhaupt nicht; Oppen-heim[1] bezeichnet ihr Eintreten in diesem als höchst selten und er scheint sich dabei auf Wollenberg zu stützen, der (1897) „die gegenüber der Gravidität verschwindende ätiologische Bedeutung des Wochenbetts und die ungemeine Seltenheit einer Chorea puerperalis im engeren Sinne" besonders betont hatte. Der, soviel ich sehe, einzige im Schrifttum niedergelegte Fall, in dem vielleicht eine Chorea *bei oder unmittelbar nach der Geburt oder im Wochenbett* zum Ausbruch kam, ist der von Lhermitte und Cornil[2]: Eine Frau erkrankte angeblich erst-mals nach einer etwas schweren Entbindung an chronischer Chorea, die bei jeder

---

[1] Lehrb. d. Nervenkrankh. 6. Aufl. 1913. 1707.
[2] zit. nach Babonneix S. 256.

Schwangerschaft sich zu bessern schien, zuletzt aber nach Schreck wieder stärker wurde. Mir scheint aber hier der Verdacht zu bestehen, daß es sich um eine eventuell atypische Huntingtonsche Chorea gehandelt habe. Zur Zeit muß also gesagt werden, daß es keine sicheren Beobachtungen gibt, welche beweisen, daß eine Chorea in dem Wochenbett bzw. der Laktation zum Ausbruch kommt. Wo eine solche in diesen Phasen des Generationsgeschäfts besteht, handelt es sich also um eine *verlängerte Graviditäts-Chorea*. Wie häufig eine solche Verlängerung vorkommt, darüber gehen die Angaben im Schrifttum nicht unbeträchtlich auseinander. Wollenberg gab seinerzeit an, in einem nicht geringen Teil der Fälle ende die Chorea mit der Schwangerschaft; Oppenheim meinte, das sei meistens der Fall, einerlei ob die Geburt zum richtigen Zeitpunkt eintrete oder die Schwangerschaft mit künstlicher oder natürlicher Früh- bzw. Totgeburt ende. Daraus und weil sich die Chorea in späteren Schwangerschaften oft wiederhole, glaubte er auf besonders innige Beziehung zwischen beiden schließen zu sollen. Umgekehrt gab Jolly[1] an, daß in den meisten Fällen die Chorea vor Beendigung der Gravidität ablaufe und Schrock[2] wiederum war zu dem Ergebnis gekommen, daß in 41 Fällen die Chorea vor der Geburt, in 22 kurz nach der Geburt, und in 24 erst später aufhöre; dagegen fand Kroner, daß in 47 von 151 Fällen die Chorea vor der Geburt, in 30 unmittelbar nach derselben und beim Rest in noch späterer Zeit endete.

Betrachtet man die im Schrifttum niedergelegten Fälle, in denen die Chorea noch bis in das Wochenbett hinein andauerte, so ergeben sich wiederum 2 Gruppen: eine, in der die Chorea nach Wochen oder wenigen Monaten heilte, eine andere, in der sie noch eine mehr oder weniger erhebliche Verschlimmerung erfuhr und unter Umständen tötlich endete (Quensel, Siemerling[3], Creutzfeld[4], Jakoby[5], Urechia-Elekes[6] u. A.). Weiterhin finden sich noch vereinzelte Fälle, in denen eine Graviditäts-Chorea nach der Geburt an Stärke abnahm, um sich nach Wochen zu vorher nicht erreichter Heftigkeit zu steigern (Runge) oder zur Chorea-Psychose auszuarten (Viedenz[7]). Es kommt nur sehr selten vor, daß eine Chorea erst *kurz vor der Geburt* ausbricht und kurze Zeit nach derselben wieder verschwindet (Meurer[8]). Schließlich bestehen insofern zwischen den Fällen von über die Geburt hinaus verlängerter Chorea Unterschiede, als es sich bald um Erstgebärende, bald um Mehrgebärende handelte. Es hat den Anschein, als ob die letzteren innerhalb dieser Gruppe bevorzugt wären. Daraus würde sich dann ein Gegensatz gegenüber der seit Gowers[9] wiederholt (von Kroner[9], Wollenberg, Oppenheim, Neumann[10], Lequeux[11] u. A.) gemachten Fest-

---

[1] zit. nach Babonneix S. 256.   [2] zit. nach Runge.
[3] Monatsschr. f. Geburtsh. u. Gynäkol. **45**, 58. 1917.
[4] Arch. f. Psychiatrie u. Nervenkrankh. **71**, 357.
[5] Zentralbl. f. Gynäkol. **49**, 2897. 1925.
[6] Arch. internat. de neurol. **44**, 241; Ref. in Zentralbl. f. d. ges. Neurol. u. Psychiatrie **42**, 399. 1925.
[7] Arch. f. Psychiatrie u. Nervenkrankh. **46**, 186.
[8] Ref. in Zentralbl. f. d. ges. Neurol. u. Psychiatrie **30**, 477. 1922.
[9] zitiert nach Wollenberg.
[10] Inaug.-Diss. Leipzig 1912. Die 15 Fälle Meumanns entfallen auf 31 351 innerhalb der Zeit von 1886—1911 in der Leipziger Frauenklinik Entbundene.
[11] zit. nach Babonneix.

stellung ergeben, daß mehr als die Hälfte bis zu zwei Drittel aller Fälle von Chorea
in der Gravidität Erstgeschwängerte und zwar vorzugsweise solche zwischen dem
17. und 23. Lebensjahre betreffen. Nach Oppenheim und Neumann handelt
es sich zudem noch häufig (unter den letzteren 15 Fällen 7 mal) um außerehelich
Geschwängerte. Zu einer Bewertung dieser Tatsachen fehlen die nötigen Unter-
lagen. Einer Statistik darüber, ob diese Erstgeschwängerten in späteren und insbesondere die außerehelich Geschwängerten dann in ehelichen Schwangerschaften
wieder eine Chorea durchgemacht haben, liegt nicht vor. Man hat bisher immer
nur der Frage Beachtung geschenkt, ob die in der Gravidität davon Befallenen
in der Jugend eine solche durchgemacht hatten. Kroner fand diesen Tatbestand
unter 126 Fällen von Graviditäts-Chorea 48 mal, Meumann unter 15 Fällen 8 mal
und Allard[1] anscheinend noch häufiger, denn er bezeichnet die primäre Graviditäts-Chorea („chorée gravidique primitive") als eine Seltenheit.

Dadurch erfährt die alte Anschauung, daß die Chorea gravidarum mit der gewöhnlichen Chorea minor identisch ist (Runge) bzw. wohl richtiger: eine durch
die Schwangerschaft bösartiger gemachte Form einer solchen darstellt, sofern es
sich nicht um eine Encephalitis epidemica acuta choreiformis in graviditate oder
um eine sonstwie infektiös bzw. toxisch verursachte Chorea handelt, eine neue
Stütze. Mit dieser Auffassung steht weiter die Feststellung von Meumann in
Einklang, daß von den 5 tödlich verlaufenen unter seinen 15 Fällen keiner der
Gruppe derer angehörte, welche in der Jugend schon einmal eine Chorea durchgemacht hatten. Aus der weiteren Feststellung von Allard, daß von 112 in die
Baudelocquesche Klinik aufgenommenen weiblichen Personen, die in der Jugend
eine Chorea gehabt hatten, nur 31 einen Rückfall in der Schwangerschaft bekamen,
würde ferner zu schließen sein, daß *die Schwangerschaft nicht einmal eine bevorzugte
Gelegenheitsursache für Chorea-Recidive darstellt.*

Im gleichen Sinne spricht die nicht selten gemachte Feststellung, daß Frauen
mit Chorea in einer Gravidität vor- oder nachher 2 oder mehrere, zum Teil allerdings gelegentlich zu Totgeburten[2] führende Schwangerschaften durchmachten,
ohne von ihr befallen zu werden. Besonders lehrreich ist in dieser Beziehung
meine Beobachtung in der Familie A., daß eine Frau, deren besondere Chorea-
bereitschaft dadurch erwiesen war, daß von 2 Halbgeschwistern eines an Chorea
minor, das andere an konstitutioneller Chorea litt, in 7 Schwangerschaften keinen
Rückfall bekam.

Noch bemerkenswerter in diesem Zusammenhang ist der Fall *Antonie* meines
Materials, über den leider noch genealogische Ermittlungen ausstehen: Eine
32 jährige Frau, die viel mit Halsbeschwerden zu tun hatte, erkrankte erstmals
im 8. Lebensjahre (angeblich nach Schreck) 2 Monate lang an schwerer doppelseitiger Chorea. Der erste Rückfall fiel ins 16. Jahr und dauerte 7 Monate, der
zweite ins 19. Jahr kurz vor der Verheiratung und verschwand in den ersten
Monaten der bald danach eintretenden ersten Gravidität. 5 Jahre später kam
der dritte Rückfall und dauerte bis zu den ersten Monaten der 2. Schwangerschaft.

---

[1] zit. nach Babonneix.

[2] Auch die Kinder aus Chorea-Graviditäten werden anscheinend sehr oft totgeboren
(nach Meumann 73 vH derselben, das wäre etwa doppelt so oft wie die Kinder eklamptischer
Mütter (vgl. Entres: Allg. Zeitschr. f. Psychiatrie u. psych.-gerichtl. Med. **81**, 8); aber
daran ist offenbar die Chorea nicht schuld, und auch nicht einmal das, was diese hervorruft.

Nach 5 Jahren trat der vierte Rückfall auf, diesmal aber nur linksseitig und klang nach 6 Monaten allmählich ab. Irgendeine familiäre Disposition bestreitet die Frau; nur ihre Mutter leide an häufigen „Magenkrämpfen". An körperlich-psychischen Auffälligkeiten bietet sie nur Narben von Halsdrüsenoperationen und außer den choreatischen Bewegungen, die bei der Nachuntersuchung fast verschwunden waren, eine ausgesprochene Hypotonie, keinerlei hysterische oder psychochoreatische Züge. (Einen gleichen Fall habe ich im Schrifttum nicht finden können, am meisten ähnelt ihm die S. 37 wiedergegebene Beobachtung von Lhermitte und Cornil.) Bei meinem Falle kann man also geradezu sagen, daß die Schwangerschaften selbst bei einer bestehenden Neigung zu autochthonen Chorea-Recidiven einen gewissen Schutz gegen deren Auftreten schaffen — ein Tatbestand, der ja nicht ohne Analogie ist, ich erinnere nur an allerdings ebenfalls seltene Fälle von Migräne und Epilepsie.

Ebenso einzigartig wie bemerkenswert ist der Fall von Winkelmann [1]: Eine 20jährige Frau, von der es heißt, daß sie zur Zeit der Menarche im 14. Jahre, in dem sie auch eine leichte 4 Tage dauernde Influenza durchgemacht haben sollte, *sehr reizbar* und *hastig* gewesen sei, erkrankte im 1. Monat der 1. Schwangerschaft an progressiver Chorea. Im 6. Monat derselben entwickelte sich diese bei sehr gutem Ernährungszustande zu schwerer choreatischer Erregung mit gleichzeitiger Schilddrüsenvergrößerung mit Lidspaltenerweiterung sowie Albuminurie, so daß man den Kaiserschnitt ausführte. Nach der Narkose wurden die Zuckungen so schwer, daß die Kranke angebunden werden mußte. 2 Tage nach dieser Operation wurde die Chorea von Coma abgelöst, in dem der Tod eintrat. Es fanden sich diffus schwere, stellenweise bis zum Verschluß der Gefäße führende Gefäßwandverdickungen an allen Gefäßabschnitten infolge Proliferation der Gefäßwandzellen und Aufquellung ihrer protoplasmatischen Struktur. Winkelmann faßt (anscheinend in Übereinstimmung mit Jakob) diese als wohl toxisch, nicht embolisch bedingt auf. Ferner fanden sich ebenfalls diffus, aber hauptsächlich im Striatum, unspezifische Ganglienzell- und Gliedveränderungen. — Genealogische Mitteilungen über den Fall stehen leider aus. Bezüglich der Lues heißt es im Krankenblatt nur, daß anamnestisch nichts dafür gesprochen habe.

Die Tatsache, daß noch nie mit Sicherheit eine „reine" Wochenbetts-Chorea beobachtet wurde, und die auffällige (zuerst von Gowers, Kroner und Wollenberg besonders betonte und später immer wieder bestätigte) Erfahrung, daß in der Gravidität der Beginn der Chorea nicht auf deren Ende fällt, sondern auf die erste Hälfte und innerhalb dieser wiederum zumeist auf den 3. Monat derselben, hat immer wieder dem Gedanken Nahrung gegeben, daß abgesehen von einer besonderen Disposition in manchen Fällen nicht sowohl eine infektiöse bzw. infektiös-toxische Ursache zugrunde liege, sondern eine *graviditäts-toxische*. Auch Fälle wie der von Siemerling, in dem seit Anfang der Schwangerschaft Erbrechen bestand, dann im 4. Monat eine rasch zu Jaktationen sich steigernde Chorea, zuletzt Verwirrtheit und ein Krampfanfall mit Herzschwäche auftrat, an der die Kranke starb (Urin, Nieren, Leber frei!), lassen immer wieder an eine solche endotoxische Quelle denken. Auch Jakob [2] scheint das zu meinen, wenn er einer toxisch-infektiösen eine durch diffuse embolische Herde verursachte Chorea gravidarum gegenüberstellt. (Leider ist aus dem Schrifttum darüber nichts zu ermitteln, welchen Einfluß die Gravidität bzw. das *Generationsgeschäft* auf Angehörige von *Huntington-Sippen*, insbesondere diejenigen hat, die „Gezeichnete" sind oder sich schon im Entwicklungsstadium der Chorea befinden.) —

<hr>

[1] Zeitschr. f. d. ges. Neurol. u. Psychiatrie **102**, 56.
[2] a. a. O. S. 87.

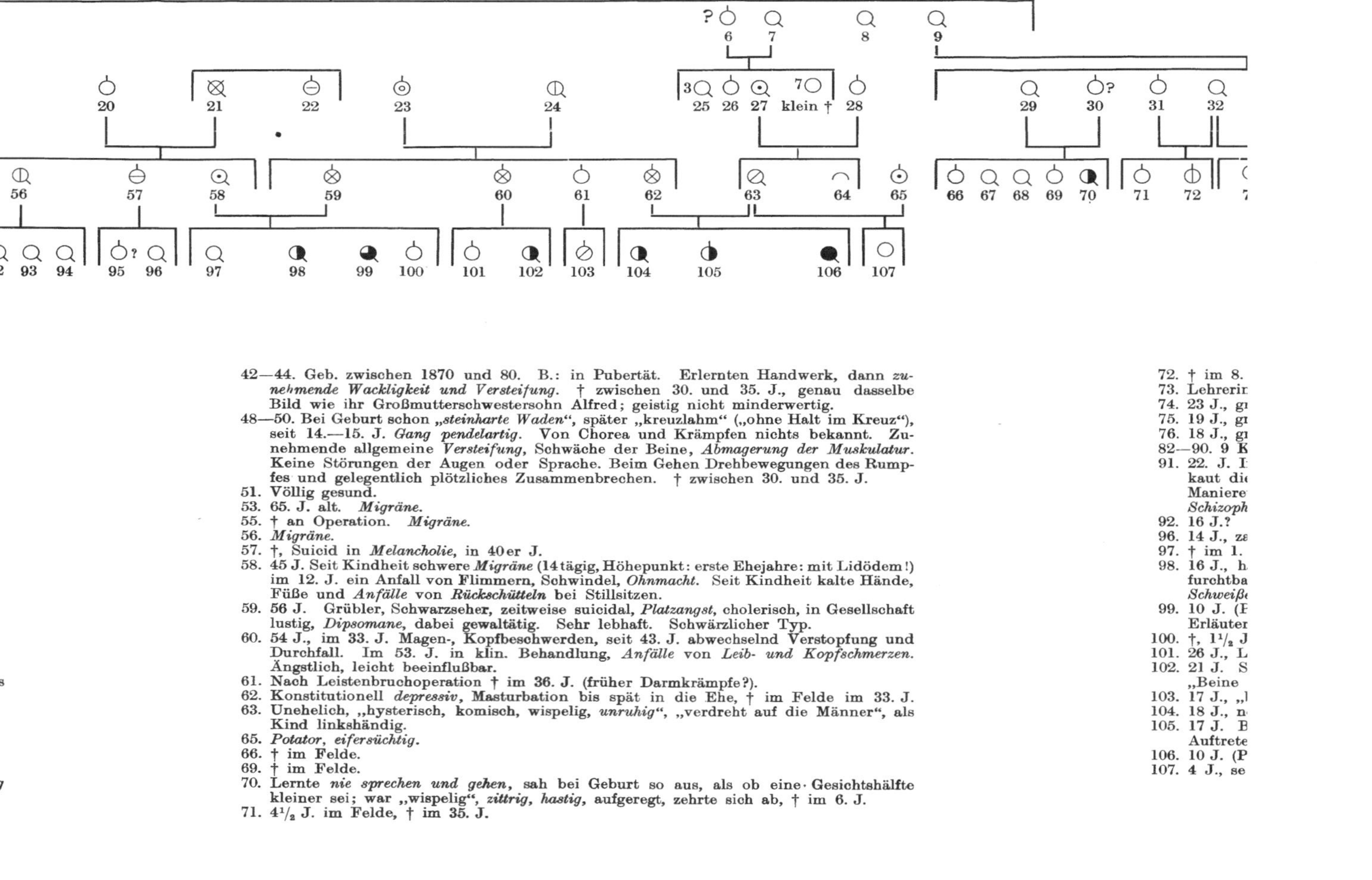

42—44. Geb. zwischen 1870 und 80. B.: in Pubertät. Erlernten Handwerk, dann *zu-nehmende Wackligkeit und Versteifung.* † zwischen 30. und 35. J., genau dasselbe Bild wie ihr Großmutterschwestersohn Alfred; geistig nicht minderwertig.

48—50. Bei Geburt schon „*steinharte Waden*", später „kreuzlahm" („ohne Halt im Kreuz"), seit 14.—15. J. *Gang pendelartig.* Von Chorea und Krämpfen nichts bekannt. Zu-nehmende allgemeine *Versteifung,* Schwäche der Beine, *Abmagerung der Muskulatur.* Keine Störungen der Augen oder Sprache. Beim Gehen Drehbewegungen des Rump-fes und gelegentlich plötzliches Zusammenbrechen. † zwischen 30. und 35. J.

51. Völlig gesund.
53. 65. J. alt. *Migräne.*
55. † an Operation. *Migräne.*
56. *Migräne.*
57. †, Suicid in *Melancholie,* in 40er J.
58. 45 J. Seit Kindheit schwere *Migräne* (14 tägig, Höhepunkt: erste Ehejahre: mit Lidödem!) im 12. J. ein Anfall von Flimmern, Schwindel, *Ohnmacht.* Seit Kindheit kalte Hände, Füße und *Anfälle* von *Rückschütteln* bei Stillsitzen.
59. 56 J. Grübler, Schwarzseher, zeitweise suicidal, *Platzangst,* cholerisch, in Gesellschaft lustig, *Dipsomane,* dabei gewalttätig. Sehr lebhaft. Schwärzlicher Typ.
60. 54 J., im 33. J. Magen-, Kopfbeschwerden, seit 43. J. abwechselnd Verstopfung und Durchfall. Im 53. J. in klin. Behandlung, *Anfälle* von *Leib- und Kopfschmerzen.* Ängstlich, leicht beeinflußbar.
61. Nach Leistenbruchoperation † im 36. J. (früher Darmkrämpfe?).
62. Konstitutionell *depressiv,* Masturbation bis spät in die Ehe, † im Felde im 33. J.
63. Unehelich, „hysterisch, komisch, wispelig, *unruhig*", „verdreht auf die Männer", als Kind linkshändig.
65. *Potator, eifersüchtig.*
66. † im Felde.
69. † im Felde.
70. Lernte *nie sprechen und gehen,* sah bei Geburt so aus, als ob eine·Gesichtshälfte kleiner sei; war „wispelig", *zittrig, hastig,* aufgeregt, zehrte sich ab, † im 6. J.
71. 4½ J. im Felde, † im 35. J.

72. † im 8.
73. Lehrerin
74. 23 J., gr
75. 19 J., gr
76. 18 J., gr
82—90. 9 K
91. 22. J. I
    kaut die
    Maniere
    Schizoph
92. 16 J.?
96. 14 J., za
97. † im 1.
98. 16 J., h
    furchtba
    Schweiße
99. 10 J. (F
    Erläuter
100. †, 1½ J
101. 26 J., L
102. 21 J. S
    „Beine
103. 17 J., „l
104. 18 J., n
105. 17 J. B
    Auftrete
106. 10 J. (P
107. 4 J., se

Was für die Schwangerschafts-Chorea gilt, scheint noch mehr für die **Encephalitis epidemica choreatica seu choreiformis in graviditate** zu gelten. Soviel ich sehe, ist über eine besondere Bevorzugung der Schwangeren durch letztere nichts bekannt geworden. In Sterns Monographie [1], in welcher gerade die Erfahrungen über die Encephalitis-Epidemien der Spät- und ersten Nachkriegsjahre niedergelegt sind, bei denen die choreiformen Bilder sehr zahlreich zur Beobachtung kamen, finde ich überhaupt keine diesbezügliche Angabe, ebensowenig bei Klippel-Baruk [2] und Bertoloni [3], welch letzterer aus dem gesamten Schrifttum 85 Fälle sammelte, in denen die epidemische Encephalitis während der Generationsphase auftrat. Bompiani [4] fand in der Epidemie von 1919/20 unter 180 Frauen 15 Schwangere, von denen 4 ein choreatisches Bild boten und 7 starben. Somit dürfte auch die Tatsache symptomatisch sein, daß unter den 3 weiblichen von 4 Kranken der Epidemie des Frühjahrs 1920 mit tödlicher Encephalitis choreatica, bei welchen Klarfeld [5] das Vorliegen dieser durch gründliche anatomische Untersuchung bekräftigen konnte, sich nur eine fand, welche schwanger war.

Aus der letzten und nachstehend wiedergegebenen der von mir aufgestellten *Familientafeln von Chorea minor-Probanden* geht mit besonderer Deutlichkeit hervor, in welcher Häufigkeit bei manchen Sippen eine choreopathische Konstitution neben mannigfachen anderen Zeichen konstitutioneller reizbarer Schwäche des gesamten Nervensystems auftritt. Am meisten nähert sich das Bild dieser Sippe dem der „**chorée variable des dégénérés**", welches Brissaud gezeichnet hat (siehe S. 16). Alles spricht hier dafür, daß exogene Ursachen eine nebensächliche Rolle spielen gegenüber der autochthonen Durchschlagskraft der neuropsychopathischen Anlage. Auf die Verwandtschaft dieser panasthenischen Familiengruppe mit den zwei Familien dieser Sippe, in welchen eine progressive Versteifung auf heredodegenerativer Grundlage auftrat, sei besonders hingewiesen. Leider ließ sich ein ärztlicher Befundbericht über letztere Kranke, welche niemals in einer Nervenheilanstalt gewesen sein sollen, nicht auffinden. Es ist somit nicht zu entscheiden, ob diese Versteifung, die mit Wackligkeit begann, rein pallidär bedingt war oder zum Teil auf einer atypischen Muskelatrophie beruhte. Die Kombination von extrapyramidalen Syndromen mit echten Muskeldys- oder atrophien ist, worauf ich vor Jahren hingewiesen habe, eine außerordentliche Seltenheit.

Weitere Erläuterungen zur vorstehenden Familientafel:

Pat. 24 mit klimakterischer Paraphrenie (nach Krankenblatt Plagwitz): Ideenflucht, massenhafte durch Halluzinationen bedingte Wahnideen, Inhalt zuerst: Verleitung zu sexuellen Vergehen (Witwe!), Verfolgung durch die Familie (Instrumente durch die Brust, Vergiftung) zum Zwecke der Verhütung ihrer Wiederverheiratung, später Verlobungswahn gegenüber dem Anstaltsdirektor. Wechsel von Erregungen mit Zerstören und Negativismus gegen die Oberin (vermeintliche Nebenbuhlerin!), Stimmenecho des

---

[1] Monogr. a. d. Gesamtgeb. d. Neurol. u. Psychiatrie. Berlin 1922. H. 30.
[2] Rev. neurol. **30**, 381; Ref. in Zentralbl. f. d. ges. Neurol. u. Psychiatrie **34**, 300.
[3] Fol. gynaecol. **19**, 61; ebenda **37**, 269.
[4] Rass. d'ostetr. e ginecol. **30**, 98; Ref. in Zentralbl. f. d. ges. Neurol. u. Psychiatrie **28**, 324. 1921.
[5] Zeitschr. f. d. ges. Neurol. u. Psychiatrie **23**, 209.

Arztes, oft Angstzustände; häufiges *Speicheln.* 1900 *subcutane Blutungen,* Ödeme der Beine ohne Fieber, † 1902 an Meteorismus.

Pat. 35: Bis 5. Jahr gesund, danach öfters hingefallen, unfähig, aufzustehen, schlechter Gang, Unsicherheit auf den *Beinen,* zunehmende *Wackligkeit;* wurde vom 10. Jahr an zur Schule gefahren, ab 12. Schulbesuch überhaupt unmöglich. Sehr intelligent („machte vom 12. an Patente"!). Später Wackligkeit auch der *Arme.* Zuletzt *völlige Versteifung* in Beugestellung. 1896 Tenotomie ohne Erfolg. Blase, Mastdarm, Schlucken bis zuletzt in Ordnung, kein Speicheln. Abmagerung. † an Pneumonie im 31. Jahre. Hatte braunen Teint wie sein Vater.

Pat. 99., 10 Jahre alt. Kam mit Nabelschnurumschlingung scheintot zur Welt. Seit früher Kindheit Herumwälzen im Bett, abwechselnd mit sehr tiefem Schlaf; von jeher sehr lebhaft, neugierig (wie ein „verdorbener Junge"), stets sehr übererregbar (reflektorisches Zusammenzucken!), wehleidig, Abneigung gegen Wolle, sehr leicht Weinen („muckert"); Neigung zu Gesichtsröte, zunehmend schlechte Angewohnheiten (Nägelkauen). Seit dem 8. Jahre gewohnheitsmäßiges „Bohren der Wange mit der Zunge". Auf Schule sehr lebhafte, beste Schülerin. Im 10. Jahre eine Woche Husten, heiße Haut, Gesichtsröte, Schweiß. 8 Tage später bei Kirchgang *Ohnmacht,* kurz danach Weinen und Schreien, *Zucken am ganzen Körper,* Augen starr, Schaum vorm Mund, Jammern, Bewußtsein getrübt; ganz blaß, nachher kurze Zeit „Seelenlähmung" des linken Arms. Seitdem *Zupfen* an den Kleidern, Iterativbewegungen, Zucken im Schlaf (Kopf, einzelne Körperteile, selten ganzer Körper, oft nur „Anspringen" der Muskeln), der Zehen oder Finger, wälzt sich vorm Einschlafen die ganze Nacht, Hand meist zur Faust geballt, dabei unansprechbar. Solche nächtliche Anfälle alle 4—6 Wochen. Tagsüber Betätigungsdrang. Anfälle von „Verschleiertsehen", dauernder Strabismus divergens paralyticus. Meist Konstipation, anfallsweise Kopfschmerzen, Ermüdbarkeit, keine Absencen usw. Gelegentlich bei Aufregung Röte, Schreibunfähigkeit. Als Kind Linkshändigkeit, die abgewöhnt wurde, jetzt wiederkehrte. Klinische Beobachtung: asthenischer chlorotischer Habitus, frühreif, überdurchschnittlich intelligent, rege, anschmiegsam, empfindsam, „fein". Kein Encephalitissymptom. In der Klinik keine Schlafstörung. — „*Eclampsia infantum*"? *Choreiformes Bild.*

Pat. 106., 10 Jahre alt: Seit Geburt linkshändig. Kindheit o. B., gute Intelligenz, von je still, Neigung zu Schwermut. Im 9. Jahre infolge Rachenmandelvergrößerung Luftmangel. Später 1 Monat nach Fall von einer Leiter mit starkem Schreck und Fußverstauchung starke Abmagerung und große Schreckhaftigkeit. 3 Monate danach Anfälle von Kopfschmerzen, nachts Erbrechen, dann ein paar Tage Fieber bis 39°, schließlich *Zuckungen,* heftige Kopfschmerzen, Schlafstörungen. Klinische Beobachtung: typische *Chorea minor,* Tachycardie. Dauer: 4 Wochen. Rest (nach 1 Jahr): Verlegenheitszappeln, Herzbeklemmungen.

7. Spät-Syphilis und Huntingtonsche Chorea.

Gewisse ätio-analytische Schwierigkeiten ergeben sich bei den Choreafällen, und wiederum besonders den chronischen, sobald Anhaltspunkte für eine stattgehabte *syphilitische Infektion* vorliegen. Wenn es auch nicht berechtigt ist, die Frage aufzuwerfen, ob es überhaupt Wassermann-negative Fälle von Huntingtonscher Chorea gäbe, so trifft doch Meggendorfers Angabe zu, daß eine positive Wassermannsche Reaktion im Blute bei Huntington-Kranken verhältnismäßig häufig gefunden wurde. Aber selbst der gelegentliche positive Ausfall mehrerer der „4 Reaktionen" ist bei erblicher progressiver Chorea nicht verwunderlicher, als etwa der gleiche Befund bei einem bestimmten Prozentsatz der sich gesund fühlenden ärmeren Bevölkerung moderner Großstädte. Denn zweifellos leistet die Eigenart von Temperament und Naturell der Angehörigen von Huntington-Sippen, ihre Neigung zu losem Lebenswandel, Herumstreichen und Alkoholexzessen, ihr gesteigerter Geschlechtstrieb und ihre moralische Minderwertigkeit, sowie die Mischung von Hastigkeit und Indolenz dem Erwerb von

Spirochäten und der Durchseuchung des Organismus infolge Unterlassung geeigneter Behandlung in erheblichem Maße Vorschub. Schon E. Schultze verweist auf die auffällige Häufigkeit von Lues und Alkoholismus bei seinen Kranken. Die 1911 geäußerte Annahme von Lorenz[1], daß die Huntingtonsche Chorea zu den wenigen nicht-luetischen Erkrankungen des Centralnervensystems gehöre, die gelegentlich eine positive Wassermannsche Reaktion aufwiesen, beruht auf ungerechtfertigter Verallgemeinerung[2]. Seit der Veröffentlichung von Lorenz, die 2 Familien betraf, haben außer diesem selbst Entres, Hammerstein, Jakob, Meggendorfer (in 2 Familien), Peter, C. S. Freund und ich (2 Familien) bei einer ganzen Reihe einwandfreier Fälle von Huntingtonscher Chorea negativen „Wassermann" im Blut bzw. negativen Ausfall der 4 Reaktionen festgestellt[3]. Unter diesen Beobachtungen kommt der von Peter[4] deswegen eine besondere Bedeutung zu, weil sie die choreakranke Mutter eines Mannes betraf, der selbst im typischen Lebensalter eine, wie *ich* durch Nachforschungen feststellte, *choreiforme progressive Paralyse* mit einwandfrei positiven Reaktionen bot. Ich lasse den Auszug des mir freundlicherweise überlassenen Krankenblatts der Gießener Psychiatrischen Klinik nebst meiner Katamnese folgen:

Hermann. Stets ängstlich. Ende der 40er Jahre wegen „Gicht", Herzstörungen, Druck auf der Haut mehrmals im Bad. Gegen das 50. Jahr zunehmend nervös, ängstlich, erregt; dann längerdauernder Ohnmachtsanfall, nach 4 Tagen Erholung. Nach einigen Monaten Herzschmerzen und Gürtelrose, dann melancholisch. Aufnahme in die Klinik März 1920: Wahnvorstellungen mit *stereotypen* ängstlichen *Ausdrucksbewegungen* (*Reiben der Hände, des Kinns, Kopfdrehen* und ähnl.), tremolierende Stimme, „*Tremorerscheinungen*", unausgiebiger Lichtreflex. Halluzinationen. L.-P.: 250 Lymphocyten im Kubikmillimeter, „Wassermann" sehr stark positiv. Wechsel von Depressionen mit Euphorie und unsinnigen Größenideen, zeitweise Krankheitseinsicht, keine Intelligenzstörung, Einnässen. Entlassung Juli 1920. II. Aufnahme August 1920: Stumpfer, allmählich ganz apathisch „mit *leblosen Gesichtszügen*", dann wieder depressiv; später impulsive Gewalttätigkeiten. November 1920: „Blut-Wassermann" deutlich positiv. März 1921 massenhafte Beziehungsideen meist auf Boden von Geruchshalluzinationen. Mai 1921: Brennen in Augen und Mund, „*fibrilläre Zuckungen in beiden Augen*". Juni: massenhafte Größenideen. 14. Juni: anfallsartiger Schwächezustand. 16. Juni: „*Krampfartiges Zusammenzucken* im rechten oberen Facialisast". Juli: dauernde Geruchshalluzinationen; lautes Aufschreien. 11.VIII: „Reizerscheinungen der Gesichtsmuskulatur; *klonische Krämpfe im Platysma*"; zeitweise geordnet. 24. I.—29. III. 1922: Häufig *ticartige Zuckungen der rechten Gesichtshälfte.* 21. VI.: erster paralytischer Anfall, 17. VII.: zwei Anfälle derart. 22. X. 22 † im status paralyticus.

Noch während der zweiten klinischen Beobachtung war das Bild so sehr von extrapyramidalen Zügen durchsetzt, daß man auch nach dem stark positiven Ausfall der serologischen Proben an der Diagnose: progressive Paralyse zweifelte, bis der weitere Verlauf diese außer Zweifel stellte. Die Mutter des Patienten (Peters Kranke Fall 2) erkrankte im 64. Lebensjahr an langsam fortschreitender Chorea, die ums 73. Jahr sehr stark zunahm; dazu traten dann Züge seniler Demenz. Bei ihr waren die 4 Reaktionen negativ.

---

[1] Journ. of the amer. med. assoc. **56**, 941.

[2] Es erscheint daher nicht nötig, wenn es auch nicht uninteressant wäre, systematisch die Angehörigen von Huntington-Sippen serologisch durchzuuntersuchen.

[3] Mit der Feststellung, daß zwei Huntington-Kranke meiner Beobachtung *im Liquorbild einzig und allein eine ganz spitze Mastixzacke* aufwiesen, wie ich sie sonst noch nie beobachtet habe oder beschrieben finde, läßt sich vorläufig nichts anfangen.

[4] Monatsschr. f. Psychiatrie u. Neurol. **56**, 283.

Die peripheren Arterien waren verhärtet, der Blutdruck betrug 110 mm Hg. Der Tod erfolgte im 75. Jahr. Es fand sich hochgradige Atrophie des ganzen Hirns mit reparatorischer Gliakernvermehrung; status fibrosus im Striatum und Pallidum; fast völliger Ausfall der kleinen Nervenzellen des Striatum; eine kernreiche gliogene Narbe; degenerative Veränderungen an den großen Ganglienzellen des Striatum und den Nervenzellen des Pallidum, Lipoidvermehrung in den Nervenzellen des Thalamus. Mäßige Sklerose der Basisgefäße; keine Erweichung; Capillarfibrose. Keine senilen Drusen, keine Alzheimerschen Fibrillen; vereinzelte Fetttröpfchen an Gliakernen und Gefäßen.

Eine ältere 53jährige Tochter dieser Kranken bot ebenfalls Chorea, eine jüngere war damals frei. —

Gegenüber den zahlreichen Fällen mit negativem Blut- und Liquorbefund konnte ich in der Literatur nur 2 mit einwandfreien Zeichen von Syphilis in der Rückenmarksflüssigkeit auffinden. Es sind das die Fälle von E. Schultze und Urechia-Rundea.

Die Beobachtungen von E. Schultze stammen aus dem Jahre 1910; es handelte sich um einen Fall mit ziemlich gesicherter Erblichkeit und einen Fall von im 45. Jahre ausbrechender chronischer Chorea mit nächtlichen epileptischen Anfällen ohne nachgewiesene Erblichkeit. In beiden war der „Wassermann" im Blut und Liquor positiv, während der Eiweißgehalt in beiden normal, im ersteren der Zellgehalt ebenfalls normal und im letzteren etwas erhöht war (14—15 Zellen).

Schultzes 1. Kranker bot auch in der prämorbiden Zeit das typische psychische Bild der Huntington-Kranken mit Trunksucht wie der Vater und Bruder, welch letzterer sich luetisch infizierte und dann in einen vielseitig paranoiden, zuletzt in einen schwer choreatischen Zustand verfiel. Bei der Schwester des Kranken wurde die Diagnose „progressive Paralyse" gestellt, aber später im Sinne einer choreatischen Demenz berichtigt. Schließlich hat E. Schultze noch eine weitere Huntington-Kranke mit positivem Wassermann im Blut beobachtet. Der auffällige Gegensatz zwischen dem negativen Zell- und Eiweißbefund und dem positiven Wassermann im Blut und Liquor bei diesen Fällen spricht durchaus dagegen, daß es sich um mehr als um ein zufälliges Nebeneinander von Huntingtonscher Chorea und Lues latens handelte.

Der Fall von Urechia-Rundea [2] aber — zugegebene Lues, davon Narben am Penis und Drüsen bei einem im 58. Jahre verstorbenen Manne, der 5 Jahre an Chorea gelitten hatte, wiederholt stark positive 4 Reaktionen aufwies, daneben rein tabische Züge (einseitige Lichtstarre und Verengerung der Pupillen, einseitigen Mangel des Achillesreflexes und den typischen Hirnbefund der Huntingtonschen Chorea bot [3], an der sein Vater 15 Jahre lang gelitten hatte — zeigt, daß gelegentlich Syphilis, die zur **Tabes** führt, und heredodegenerativer choreatischer Prozeß nebeneinander herlaufen können, ohne sich gegenseitig entscheidend zu beeinflussen [4]. (Vielleicht gehört hierher auch eine Beobachtung von Lokhou-

---

[1] Rev. neurol. **29**, 513. 1922.

[2] Rev. neurol. **30**, 473; Ref. in Zentralbl. f. d. ges. Neurol. u. Psychiatrie **34**, 452. 1924.

[3] Rev. neurol. **2**, Nr. 3, 269; Ref. in Zentralbl. f. d. ges. Neurol. u. Psychiatrie **39**, 439. 1925.

[4] Ich glaube, die Autoren selbst, wie der Referent ihrer Arbeit, K. Mendel, werden mir auf Grund meiner weiteren Darstellung (insbesondere S. 49) beipflichten, wenn ich im Gegensatz zu ihrer Auffassung, wonach die Lues in diesem Falle die „Ursache der chronischen Chorea" bzw. eine „Komplikation im Verlaufe der Hirnsyphilis oder der progressiven Chorea" darstelle, hier die Anschauung für die richtige halte, daß es sich um ein einfaches Nebeneinander von milder Tabes mit Huntingtonscher Chorea

pine und Mourque[1], welche Eiweiß und Zellvermehrung im Liquor bei negativem „Wassermann" gefunden haben.)

A priori gilt dasselbe naturgemäß von *Huntingtonscher Chorea* und **progressiver Paralyse**. Die Frage nach den Beziehungen der beiden zueinander hat seit der Mitte der 70er Jahre des 19. Jahrhunderts, also ungefähr seit der Schaffung des Krankheitsbegriffs der Huntingtonschen Chorea, immer wieder die Autoren beschäftigt. Die ältere vor-serologische Literatur zeigt die Unmöglichkeit einer Entscheidung natürlich in besonderem Maße. Die damals zur Beantwortung dieser Frage herangezogenen Fälle sind heute nicht mehr wissenschaftlich zu verwerten, da diejenigen Punkte, die wir für entscheidend halten: der positive Ausfall der serologischen Untersuchung auf der einen, der genealogischen auf der anderen Seite, damals nicht in Betracht kamen bzw. ebensowenig ins Auge gefaßt worden sind, wie der Gedanke, daß Huntingtonsche Chorea und progressive Paralyse im selben Lebensjahrzehnt zu beginnen pflegen und dann in schleichendem Verlauf zur Demenz führen. Bei manchen der damals unbedenklich im Sinne einer — wir würden heute sagen: *choreiformen* — *Paralyse* gedeuteten Beobachtungen, die ohne weiteres als syphilidogene angesehen wurden, weil anamnestisch Syphilis erwähnt war, erscheint uns heute diese Auffassung ebenso zweifelhaft wie die damals mit Sicherheit gestellte *anatomische* Diagnose der Paralyse.

Erwähnt sei hier nur Fall 3 von Dräsecke[2]:

Zuhälter, Sohn eines wie er selbst angeblich luetisch gewesenen Trinkers, erkrankt mit 27 Jahren an einem sehr eigenartigen infantilistischen Zustand mit paranoiden Ideen und intermittierender Chorea und bietet nach 2 Jahren Anstaltsaufenthalt stumpfe Demenz mit automatenhaften Erscheinungen, starrem, maskenartigem Gesicht, aber keine körperlichen Anhaltspunkte für Paralyse. Der Bruder der Mutter hatte in der Jugend Veitstanz.

Also ein eigenartiger, jedoch irgendwie erblich spezifisch bedingter Fall von Chorea, ähnlich den Beobachtungen Bielschowsky-Kehrers, Meggendorfers, vielleicht auch Ostertags.

Finden wir doch sogar die Diagnose „progressive Paralyse" in früheren Jahren gar nicht selten (z. B. in Sippen von A. Westphal-Weyrauch, E. Schultze, Meggendorfer und mir) unbedenklich bei Angehörigen von Huntington-Sippen gestellt, welche nach der Beschreibung der betreffenden Krankenblätter ganz zweifellos nur einen Endzustand von Huntingtonscher Chorea, meist mit Überwiegen der Geistesschwäche gegenüber den Bewegungsstörungen, also wenn man will, das Bild einer **Huntingtonschen Pseudoparalyse**, dagegen keine auf Syphilis oder Metasyphilis verdächtigen Erscheinungen boten.

Binswanger[3], der seinerzeit den wichtigsten Beitrag zu der Frage geliefert hat, erklärte damals mit Recht die Entscheidung in der Differentialdiagnose

---

gehandelt habe, von welch beiden Prozessen der letztere nur einen zeitlichen Vorsprung hatte und daher auch bis zuletzt die Szene beherrschte. Leider ist von den Autoren weder über den Zeitpunkt der syphilitischen Ansteckung, noch über den Manifestationsbeginn der Chorea bei anderen Angehörigen dieser Huntington-Sippe etwas angegeben.

[1] zit. nach Babonneix, a. a. O. S. 265.

[2] Monatsschr. f. Psychiatrie u. Neurol. 17, 232. 1905.

[3] Die deutsche Klinik am Eingange des 20. Jahrhundert **VI, 2,** 106. 1906.

zwischen Endzuständen von Huntingtonscher Chorea und progressiver Paralyse in gewissen Fällen für unmöglich. 1921 hat Entres gesagt, wir besäßen
heute in den serologischen Befunden und in dem Erblichkeitsnachweis „untrügliche Hilfsmittel", diese Entscheidung zu treffen. Boas[1] aber glaubte, die Frage
mit der Erklärung erledigen zu können, daß es sich eben bloß um eine „rein
zufällige Komplikation ohne jede innere Krankheitsverwandtschaft" handle.
Während die Behauptung von Entres nicht ganz zutreffend ist, müssen wir
den Satz von Boas als unbefriedigend bezeichnen. Jener übersieht offenbar die
Möglichkeit, die dieser für die regelmäßig vorliegende hält. Wo echte Paralyse
und Huntingtonsche Chorea nebeneinander hergehen, steht eben von vornherein zu erwarten, daß der serologische Befund ebenso positiv ausfällt wie der
genealogische. Aber gerade die Frage möchten wir theoretisch und praktisch
gelöst sehen, wie sich diese beiden Prozesse im Einzelfall zueinander verhalten.
Somit erweist sich die Boassche Erklärung als einseitig; sie ist ja nur die selbstverständliche Folgerung aus unserem heutigen Wissen über diese beiden Krankheiten und der Auffassung, die wir uns von ihnen machen.

Von so vereinzelten und pathogenetisch ungeklärten Fällen wie dem von Brissaud
und Gy[2], in dem zuerst eine Chorea minor aufgetreten und später eine echte Paralyse hinzugekommen sein soll, können wir absehen[3].

Neben der Möglichkeit, daß Chorea Huntington und echte Paralyse bei
demselben Menschen zufällig zusammentreffen, besteht eben noch die andere, daß
der paralytische Prozeß besonders stark das Chorea-Substrat befällt[4]. Welches
aber — so lautet dann die Frage — sind die Gründe einer solchen Abweichung
vom Durchschnitt der Paralyse? Leider hat man selbst in neuester Zeit gegenüber einschlägigen Fällen weder diese Frage gestellt, noch gleichzeitig die andere
Möglichkeit erwogen, daß eine choreiforme Paralyse, d. h. ein Zustandsbild, in
dem entscheidende Merkmale der Paralyse mehr oder weniger dauernd mit
choreatischen oder choreiformen Bewegungen einhergehen, dadurch hervorgerufen
sein könnte, daß *der paralytische Prozeß den Träger einer Huntington-Anlage oder
einer anderweitigen Choreadisposition befallen hat.* Denkt man diesen Gedanken
zu Ende, so ist a priori zu erwarten, daß je nach dem Verhältnis zwischen der
Durchschlagskraft der heredo-degenerativen Anlage bzw. dem Grade der konstitutionellen Anfälligkeit des Chorea-Substrats und der Stärke des paralytischen
Prozesses von Fall zu Fall die klinischen Merkmale beider Krankheiten in bezug
auf Ausmaß und Stärke wechseln. Wir werden also von vornherein erwarten
müssen, daß es, kurz ausgedrückt, *choreiforme Paralysen, paralytische Choreafälle*
und schließlich eine *Chorea-Paralyse* gibt. Demgegenüber könnten die Huntington-Fälle, die rein nach den klinischen Symptomen als Paralysen imponieren,
als Huntingtonsche Pseudoparalysen bezeichnet werden; bedenklich erscheint
diese Bezeichnung insofern, als sie geeignet ist, darüber hinwegzutäuschen, daß

---

[1] Zeitschr. f. d. ges. Neurol. u. Psychiatrie **37**, 421. 1917 (Literatur!).

[2] zit. nach Boas: Beobachtung vor dem Jahre 1911.

[3] nach Babonneix soll es sich um eine angeborene Syphilis gehandelt haben, nach
Boas soll die Infektion noch während der Chorea minor eingetreten sein.

[4] Es ist das Verdienst von Euzière und Pezet (1910, zit. nach Boas), die verschiedenen Arten des Zusammenhangs zwischen Chorea und Paralyse theoretisch abgeleitet
zu haben.

in diesen Fällen tatsächlich mehr eine diagnostische Unklarheit vorliegt, als eine besondere Krankheitsform. In Anbetracht der größeren Durchschlagskraft des paralytischen Prozesses gegenüber dem heredodegenerativen Prozeß oder gar einer choreotropen Minderwertigkeit des Gehirns ist des weiteren natürlich von vornherein zu erwarten, daß in der Mehrzahl der Fälle der Krankheitsverlauf durch den ersteren entscheidend bestimmt wird. Danach würden zahlenmäßig die choreiformen Paralysen die anderen beiden Formen weit überflügeln. Diese aber wären gerade dadurch gekennzeichnet, daß nicht, wie es Entres als heute schon feststehend ansieht, die choreatischen Erscheinungen allmählich schwinden, während der geistige Verfall fortschreitet und Lähmungserscheinungen auftreten.

Unter dem Einfluß von Dräsecke (1905) ist vor Jahrzehnten die Anschauung herrschend gewesen, daß den Fällen von Paralyse mit choreatischen Erscheinungen die hämorrhagische Form derselben zugrunde liege. Unwiderlegliche Beweise für diese Anschauung sind bisher noch nie erbracht worden und von vornherein überwiegend wahrscheinlich ist sie wohl nur für die apoplektiforme Form der Paralyse oder für Fälle, in denen sich im Striatum Vorgänge abspielen wie bei der Chorea minor oder bei der Atherosklerose des Gehirns. Indessen hatte schon vor Dräsecke Alzheimer[1] gezeigt, daß ihr keine Allgemeingültigkeit zukommt. In seiner klassischen Arbeit aus dem Jahre 1904 führte Alzheimer zwei einschlägige Fälle an, in denen er den gerade neuerdings wieder anerkannten Befund erhob, daß der Streifenhügel dabei in derselben, wenn auch in geringerer Weise erkrankt war wie die Rinde; demgemäß sprach er sie als Herdparalysen im Sinne Lissauers an. Leider konnte Alzheimer damals nichts über die hereditären Verhältnisse mitteilen. Aber es erscheint doch bemerkenswert, daß es von dem einen dieser Kranken heißt, er sei vor seiner eigentlichen Erkrankung viel wegen Gewalttätigkeitsvergehen bestraft worden — eine anamnestische Notiz, wie wir sie ja von Huntington-Kranken öfters hören.

Bedauerlicherweise liegt auch aus der serologischen und genealogischen Zeit nur ein äußerst spärliches Material vor, das zur Entscheidung der Richtigkeit meiner theoretischen Ableitungen etwas beitragen kann, und auch dies ist unvollständig, insofern entweder die anatomische oder die genealogische Untersuchung nicht ausgeführt wurde bzw. werden konnte. Es beschränkt sich auf die Fälle O. Fischer[2], Liepmann — C. und O. Vogt[3], Stertz[4] und die oben S. 43 aufgeführte Beobachtung Peter-Kehrers. Von diesen fehlte bei den ersten beiden die genealogische Anamnese und der serologische Befund, bei dem 2. derselben konnte ich jene mit erfreulichem Erfolg nachholen, beim 3. und 4. der anatomische Befund[5].

---

[1] Nißls histol. u. histopathol. Arbeiten 1904. 132.

[2] Zeitschr. f. d. ges. Neurol. u. Psychiatrie 7, 475. 1911.

[3] Journ. f. Psychol. u. Neurol. 25, 732. Über den 2. Fall von C. und O. Vogt, über dessen anatomisches Bild diese berichten, habe ich die zugehörige Krankengeschichte, die von Reich mitgeteilt werden sollte, in der Literatur nicht auffinden können.

[4] a. a. O.

[5] Auf die ausschließlich histopathologischen Reihenuntersuchungen über das Befallenwerden der centralen Ganglien vom paralytischen Prozeß, wie sie neuerlich Spatz (Zeitschr. f. d. ges. Neurol. u. Psychiatrie 77, 352), Kalmin (ebenda 89, 310) und Stock ausgeführt haben, braucht hier nicht eingegangen zu werden, da sie bislang keine Aufklärung darüber

Wenden wir uns der Betrachtung dieser Fälle zu, so habe ich das Wesentlichste über den Fall Peter-Kehrer oben gebracht. — Die Krankengeschichte des Stertzschen Falles ist kurz folgende:

Nach Angaben einer Bekannten starb ein Bruder mit 34 Jahren an Lungen- und Gehirnschlag, die Mutter an Schlaganfall, der Vater an Pocken, drei Geschwister sind gesund. (Ein Versuch nachträglicher genealogischer Ermittlungen durch mich scheiterte.) 1901 in China bei Explosion Bewußtlosigkeit, schwere Knochenverletzung am Arm mit starkem Blutverlust; war viele Wochen im Lazarett. Es blieb eine Eiterung am rechten Ohr zurück. Dauernd stellungslos, z. T. wegen Rückenschmerzen. Befund 1907: Strahlige Narbe an der Stirn, Narbe vom Unterkiefer über die Mitte der linken Schläfe nach dem Scheitel, druckempfindlich, nicht gut verschieblich, keine deutliche Impression. Manchmal Kopfschmerzen. 1904—1907 *nächtliche Anfälle von gellendem Schreien im Schlaf*. Dezember 1907 Schlaganfall mit rechtsseitiger Hemiplegie 5 Wochen lang. 1908 zweiter leichter Schlaganfall (rechte Lippe und lallende Sprache); seitdem psychisch verändert und choreatisch. Seit Anfang 1909 dauernd delirant, sonst leicht benommen, verlangsamt, unaufmerksam, dement. Linke Pupille L.- und C.-Reflex schlechter als rechts. Facialis rechts > links. Speichelfluß. Patellar- und Fußklonus, Romberg + ; Sprache verwaschen, bulbär; Blickschwäche. Liquor: serologisch positiv, starke Lymphocytose. „Ataxie nicht von spinaler Art", Koordination durch *choreatische* interkurrente Innervationen gestört. Taumeln, Gang bald mehr spastisch, bald mehr „ataktisch". In Ruhelage choreatische Unruhe, besonders der Beine, gelegentlich des Kopfes. August—November 1910 Städtische Irrenanstalt Breslau, weil er immerfort hinstürzte, fortdrängte. Unfähigkeit, ohne Unterstützung sich auf den Beinen zu halten. Starke Schwäche in beiden Beinen mit ataktischen Bewegungen. Immer wieder jede Nacht delirante Unruhe (wiederholt nur Notiz über ataktische Bewegungen). Ende 1910 vierter Schlaganfall; seitdem Contractur des l. Beines. Wiederaufnahme Mitte März—Mitte Mai 1911. Immer wieder Rückfall in nächtliche delirante Zustände. Erhebliche Spasmen, im übrigen nichts von ataktischen oder choreatischen Bewegungen, starke Demenz.

Wenn hier auch keine anatomische Untersuchung ausgeführt wurde, so kann an der Diagnose Paralyse kein Zweifel sein, und zwar käme hier in der Tat im Sinne der oben besprochenen Annahme Dräseckes in erster Linie die apoplektische bzw. hämorrhagische Form in Betracht (s. später S. 49). Dafür spricht vor allem die objektive Angabe, daß die Mutter und ein Bruder Gehirnschlag hatten. Was das Bewegungsbild anlangt, so geht es freilich nicht unerheblich über das choreatische hinaus. Indessen trifft dies ja in genau derselben Weise für den Fall Peter-Kehrer zu, bei welchem die Huntington-Anlage durch den Nachweis der entsprechenden Erkrankung von Mutter und Schwester sichergestellt ist. Ja bei dem Stertzschen Kranken waren die choreatischen Züge fast noch stärker ausgeprägt als bei jenem Falle. (Da die Angaben zur Familiengeschichte aber sehr unvollständig waren, ist es überwiegend wahrscheinlich, daß auch da eine Huntington-Anlage vorlag. Es ist bei diesem auch daran zu denken, daß die auffälligen nächtlichen Schreianfälle im Einleitungsstadium und die später während wenigstens 6 Jahren und über die Zeit der wiederholten Schlaganfälle hinaus bestehenden deliranten Zustände irgendwie mit einer Huntington-Anlage zusammenhingen. Finden wir doch diesbezügliche Angaben nicht so selten bei

gebracht haben, warum nur in so seltenen Fällen (z. B. nur in einem einzigen unter 16 Fällen von Spatz) choreatische oder verwandte Bewegungsstörungen gefunden wurden, obwohl das Striatum regelmäßig in ähnlicher Weise den paralytischen Prozeß erkennen läßt wie die Großhirnrinde (cf. Jakob). Wenn Stock (Zeitschr. f. d. ges. Neurol. u. Psychiatrie 97, 424. 1925) behauptet, in 40 von 65 Fällen von Paralyse striäre Symptome gefunden zu haben, so ist er uns den Beweis für diese Behauptung schuldig geblieben.

Huntington-Kranken oder Angehörigen von Huntington-Sippen (Greppin, E. Schultze, Frotscher). Andererseits ist zu erwägen, ob bei dem Stertzschen Falle die schwere Gewalteinwirkung auf den Schädel, die 6 Jahre vor dem Schlaganfall erfolgte, auch noch eine Hilfsursache gebildet hat, indem sie, etwa durch Erzeugung mikroskopischer Narben, eine bestehende Anfälligkeit des Choreasubstrats erhöhte.

Daß auch die sogenannte „*posthemiplegische Hemichorea*" im Verlaufe einer typischen *Paralyse* nicht auf Hämorrhagien zu beruhen braucht, zeigt der Fall O. Fischers. Anatomisch fand sich bei ihm allgemeine Hirnatrophie, die aber in der contralateralen Hemisphäre erheblich stärker war, als in der anderen; histologisch ergab sich das typische paralytische Bild und in den Zentralwindungen „stellenweise spongiöser Rindenschwund". Allerdings lag hier eigentlich keine Hemichorea vor, sondern ein dauerndes grobschlägiges, bei Intentionen noch zunehmendes Zittern der linken Hand, das nach einer unter epileptiformen Anfällen sich entwickelnden Hemiplegie zurückblieb und im weiteren Verlaufe anfallsweise in offenbar myoklonische Zuckungen mit Beteiligung der ganzen linken Körperhälfte ausartete. Eine genealogische Notiz über den Fall fehlt.

Reiner als in den beiden Fällen von Stertz und Peter-Kehrer waren die choreatischen Erscheinungen im Falle Liepmann-Vogt-Bielschowsky ausgeprägt, dem wir uns nunmehr zuwenden:

Die wesentlichen Punkte des von Vogt mitgeteilten Krankenblattes sind folgende: Lediger Hausdiener, geb. 1875, bei der ersten Krankenhausaufnahme 33 Jahre alt. Bei seinen wiederholten Befragungen während der verschiedenen Aufenthalte in Berliner Krankenanstalten gab er immer nur an, sein Vater sei Potator gewesen und im 48. Jahre an Apoplexie †, 2 Geschwister seien klein †, 5 gesund, Nerven- und Geisteskrankheiten kämen in der Familie nicht vor. Er behauptete, er habe erstmals in der Militärzeit „*Gelenkrheumatismus*" d. h. heftige Schmerzen gehabt, sei wegen Herzleiden entlassen worden und seitdem (also etwa 13 Jahre lang) habe er fast jährlich in Fuß, Knie und Handgelenk Rückfälle desselben mit Atembeklemmung und Herzklopfen; zuletzt seien plötzlich Lähmung im rechten Fuß und leichte choreatische Bewegungen der rechten Hand aufgetreten. Befund Anfang 1910: Am Herzen nur Arhythmie, mäßige Akzentuation des 2. Aortentons. Außer leichtem Reiben in den Kniegelenken Gelenke o. B. Trommelschlägerfinger. Leichte Atrophie am Unterschenkel, Peroneuslähmung. Stoßartige Bewegungen am ganzen Körper, Zuckungen an Mund und Händen, leichtes Stocken beim Sprechen, Facialisdifferenz, erschwertes Urinlassen, Steigerung der Patellarreflexe, Klagen über Gedächtnisschwäche. Im folgenden Jahre: Differenz und höchst träger Lichtreflex der Pupillen, Cystitis, verwirrtes Denken, später: „gewisse Oberflächlichkeit im Urteil". Vorübergehend starke Schwellung des Kniegelenks mit länger anhaltendem Fieber. Mitte bis Ende 1910: Stumpfer im Wesen, Mitbewegungen und motorische Unruhe der sonst stumpfen Gesichtszüge beim Sprechen, Lichtreflex rechts aufgehoben, links spurweise. Schwere Gedächtnisstörung. 1910—1917 in Pflege. Befund 1917: Lichtreflex erloschen, starke choreaähnliche Unruhe von Gesicht, Zunge, Armen und Beinen, psychisches Bild „nicht das der Paralyse, mehr wie das angeborenen Schwachsinns oder Huntington". Zuletzt Fieber und Phlegmone des Arms. † an Herzschwäche Februar 1918 (Autopsie: Herz vergrößert, Klappen o. B.).

Wenn in der zweiten Hälfte der Krankheitsentwicklung und bis zum Tode des Kranken, d. h. während annähernd 8 Jahren, die Diagnose seitens der Klinik trotz einwandfrei metaluetischer Hirnsymptome zwischen Paralyse und Huntingtonscher Chorea schwankte, so liefert der von Vogt und Bielschowsky erhobene anatomische Befund dafür eine zureichende Erklärung: Zwar haben sich dabei Veränderungen an Gefäßen und Ganglienzellen ergeben, welche einwandfrei das Vorliegen einer Paralyse beweisen; aber C. und O. Vogt weisen ausdrücklich darauf hin, daß in diesem Falle die Großhirnrinde relativ verschont geblieben sei, und andererseits eine auffallend geringe Gliareaktion gezeigt habe. Wenn sie in letzterem Punkte einen Unterschied gegenüber den typischen Bildern der Huntingtonschen Chorea anerkennen, so muß hinzugefügt werden, daß der erstere wiederum doch auch von dem typischen Bilde der Paralyse abwich. Dem entspricht dann auch, daß selbst die 9jährige Krankheitsdauer des Falles nicht zu einer ausgesprochenen paralytischen Demenz geführt hat. Was aber abgesehen von den paralytischen Gefäßinfiltraten die Veränderungen in den basalen Ganglien anlangt, so geht aus der Schilderung C. und O. Vogts meines Erachtens so viel hervor, daß sie sich quantitativ, nicht aber qualitativ von dem Status fibrosus voll ausgebildeter Huntington-Fälle unterscheiden — auch das würde bis zu einem gewissen Grade dem klinischen Befunde entsprechen, insofern dieser einen wiederholten und nicht unerheblichen Wechsel in der Stärke der choreatischen Bewegungen zeigte. Ist also — so müssen wir hier wie bei allen einschlägigen Fällen fragen — die von C. und O. Vogt besonders betonte elektive (nicht diffuse) Nekrose der Ganglienzellen im Striatum eher oder in etwa gleichem Maße auf einen heredodegenerativen als auf den paralytischen Prozeß zu beziehen? Laufen beide sozusagen friedlich nebeneinander her oder in gegenseitiger Konkurrenz oder treten sie nacheinander auf bzw. stärker in den Vordergrund? Auf die grundsätzliche Wichtigkeit dieser Fragestellung muß hingewiesen werden, auch wenn C. und O. Vogt ihr zum mindesten nicht Ausdruck gegeben und genealogische Nachforschungen unterlassen haben. Daneben ist im vorliegenden Falle aber auch noch an die andere Möglichkeit zu denken, daß es sich ursprünglich um eine infektiöse, nicht-syphilitische Chorea mit entsprechenden Veränderungen im Striatum gehandelt habe, welche nachher durch paralytische Gefäßprozesse ersetzt worden sind. In diesem Sinne ließe sich einmal die anfänglich vom Kranken wiederholt gemachte Angabe deuten, daß er mehr als ein Jahrzehnt vor dem Ausbruch des Nervenleidens an fast jährlichen Anfällen von Gelenkrheumatismus gelitten habe und daß er auch einmal tatsächlich eine Kniegelenkschwellung geboten hat, zum anderen die Tatsache, daß die über fast ein Jahrzehnt sich erstreckende neurologische Krankheitsphase mit einer gleichzeitig auftretenden Chorea der rechten Hand und einer schweren Parese des rechten Fußes einsetzte.

Meine weiteren Nachforschungen über diesen Fall haben nun einen überraschenden Erfolg gehabt und ihr Ergebnis liefert eine völlig eindeutige Antwort: Zunächst konnte ich ermitteln, daß der Kranke im Januar 1907 in der Medizinischen Klinik Breslau auf „Polyarthritis subacuta" behandelt und im Juni 1907 in der Psychiatrischen und Nervenklinik beobachtet worden ist. Aus dem damals im Krankenblatte niedergelegten Befunde ergibt sich eindeutig, daß ein choreatischer Zustand vorlag, obwohl die Diagnose auf „Degénéré" lautete:

Die Aufnahme erfolgte wegen Klagen über allgemeines Schwächegefühl, Mattigkeit, „Kopfschwindel" („wie betrunken"), Kopfschmerzen, seit einigen Jahren Unruhe, Leibstechen, seit 1 Jahr Gedächtnisabnahme und Denkerschwerung, Verschlechterung der Handschrift wegen der Unruhe, Luftknappheit. Als Abweichungen im Befunde finden sich folgende verzeichnet: Schädel überall druck- und klopfempfindlich, rechter Hoden nicht fühlbar (mangelnder Descensus?); Herz: Verbreiterung nach links und rechts, keine Geräusche; Puls 60, o. B. Linke Pupille weiter als rechte, Reflexe gut. Linker Facialis etwas schwächer als rechter. Beide Augen können nicht fest zugekniffen werden. *Zunge* zittert lebhaft, *Bewegungen* derselben *sehr ungeschickt* unter vielen *Mitbewegungen* im

Gesicht und Hals. Bei einzelnen Bewegungen der Extremitäten Mitbewegungen der anderen. Bei „Romberg" Lidflattern und leichtes Schwanken. Stehen auf einem Bein gut. Bei der Prüfung auf Händezittern *Bewegungen der Finger und kleinere kurze Rucke.* Schleimhautreflexe schwach oder aufgehoben. Kraft der Hände schwach, keine Ataxie. Kniereflexe r. = l., sonst Haut- und Sehnenreflexe vielleicht links spurweise stärker als rechts. Bewegungsempfindung an Daumen und Großzehe links herabgesetzt; sonst Sensibilität normal. *Gelenke* vielleicht etwas *lockerer* als gewöhnlich. *Bei der Untersuchung und beim Gehen unaufhörliche wurmartige Bewegungen der linken Hand und Finger,* während der *rechte Arm steif und unbeweglich* gehalten wird. Sitzt während der Unterhaltung *sehr unruhig* da, *macht fortgesetzt mit Kopf, Armen und Rumpf ungeschickte, hastige, choreiforme Bewegungen.* Kein Merk-, Gedächtnis- oder Intelligenzdefekt.

Alsdann konnte ich durch das Bürgermeisteramt seines Heimatortes ermitteln, daß sich eine Schwester des Kranken in der Provinzial-Irrenanstalt Leubus befinde. (Weiter lautete die Angabe: „Ein Bruder stottert, der dritte ist normal wie die Mutter. Der Vater hat zeitweise getrunken, öfters gab es Streit".) Und nun ergab sich, daß diese Schwester die Probandin der 1925 von mir in der Breslauer Klinik beobachteten Huntington-Familie *Taube* ist, von der ich oben (S. 9) gesagt habe, daß die Angabe über prächoreatischen „Rheumatismus" geradezu die Vorgeschichte beherrsche. Bezüglich der Auffassung des Rheumatismus in diesem Falle kann ich daher auf meine diesbezüglichen Ausführungen verweisen. Aus der Familientafel hatte sich damals ergeben, daß ein Bruder der Kranken — eben der vorstehende Fall! — an Chorea gelitten hatte und im Krankenhaus verstorben war[1]. Damit ist wohl einwandfrei bewiesen, daß es sich in dem Falle Liepmann-C. u. O. Vogt-Bielschowsky um eine verhältnismäßig milde ausgeprägte Huntingtonsche Krankheit handelt, zu der später eine noch mildere Paralyse hinzugekommen ist (s. Familientafel S. 52).

Zusammenfassend komme ich daher zu folgendem Ergebnis:

Das Nebeneinander von choreatischen Erscheinungen und progressiver Paralyse bei einem und demselben Kranken, sei es im Sinne der Aufeinanderfolge, sei es in dem des gleichzeitigen Auftretens beider Symptomreihen, beruht in der ganz überwiegenden Mehrzahl der Fälle darauf, daß der Träger einer Huntington-Anlage zufällig auch eine Paralyse erwirbt. Dabei kommt es entweder zu einer Interferenz oder einer Konkurrenz zwischen dem paralytischen Prozeß und dem der heredodegenerativen Chorea Huntington oder zu einer Verstärkung d. h. stärkeren Ausdehnung des paralytischen Prozesses auf das heute noch nicht ganz eindeutig bestimmte Choreasubstrat. Die bisherigen Beobachtungen sprechen des weiteren aber auch nicht dagegen, daß gelegentlich beide hinsichtlich Beginn und Verlauf voneinander unabhängig sind.

Theoretisch besteht zweitens die Möglichkeit, daß das Vorkommen von Chorea und Paralyse bei derselben Person auf der Alternanz oder Interferenz zwischen dem paralytischen und einem anderen, sei es vorwiegend exogenen (infektiösen, toxischen oder ähnlichen), *sei es mehr endogenen* (atherosklerotischen) *Prozeß beruht. In erster Linie kommt anscheinend Umwandlung einer subchronischen infektiösen* (nicht luetischen) *Chorea in eine choreiforme Paralyse in Betracht.*

Von einer besonderen Anfälligkeit des Choreasubstrats gegenüber dem paralytischen Prozeß kann ebensowenig gesprochen werden, wie etwa von einer solchen

---

[1] Es geht daraus besonders deutlich hervor, wie wichtig für die ätiologische Forschung das engste Zusammenarbeiten von „Klinik", Anatomie und Genealogie ist.

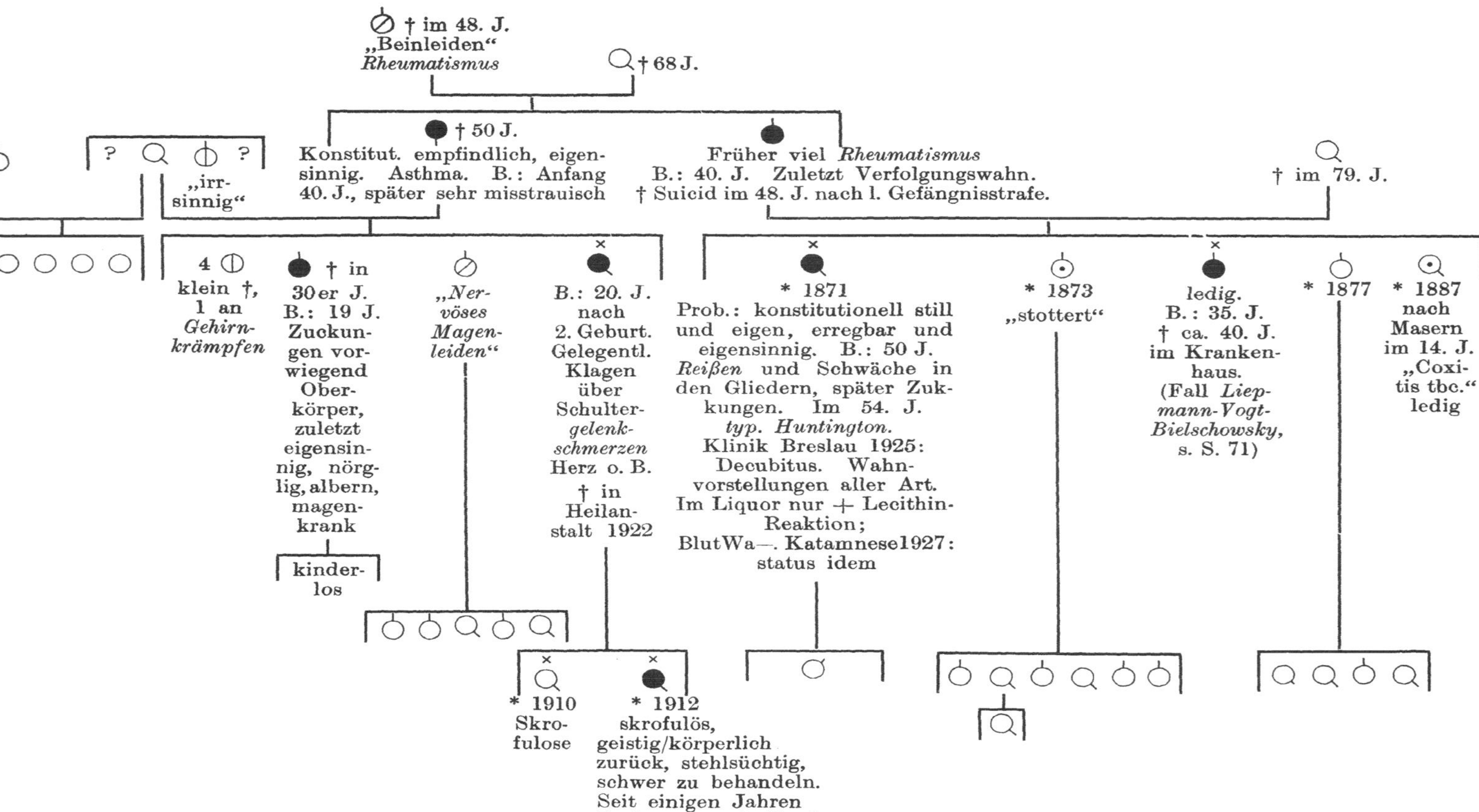

Kehrer (1925): Sippe Taube „Rheumatismus" und progressive Paralyse in Huntington-Sippe

gegenüber dem encephalitischen Prozeß. Sind doch *chronisch* choreatische Bilder bei den so zahlreichen Fällen von epidemischer Encephalitis äußerste Seltenheiten (vgl. F. Stern!) bzw. so selten, daß man versucht ist, anzunehmen, daß hier eben auch eine Huntingtonsche Anlage zugrunde liegt. Es erscheint mir daher nicht berechtigt, wie es C. und O. Vogt tun, allgemein von einer „ganz besonderen Vulnerabilität des Striatum" zu sprechen. Wenn man die große Häufigkeit von Parkinson-Bildern bei der chronischen Encephalitis und das verhältnismäßig seltene Auftreten von heredodegenerativem Parkinsonismus berücksichtigt, könnte man eher an eine besondere „Vulnerabilität" des Pallidum denken. Sofern man darunter aber eine allgemein menschliche, d. h. allen Menschen, etwa gegenüber den Tieren eigentümliche Bereitschaft verstehen wollte, so würde dem widersprechen, daß auch in Grippe- bzw. Encephalitisepidemien ganz sporadisch nur das eine oder andere Mitglied eines häuslichen Verbandes ausersehen ist, einen encephalitischen Parkinsonismus zu bekommen. Gerade diese Erfahrung weist meines Erachtens auf eine ganz elektiv individuelle Krankheits- bzw. Syndrombereitschaft hin. Nach allem, was wir heute wissen, kann diese entweder ausschließlich oder vorwiegend sippenmäßig, d. h. erblich bedingt sein oder vorwiegend auf einer im Leben erworbenen, wenn natürlich auch irgendwie erblich determinierten Konstitutionsänderung beruhen[1].

8. Konnatale Syphilis und Chorea.

Für die Frage, welche Rolle einer *von den Eltern übernommenen Syphilis* bei der Entstehung *kindlicher „Chorea"* und der *episodischen Chorea im Jugendalter* zukommt, ist naturgemäß die ältere Literatur kaum mehr zu verwerten, so z. B. der Fall Wallenbergs[2], der hier die nach dem 20. Lebensjahre ausgebrochene Chorea auf angeborene Lues zurückführte.

An sich bemerkenswert ist die Beobachtung von Kowalewsky[3] aus dem Jahre 1912:

Aus der 20jährigen Ehe eines bis zum 47. Lebensjahre (? Ref.) syphilisverdächtige Zeichen bietenden Mannes mit einer Frau, die Ausschlag am ganzen Körper hatte, gingen zuerst vier Fehlgeburten und dann drei Töchter und ein Sohn hervor, welche, von früh auf skrofulös, anämisch und unbegabt, sämtlich zwischen dem 9. und 11. Jahre innerhalb dreier Jahre 5—11 Monate lang, ein Kind nach 1 Jahre zum zweiten Male, an „Chorea minor" erkrankten.

Da hier einmal die Frage, ob die Chorea überhaupt mit der Lues und nicht vielmehr mit der allgemeinen Schwächlichkeit oder mit exogenen Momenten anderer Art etwas zu tun hatte, nicht geklärt wurde, zum anderen der Frage, ob etwa bei einem Kinde eine echte Chorea minor, bei den anderen Geschwistern aber eine *imitative hysterische* Chorea vorgelegen hat, wie schon Boas hervorhob, gar keine Beachtung geschenkt und schließlich genealogische Ermittlungen überhaupt nicht angestellt worden waren, beweist diese Beobachtung sehr wenig. Am meisten verdächtig auf eine durch elterliche Syphilis verursachte früh-infantile Chorea ist noch, wie Boas zutreffend bemerkt, der Fall von Flatau[4], welcher

---

[1] vgl. dazu meine grundsätzlichen Ausführungen zu diesem Thema in „Veranlagung zu seelischen Störungen". Berlin 1925.
[2] Dtsch. med. Wochenschr. **33**, 2198. 1907.
[3] Arch. f. Psychiatrie u. Nervenkrankh. **26**, 579.
[4] Münch. med. Wochenschr. 1912. 2102.

einen Knaben betraf, der im 5. Lebensmonat eine schwere Meningitis mit 9 tägigem Coma durchmachte, und seitdem an progressiver Chorea litt, dabei positiven „Wassermann" im Blut bei negativem Liquor bot; der „Wassermann,, soll nach Quecksilberkur verschwunden, die Chorea gebessert worden sein. Wenn man nach ähnlichen Fällen bei neueren Autoren fahndet, so ergibt sich ein merkwürdiger, allerdings ja auch hinsichtlich anderer Syndrome bestehender Unterschied zwischen der deutschen und französischen Literatur. So konnte ich in ersterer nur die Beobachtungen von Hübner[1] und Nonne[2] finden. Nonne beschreibt 2 Fälle, von denen der eine das Bild der Chorea „electrica", also wohl eine Mittelform zwischen Chorea und Myoklonie zeigte:

Die fraglichen Kinder standen im 11. oder 12. Jahr. Mit Ausnahme des letzteren, das positiven „Wassermann" im Blute bot, fanden sich bei den Kranken keine manifesten Symptome von Lues oder Lues-Residuen (auch kein „Wassermann" im Blute), aber auch keine Veränderungen am Herzen. Bei den Eltern der Kinder fiel diese Probe positiv aus, bei den Eltern der Hübnerschen Kranken waren daneben noch Züge von Tabes vorhanden. In dem Falle von Chorea „electrica" hat eine spezifische Kur den schlechten Allgemeinzustand erheblich gebessert und „heilte" den seit unbestimmter Zeit bestehenden Reizzustand, in dem Falle Hübners, der seit 2 Jahren an solchen litt, trat unter Quecksilberbehandlung eine wesentliche Besserung ein, während die üblichen antichoreatischen Mittel versagt hatten.

Leider ist bei den Fällen Nonnes und Hübners keine genealogische Untersuchung angestellt worden. Hübner ist selbst vorsichtig genug, nur die Möglichkeit eines „ernstlichen", d. h. wohl geradlinigen Zusammenhanges mit einer konnatalen Lues anzunehmen.

Der Fall, den K. Boas in einer Arbeit über den Zusammenhang zwischen Chorea minor und Syphilis[3] erwähnt, ergab klinisch-serologisch keinerlei Anhaltspunkte für Syphilis (insbesondere waren die 4 Reaktionen negativ), gehört also wohl nicht hierher.

Es handelte sich um einen von Kindheit auf in der geistigen Entwicklung zurückgebliebenen Knaben von 10 Jahren, der seit seinem 5. Lebensjahre ohne erkennbare Ursache chronische Chorea mit Nystagmus bot. Die freundlicherweise durch Runge mir mitgeteilte Katamnese ergeb, daß er Anfang 1927, also ungefähr im 20. Lebensjahre, wegen eines Erregungszustandes wieder in die Chemnitzer Anstalt eingeliefert wurde, jetzt aber nichts Choreatisches bot. Es handelte sich also offenbar um eine verlängerte Kinder-Chorea. Den Verdacht auf eine syphilitische Verursachung hatte der Umstand geweckt, daß der Vater, ein starker Trinker, mehrfach wegen Sittlichkeitsverbrechen bestraft war und geschlechtskrank gewesen sein sollte und die 1. und 5. Schwangerschaft der Mutter mit einer Frühgeburt geendet hatten. Das älteste lebende Kind bot im 15. Jahre nach Gelenkrheumatismus spurweise Nystagmus, Tremor und „Oppenheim", das dritte starb im Alter von 5 Wochen an Gelbsucht. Genealogische Nachforschungen durch mich blieben erfolglos.

Sehr viel zahlreicher sind die Angaben über einen ätiologischen Zusammenhang zwischen anerzeugter Syphilis und Chorea „minor" in der französischen Literatur: Babonneix[4] führt die in der Zeit von 1912 bis 1922 daselbst niedergelegten 20 Fälle von Chorea minor bzw. richtiger Chorea juvenilis auf, in denen bei einem oder beiden Eltern Anzeichen von Lues gefunden wurden; bei 11 von diesen 20 Fällen fand sich ein positiver serologischer Befund.

Besonders wichtig erscheinen mir davon folgende Beobachtungen: Fall von Grenet und Sédillot: Die Tochter eines an Paralyse verstorbenen Vaters bietet durch Quecksilber gebesserte Iritis, zahlreiche dystrophische Stigmata, positiven „Blut-Wassermann".

---

[1] Arch. f. Psychiatrie u. Nervenkrankh. 57, 182. 1917.
[2] Syphilis und Nervensystem. 5. Aufl. 1924. 883.
[3] a. a. O. S. 438.   [4] a. a. O. S. 101.

Fall von Dufour, Thiers und Charron: Lymphocytose und positive Fixationsreaktion.

Fall von Cassoute und Giraud (1920): Positive 4 Reaktionen, „Heilung" durch spezifische Behandlung; aber immerhin erscheint das Vorliegen einer postencephalitischen Chorea, die vielleicht durch angeborene Syphilis begünstigt wurde, Babonneix wahrscheinlicher.

Angesichts dieser Beobachtungen geht es doch wohl etwas zu weit, wenn sich Hochsinger[1] jüngst zusammenfassend dahin äußerte: „Namentlich von französischen Autoren, insbesondere von Babonneix wurde eine ätiologische Beziehung der Lues congenita zur Chorea angenommen, was wohl mit Recht von Koplik, Zappert, Ibrahim und mir abgelehnt wurde. Daß eine Salvarsankur als eine besonders intensive Arsenkur gegen Chorea erfolgreich angewendet werden kann, liegt auf der Hand und spricht durchaus nicht für einen genetischen Zusammenhang der Chorea mit Lues congenita". Andererseits wiederum ist die Zahl der einschlägigen Fälle doch, wie gezeigt, viel zu klein, als daß man, wie Meggendorfer[2] behaupten dürfte, die angeborene Syphilis scheine in vielen Fällen von chronischer Chorea der Kinder eine ursächliche Rolle zu spielen. Der Wirklichkeit am nächsten scheint mir Boas zu kommen, wenn er sagt, eine echte syphilitische Chorea minor käme nicht vor, weder auf der Grundlage einer von den Eltern noch einer im späteren Leben erworbener Syphilis, dagegen gäbe es zweifellos gewisse Formen konnataler Hirn-Syphilis, bei denen neben anderweitigen Kennzeichen einer solchen choreiforme Zuckungen bis zu einem gewissen Grade das Bild beherrschten.

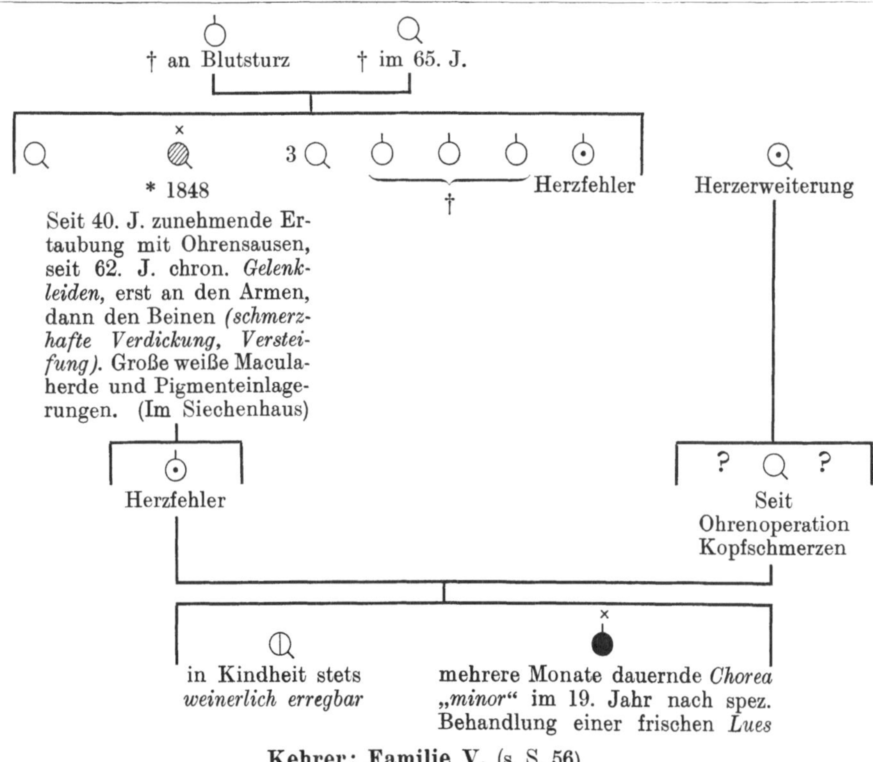

Kehrer: Familie V. (s. S. 56)

[1] Handb. d. Haut- u. Geschlechtskrankh., herausg. von Jadassohn. **19**, 160. 1927.
[2] Zeitschr. f. d. ges. Neurol. u. Psychiatrie **87**, 48.

Weitere Aufklärungen in dieser Richtung versprechen nicht noch so zahlreiche, aber nur klinische Beobachtungen, sondern allein Fälle, welche, wie die oben angeführten, wenigstens außerdem genau serologisch und genealogisch, womöglich aber auch histopathologisch untersucht sind. Bisher genügt kein Fall solchen Forderungen[1]. Unter den *anatomisch* einwandfrei untersuchten Fällen von Chorea minor bzw. acuta (von F. H. Lewy, Jakob, Klarfeld u. A.) findet sich keiner, in dem klinische oder anatomische Anhaltspunkte für syphilitische Gefäß- oder andere Prozesse vorhanden gewesen wären; diese Kranken sind aber wiederum nicht genügend nach der serologisch-genealogischen Seite untersucht worden. Für die Frage, unter welchen Bedingungen nach einer syphilitischen Infektion eine Chorea *minor* auftreten kann, ist der von mir ermittelte Stammbaum der Familie V auf S. 55 von Interesse. Offenbar bietet hier die von beiden Elternseiten her bestehende Anlage zu Herzleiden den wichtigsten Boden für die Chorea minor.

9. Konnatale Syphilis und Athetose.

Ungefähr dasselbe, was über den Zusammenhang der Kinder-Chorea mit *Syphilis* gesagt wurde, gilt für die *angeborene oder infantile Athetose.* Foerster berichtet von 2 Fällen der Art, die er auf elterliche Syphilis zurückführt. Ob der S. 66 erwähnte Fall von Runge hierher zu rechnen ist, dessen Vater an „Paralyse" verstorben sein soll, der selbst aber keine Zeichen von Syphilis bot, ist sehr fraglich. Wahrscheinlicher ist, daß in einem Falle von A. Westphal-Sioli[2] elterliche Syphilis ätiologisch eine Rolle spielte:

Ein nervöser Mann, der aus 1. Ehe 6 gesunde Kinder hatte, zeugte in 2. Ehe mit einer an Lungenentzündung verstorbenen Frau, welche vor der Ehe „geschlechtskrank" war und mehrere Fehlgeburten und auch in dieser Ehe eine Fehlgeburt durchgemacht hatte, 5 Kinder, von denen das 1., 2., 4. und 5. gesund war, das 3. aber nach annähernd normaler Entwicklung seit dem 7. Lebensjahre in zunehmendem Maße neben schwerster Früh-Demenz eine *Mischung von starker Athetose* fast des ganzen Körpers mit *Torsionismus* von Kopf, Rumpf und Zunge, wechselnden *choreatischen* Bewegungen und *Kontrakturen* der Extremitäten, besonders der Beine bot; es fanden sich Hutchinsonsche Zähne, zahlreiche Narben am ganzen Körper, negativer „Blut"-Wassermann, normale Pupillen und Reflexe; Liquor und Augenhintergrund konnten leider nicht untersucht werden; doch hatte man nicht den Eindruck bestehender Blindheit. Das Kind verstarb im 16. Lebensjahre. Anatomisch ergaben sich, abgesehen von Kleinheit des ganzen Gehirns, überall in Großhirn und zentralen Ganglien, sowie am Purkinje-Apparat und in Teilen des Nucleus dentatus des Kleinhirns Ganglienzellveränderungen, die ganz den von Spielmeyer für die juvenile familiäre *amaurotische Idiotie* als pathognomonisch bezeichneten entsprachen, außerdem schwere, verbreitete endarteriitische und leichte infiltrative Veränderungen in den gleichen Gebieten, besonders aber im Striatum; Spirochäten ließen sich bei der Jahnel-Färbung nicht nachweisen. Westphal-Sioli halten diesen Befund so ausgesprochener Gefäßveränderungen zwar für etwas, was bei der amau-

---

[1] Das gilt auch für die neuesten Mitteilungen von Silbermann (Zeitschr. f. d. ges. Neurol. u. Psychiatrie **100**, 422. 1926).

[2] Arch. f. Psychiatrie u. Nervenkrankh. **73**, 145. 1925.

rotischen Idiotie neuartig sei, auch wenn einzelne Autoren bei familiären Fällen die eine oder andere Veränderung derart gefunden hätten; aber sie lehnen ein zufälliges Zusammentreffen eines heredodegenerativen Ganglienzellprozesses mit einer Gefäßsyphilis des Gehirns ab, glauben vielmehr, daß die Veränderungen der Ganglienzellen und der Gefäße auf die gleiche Ursache zurückgehen, sei es, daß es sich um ein Nebeneinander handle, sei es, daß letztere die erstere „verursache". Anscheinend ist für diese ihre Auffassung vor allem auch der Umstand mitbestimmend gewesen, daß es sich um einen sporadischen Fall gehandelt hat, insofern sowohl die Stiefgeschwister als auch die Vollgeschwister des kranken Mädchens gesund waren. Demgegenüber müssen aber doch zwei Punkte geltend gemacht werden: Einmal würde auf Grund der bisher mitgeteilten Beobachtungen bei familiärer amaurotischer Idiotie anzunehmen sein, daß, sofern es sich dabei überhaupt um einen rein heredodegenerativen Prozeß handelt, die Krankheitsanlage nach dem rezessiven Modus vererbt wird; gerade hierbei aber ist die sporadische Manifestation wie Lenz u. A. gezeigt haben, nicht so selten. Ob aber der vorliegende Fall wirklich so sporadisch ist, wie es erscheint, ließe sich erst nach Anstellung sehr gründlicher Erblichkeitsforschungen, welche leider überhaupt bei der amaurotischen Idiotie noch kaum angestellt worden sind, sagen. Auf der anderen Seite habe ich vor allem auf Grund des Falles Liepmann-C. u. O. Vogt-Bielschowsky-Kehrer (s. S. 49) den grundsätzlich wichtigen Nachweis erbringen können, daß in der Tat sichere syphilidogene und einwandfrei heredodegenerative Hirnleiden in verschiedenen Stärkeverhältnissen beim selben Menschen nebeneinander herlaufen können, ohne daß sie sich wesentlich zu beeinflussen brauchen. Ein solcher Zusammenhang scheint mir auch im Falle Westphal-Siolis gegeben zu sein. Angesichts der Angabe dieser Autoren, daß die Gefäßveränderungen im Striatum besonders stark waren, liegt es nahe, anzunehmen, daß der syphilitische Aufbaufaktor vorwiegend die uns hier interessierenden Dyskinesien erzeugt hat.

Ich werde an anderer Stelle für andere Syndrome wahrscheinlich machen, daß manchmal eine elterliche Syphilis bzw. Umstände, die mit einer solchen zusammenhängen, Entstehung oder Ausbrechen eines heredodegenerativen Prozesses begünstigen. Ein solcher Zusammenhang könnte in Spielmeyers Ausgangsfällen von *juveniler amaurotischer Idiotie* vorgelegen haben, in denen keine extrapyramidalen Bewegungsstörungen bestanden (die kranken Kinder dieser Familie waren geboren worden, nachdem sich deren Vater, ein degenerierter Trinker, luetisch infiziert haben sollte, während dessen 1. Kind gesund blieb). Ich halte es für wahrscheinlich, daß er auch bei der anderwärts[1] bereits erwähnten Geschwisterreihe mit *torsionsdystonischer Idiotie*, die ich vor Jahren beobachtete, vorliegt (s. S. 128).

Durchsichtiger ist der ursächliche Zusammenhang zwischen parentaler Syphilis und mannigfachen hyperkinetisch-dystonischen Bildern vorwiegend athetoiden Gepräges in einem vor kurzem von Pette[2] klinisch und serologisch genau untersuchten Falle: Bei einem 14jährigen Knaben traten seit frühester Kindheit schwerste Entwicklungsstörungen von Gang, Sprache und Intelligenz

---

[1] Psychiatr.-neurol. Wochenschr. **29**, Nr. 19. 1927.
[2] Dtsch. Zeitschr. f. Nervenheilk. **77**, 256. 1922.

und daneben allgemeine Steifigkeit an den großen Gliedabschnitten, Hypotonie einzelner Finger und athetoide Unruhe der Gliederenden in die Erscheinung. Zeichen der Lues waren mydriatische Starre der ungleichen Pupillen, Opticus- und Aderhautatrophie und vor allem positiver Ausfall der 4 Reaktionen sowie der Mastixreaktion; die Mutter des Kranken leidet an marantischer Tabes. Pette ist mit Recht vorsichtig genug, zu schreiben, es dürfe wohl nicht gesucht sein, wenn man die mütterliche Lues verantwortlich mache, und er bezeichnet selbst auf Grund des Literaturstudiums eine echte Stammganglienencephalitis auf fötal bzw. natal erworbener Syphilis als außerordentlich selten. In allen diesen Fällen überschreitet der symptomatologische Rahmen erheblich den der allgemeinen Athetose (vgl. S. 67). Das gilt auch u. a. von einer früheren Beobachtung von Nonne[1], die den einzigen Sohn eines Tabikers betraf, der neben einwandfreien Zeichen der Syphilis von früh auf universellen Athetoidismus, Epilepsie und Idiotie bot.

Ob die Erreger der **Encephalitis epidemica,** wenn sie von der Mutter auf Frucht oder Kind übertragen werden, eine **angeborene** oder **infantile Chorea** erzeugen können, erscheint fraglich. Sollte, wie C. Schneider[2] angibt, eine placentare bzw. intrauterine Ansteckung als erwiesen angesehen werden, so ist natürlich mit einer solchen Möglichkeit zu rechnen.

10. Exogene Gifte und Chorea.

Wenn wir uns der eingangs vertretenen Auffassung erinnern, daß die Chorea nur ein Syndrom im Sinne Hoches ist: ein im Organismus von jeher bereit liegender Mechanismus, der auf dem Ausfall eines bestimmten Gliedes im Gesamtverband des psycho-motorischen Systems beruht, so ist es selbstverständlich, daß es im *Prinzip* durch dieselben, wenn auch irgendwie „bevorzugte" Reize bzw. Schädigungen hervorgerufen wird, welche in der Ursachenlehre der nervösen Erkrankungen bekannt sind. Wir sind von jener erblichen Verursachung ausgegangen, die sich in der Form der Dominanz äußert, ohne daß wir freilich bisher irgendeine Vorstellung haben, welche Ursachen jene Keimveränderungen hervorrufen, die bei den Ahnen einer Huntington-Sippe vorauszusetzen sind. Wir haben dann die Beziehungen der wichtigsten Infekte zur Chorea besprochen. Es bleibt also noch der mögliche Einfluß von Vergiftungen durch von außen aufgenommene Stoffe und von Verletzungen, schließlich die Rolle der Arteriosklerose und der senilen Involution des Gehirns zu erörtern.

Über eine („spezifische") Wirkung irgendwelcher *exogener anorganischer Gifte,* welche elektiv das Chorea-Syndrom hervorrufen, ist bisher nichts bekannt, so sehr dies angesichts der günstigen therapeutischen Wirkung des Arsens bei der Chorea minor erwartet werden könnte. Daß Alkohol und andere Rauschgifte bei bestimmten Menschen in diesem Sinne wirken, so wie ersterer auf das Gleichgewichtssystem, scheint ebenfalls nicht in Frage zu kommen. — Daß weiterhin Chorea eine gewohnte Folgeerscheinung z. B. der *Rauchvergiftung* sei, wie man eine

---

[1] Syphilis und Nervensystem. Beob. 647.
[2] Allg. Zeitschr. f. Psychiatrie u. psych.-gerichtl. Med. **82,** 294. 1925.

Äußerung Kraepelins[1] anläßlich einer Krankendemonstration fälschlich aus-
gelegt hat, trifft nicht zu. Vielmehr sind — ganz im Gegensatz zu der besonderen Vorliebe des Kohlenoxyds und offenbar mancher „Lebergifte" (Kolisko), Erweichungen und andere Veränderungen im *Pallidum* zu erzeugen — choreatische Erscheinungen nach solcher Vergiftung sehr selten (Merguet[2]), jedenfalls seltener
als irgendwelche andere cerebrale Syndrome und auch dann von mehr oder weniger
zahlreichen anderen cerebralen bzw. psychischen und nervösen Symptomen begleitet. Beweise für eine „familiäre Minderwertigkeit" des Striatum und dessen
„Erkrankungsdisposition gegenüber exogenem Toxin" (Ostertag[3]) liegen bisher nicht vor. Auch der Fall Ostertags (s. oben S. 17) bot nur im Anfangs-
stadium und auch danach nur unreine choreatische Bewegungsstörungen, im
Haupt- und Endstadium der Erkrankung aber ein typisches Pallidum-Bild.

Dagegen müßte nach der Untersuchung von Globus[4] bei einem Falle schwerer
akuter und tödlicher Chorea angenommen werden, daß das **Diphtherietoxin** unter
Umständen elektiv eine akute diffuse Verfettung des Ganglienapparates des
Striatums zu erzeugen vermag, also eine Degeneration, die grundsätzlich ver-
schieden wäre von den herdweise auftretenden entzündlichen Embolien im Striatum und eventuell Kleinhirnsystem bei Chorea minor infectiosa. Der Befund
von Globus ist indessen trotz seiner großen Wichtigkeit so einzigartig, daß
allgemeine Schlüsse nur mit Vorsicht daraus gezogen werden dürfen, zumal
fast dieselben Veränderungen, nur ohne die Beschränkung auf das Striatum,
Kirschbaum[5] bei einer Kranken gefunden hat, die nach einer wegen
sekundärer Lues durchgeführten Quecksilber- und Salvarsankur an akuter gelber
Leberatrophie zugrunde gegangen war.

11. Trauma und Chorea.

Die Frage nach den ursächlichen Beziehungen zwischen *Trauma und Chorea*,
der wir uns nunmehr zuwenden wollen, hat im Schrifttum eine große — und wie
wir heute sagen müssen: unberechtigt große — Rolle gespielt. Ältere Autoren
haben Unfälle als Ursache der Huntingtonschen Chorea auch dann noch angesehen, nachdem die Erblichkeit der Erkrankung durch Huntington (1871) klar
erkannt war. Noch E. Schultze (a. a. O.) mußte es 1910 bemängeln, daß man es
bei der Bejahung eines solchen Zusammenhanges an der nötigen Kritik fehlen
lasse. Aus der bis zum Jahre 1915 reichenden Literatur hat Entres in 10 unter
130 Veröffentlichungen über chronisch-progressive Chorea die Angabe gefunden,
daß das Leiden durch ein Trauma verursacht sei, obwohl in drei dieser Fälle
bzw. Familien eine gleichförmige („homologe") Erblichkeit nachgewiesen war.

---

[1] Einführung in die psychiatr. Klinik III, 33.
[2] Arch. f. Psychiatrie u. Nervenkrankh. **66**, 272. 1922. Es ist fraglich, ob der von
Babonneix erwähnte Fall von Lendet mit choreatischen Bewegungsstörungen der
rechten Hand nach Selbstmordversuch mit Leuchtgas bei einem 61jährigen Manne ausschließlich einer Kohlenoxydvergiftung und nicht vielmehr einer Arteriosklerose zur Last
zu legen ist.
[3] Arch. f. Psychiatrie u. Nervenkrankh. **77**, 490.
[4] Zeitschr. f. d. ges. Neurol. u. Psychiatrie **85**, 414.
[5] Zeitschr. f. d. ges. Neurol. u. Psychiatrie **77**, 536. (Fall 3.)

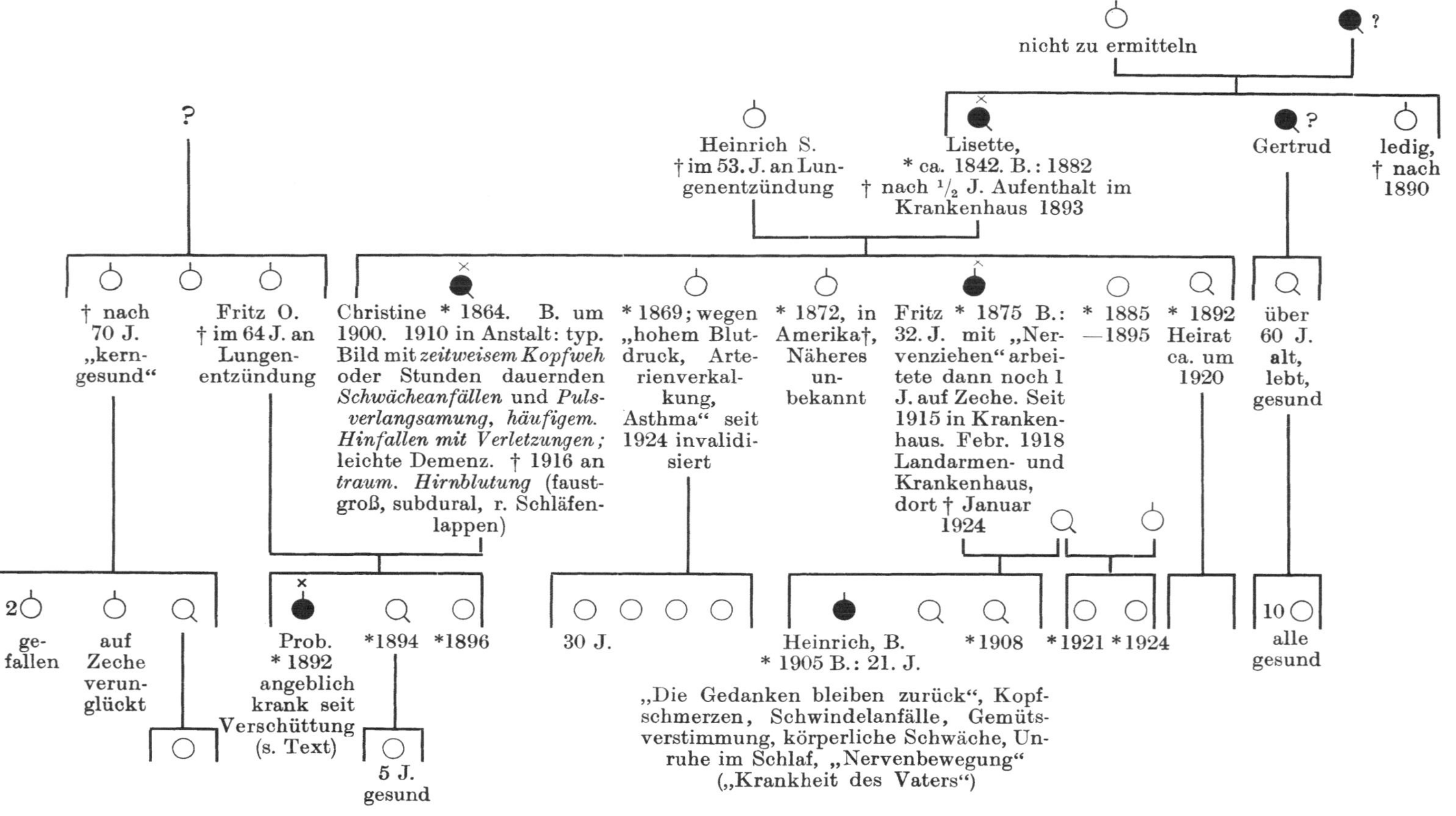

Kehrer: Sippe Oswald.   Bisherige Diagnose bei Proband: Kriegstraumatische Zitterneurose

Wo Rentenwünsche vorherrschen, besteht natürlich eine starke Neigung, alle erblichen Belastungsursachen zu verdrängen oder zu verschweigen. Die unrichtige Einschätzung von Unfällen, bzw. physikalischen Schädigungen aller Art („Kriegsdienstbeschädigung"!), die Tatsache, daß bei einem Choreatiker natürlich auch Rentenwünsche gelegentlich vorherrschen oder das Bild färben, die psychogene Beeinflußbarkeit der choreatischen Bewegungen, der relative Mangel dem Willen gänzlich entzogener („organischer") Symptome der Neurologie geben zusammen mit der ungenügenden Kenntnis der Huntingtonschen Krankheit (worauf kürzlich Hinsen[1] mit Recht hingewiesen hat) nicht selten Anlaß zur Fehldiagnose „hysterische Chorea", „traumatische Neurose" oder dgl. So lautete beispielsweise sogar bei dem ebenfalls in der Münchener Klinik beobachteten Vater der Kranken von Kraepelin-Stertz-Spielmeyer-Entres (s. S. 88), der an schwerer Huntingtonscher Krankheit litt, die ursprüngliche Diagnose — weil er angeblich nach einem Schlag auf den Kopf erkrankt war — „traumatische Neurose bzw. schwerste Hysterie mit Chorea hysterica, Hypochondrie und paranoid-querulatorischer Geistesstörung". Die Zahl der Fälle, die infolge ähnlicher Fehldiagnosen seit dem Kriege — meist wegen der beliebten „Verschüttung" — hohe Kriegsrenten beziehen, ist offenbar nicht gering. So beobachtete ich einen Huntington-Kranken, der seit etwa 10 Jahren aus diesem Grunde eine 100proz. Rente bezieht, weil man damals trotz längerer Beobachtung in einer Nervenabteilung den Fall nicht erkannt hatte. Noch immer geht er unter der Etikette der „Kriegs-Zitterneurose", wandert als solcher von Krankenhaus zu Krankenhaus und erwirbt in der Zwischenzeit dadurch noch Geld, daß er mit zwei Kriegsbeschädigten in einem musizierenden „Hausiertrio" die Rolle des Einsammlers und offenbar „1. Mitleiderweckers" spielt. In der Tat erinnerten seine choreatischen Bewegungen mich an den Fall eines während des Krieges beobachteten endogenen Stotterers, der, wie der psychotherapeutische Erfolg bewies, durch hysterische Übung die mimischen und gestenmäßigen Begleitbewegungen, die in allermildester Ausbildung schwere Stotterer gelegentlich zeigen, zu einer meinem Huntington-Kranken recht ähnlichen Bewegungsfolge entwickelt hatte; außerdem bot er noch Züge von Pseudodemenz und Pseudospasmus beim Gehen und berichtete von reaktiven Anfällen. Erst auf Umwegen konnte ich die Familiengeschichte ermitteln, dann aber auch einwandfrei feststellen, daß er einer Huntingtonschen Sippe angehörte, insofern es mir gelang, nachzuweisen, daß Chorea in wenigstens 3 Generationen vorlag (s. Familientafel S. 60).

In ebenso lehrreicher Weise zeigt den Widerspruch zwischen einer hinsichtlich des Erblichkeitsmoments negativen Autoanamnese und einer positiven Fremdanamnese (auf Grund eingehender Ermittelungen bei Verwandten, Pfarrämtern, Irrenanstalten u. dgl.) die nachfolgende von mir ermittelte Familientafel, deren Ausgangsfall G. Hammerstein[2] (aus der Breslauer Klinik) unter der Bezeichnung „Huntingtonsche Chorea kompliziert durch Trauma" veröffentlicht hat[3]:

---

[1] Ärztl. Monatsschr. 1924. 225.

[2] Zeitschr. f. d. ges. Neurol. u. Psychiatrie **62**, 294. 1920.

[3] Herr Dr. C. Rosenthal wird in einer besonderen Veröffentlichung darstellen, welche weitere genealogische Feststellungen ihm bei dieser Sippe gelungen sind und welche allgemeinen Folgerungen sich daraus ziehen lassen. Zeitschr. f. d. ges. Neurol. u. Psychiatrie **111, 257.**

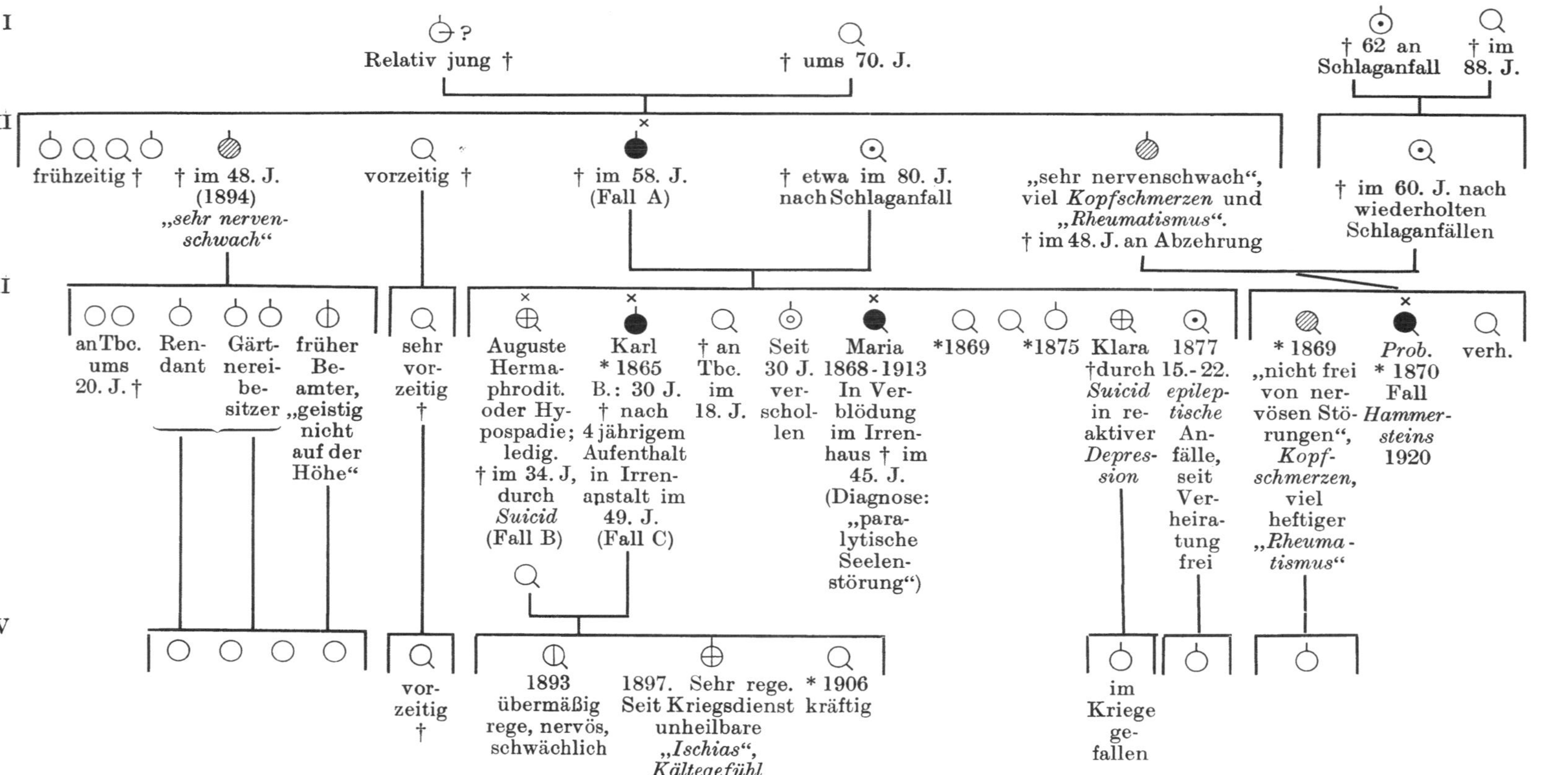

Kehrer: Sippe Emanuel. Bisherige Diagnose bei Probandin: durch Unfall ausgelöste Huntingtonsche Chorea; Eigenanamnese: „Familie völlig nervengesund."

Zur Zeit ihres klinischen Aufenthaltes, in der sie noch in der Lage war, sich zusammenhängend zur Vorgeschichte zu äußern, hatte die Probandin behauptet, daß ihre Familie völlig nervengesund, insbesondere frei von ähnlichen Erkrankungen sei bzw. stets gewesen wäre, und daß die Chorea 8 Jahre nach einem heftigen Fall auf den Kopf aufgetreten sei, von der sie eine Impressionsfraktur des Hinterkopfes und zunehmende Schwäche des ursprünglich gebrochenen Armes und des verstauchten Beines zurückbehalten habe. Auf dieser subjektiven Anamnese aufbauend, hatte man angenommen, daß erst das „starke exogene Moment des Trauma" die Chorea ausgelöst habe. In Wirklichkeit ergaben Befragung mehrerer Verwandte und Heranziehung von Krankenblättern mehrerer Irrenanstalten[1] folgendes: In der Zeit kurz nach der Menarche, vom 17.—22. Jahr, litt sie an, besonders prämenstruell auftretenden und mehrere Minuten dauernden, Anfällen von „Ohnmacht mit völligem Steifwerden des Körpers", also an epileptiformen Anfällen. Diese Entwicklungsphase ihrer Krankheit wurde abgelöst von einer zweiten, welche sich außer Blutarmut in großer Nervosität mit Anfällen von Schmerzen und blitzartigen Zuckungen äußerte. Im 40. Jahre erfolgte der Unfall, nach welchem angeblich sehr bald der typische motorische und psychische Huntington-Zustand sich entwickelt haben sollte, in dem sie mit etwa 53 Jahren verstarb. Es findet sich also hier in charakteristischer Weise die nosologisch wichtige Erscheinung der von mir so benannten *progressiven Alternanz* in der Entwicklung des erblich degenerativen Prozesses. Demgegenüber kommt dem bis dahin ganz in den Vordergrund geschobenen Hirntrauma nur eine nebensächliche Rolle zu; denn es hat zwar den zeitlichen Verlauf beschleunigt, aber, so schwer es auch gewesen ist, nicht einmal einen Formwandel herbeigeführt. Es ist sogar wahrscheinlich, daß dieser beim gewöhnlichen Treppabgehen erlittene Unfall seinerseits schon die Folge der beginnenden choreatischen Ungeschicklichkeit gewesen ist. Vor allem ergab sich bei meinen genealogischen Nachforschungen, daß ein Vetter, eine Base und deren Vater an Huntingtonscher Chorea litten und die beiden letzteren nach jahrelangem Aufenthalt in Irrenanstalten in Verblödung gestorben waren, während andere Familienmitglieder mannigfache nervöse und psychische Abweichungen boten, auf deren Bedeutung weiter unten eingegangen werden soll. Rosenthal ermittelte dann weiter, daß über den Großvater im Kirchenbuche vermerkt war, er sei im 54. Lebensjahre (1847) an „Rückenmarksschwindsucht" verstorben.

Onkel der Prob. (A): Lange Jahre allmählich zunehmendes Schwanken und Taumeln beim Gehen, Zittern und Ungeschicklichkeit der Glieder, † im 58. Jahre.

Auguste (B): † im 34. Jahre durch Suizid, war „mehr Mann wie Frau", wurde deswegen viel gehänselt; nach anderen Angaben war sie ein Mann mit hochgradiger Hypospadie, und lebte als Weib.

Karl (C): geb. 1865. Mit 30 Jahren zunehmend energielos, arbeitsunlustig, wortkarg, versunken oder aber überbetriebsam, sehr heftig und eifersüchtig. Mit 40 Jahren „betrunkener Gang" (dabei kein Potus !), mit 45 Jahren wegen tobsüchtiger Erregungen in die Irrenanstalt, dort bis zum Tode im 49. Jahre; als „Huntington" diagnostiziert.

Maria (D): Im 34. Jahre wegen leicht stuporöser Depression in einer anderen Irrenanstalt. Befund: Anämie, stark vorspringende Stirn, spärlicher Haarwuchs, starke Hyperhidrosis. Klagen über viel Kopfschmerzen. Stumpfer Gesichtsausdruck mit verstrichener

---

[1] — für deren Überlassung bin ich den Direktoren der Anstalten Plagwitz und Lüben i. Schles. zu Dank verpflichtet. —

Nasolabialfurche rechts, Zungenabweichung nach rechts. Träger Pupillenreflex. Chorea-ähnliche Bewegungen der Arme, Schwanken bei Kehrtmachen, „Imbecillität". Im weiteren Verlauf des Irrenhausaufenthaltes zeitweise Erregungszustände, Schimpfen. Ständige bei Erregung stärker werdende choreatische Bewegungen. Später Pupillen- und Facialis-schwäche geschwunden. Zunehmende Verblödung, † an Ca. uteri im 45. J. Diagnose: „Paralytische Seelenstörung".

Ähnlich bezüglich des traumatischen Zusammenhanges lagen die Verhältnisse in dem von Entres nicht in seiner Tabelle aufgeführten Falle 3 von Frotscher[1]: Nach der ursprünglichen Angabe der Angehörigen sollte die chronisch-progressive Chorea des Probanden bald nach dem Sturz eines schweren Balkens auf den Kopf, der zu Bewußtlosigkeit und mehrwöchigem Krankenlager geführt hatte, begonnen haben, bis schließlich auf erneutes Befragen die Ehefrau des Kranken zugab, daß eine Schwester desselben an dem gleichen Leiden gestorben, die Mutter wegen „Tiefsinn" und eine andere Schwester zweimal in einer Irren-anstalt untergebracht war. Es ist also auch hier wohl so gut als sicher, daß es sich um eine Huntingtonsche Chorea handelte.

Auf Grund der neueren Erfahrungen sind wir also berechtigt, zu sagen, daß bei der ganz überwiegenden Mehrzahl der Fälle, in welchen eine chronische Chorea und vor allem eine chronisch-*progressive* Chorea ursächlich auf Gewalteinwir-kungen gegen den Schädel oder auf Unfälle, die mit starkem Schreck einher-gehen, zurückgeführt werden, *diese Traumata nur eine plötzlich oder langsam einsetzende Beschleunigung des Krankheitsvorganges hervorrufen, indem sie ent-weder die bis dahin übersehenen oder von den Kranken tunlichst unterdrückten Symptome diesem mehr zum Bewußtsein bringen* (E. Schultze) *oder so ver-stärken, daß sie der Umgebung auffallen oder* (wie bei meiner Patientin *Emanuel*) *eine Krankheitsphase einleiten, die ohne einen Unfall wahrscheinlich erst Monate oder Jahre später eingetreten wäre oder schließlich andere, aber nebensächlichere Erscheinungen neu erzeugen, die sonst nur ausnahmsweise von selbst aus der heredodegenerativen Anlage erwachsen.* Vor allem ist ferner zu berücksichtigen, daß gerade auch die choreiforme Unsicherheit im Eingangs-Stadium, ähnlich, wie wir es bei der Epilepsie beobachten, dem Erleiden von Unfällen Vorschub leistet, die dann den Krankheitsverlauf im bezeichneten Sinne beeinflussen. Es ist sicher kein Zufall, daß die Mehrzahl der bei chronisch-progressiver Chorea in den ätiologischen Mittelpunkt gestellten Unfälle solche sind, die nicht unter unvorhergesehenen räumlichen Bedingungen zustande kommen, sondern Unfälle, die wie Sturz von der Leiter, auf Treppe, Gerüst u. dgl.[2] durch das Verhalten der Betreffenden in der fraglichen Situation mitbedingt sind. Eine Reihe von Huntington-Kranken, die in Anstalten untergebracht werden müssen, stirbt ja an Folgen von Unfällen (traumatischen Hirn- und anderen Blutungen usf.).

E. Schultzes[3] Leitsatz, man „werde geneigt" sein, ursächliche Beziehungen zwischen einem Unfall und einer chronischen Chorea anzunehmen, wenn dieser ein erheblicher war und vor allen Dingen auch das Zentralnervensystem nach seiner Natur schädigen konnte, und wenn andererseits Erblichkeit sich nicht nach-weisen lasse, bedarf nach 2 Richtungen der Ergänzung: Zunächst läßt sich, wie

---

[1] a. a. O.   [2] vgl. auch Entres' Zusammenstellung S. 120.
[3] a. a. O. S. 408.

er selbst hinzufügt, gelegentlich die Erblichkeit nicht nachweisen, und zwar aus einem der oben S. 5 dargelegten Gründe. Zum anderen ist folgendes zu erwägen: Daß schwere Gehirntraumata des Erwachsenen, die zu Zerstörungen oder zu Früh- oder Spätblutungen im Gehirn und dann zu Narbenbildung oder Erweichung führen, auch einmal eine dauernde *Hemi*chorea erzeugen können, läßt sich nicht bestreiten, auch wenn, soviel ich sehe, bisher kein anatomischer Beleg für solch einen Vorgang vorhanden ist. Foerster berichtet als einziger und auch nur ganz allgemein davon, daß Blutungen und Kontusionen „im Bereiche des Striatum" nach Schädeltraumen nicht allzu selten seien und daß er zweimal nach Hirnschüssen Starre bzw. Athetose gesehen habe. Hier dürfte es sich aber doch wohl um rein halbseitige Erscheinungen derart handeln. Andererseits hat H. Deutsch[1] gezeigt, daß länger dauernder beiderseitiger Carotisverschluß, etwa durch Würgen mit einem Strick um den Hals, zu beiderseitigen Erweichungen nur des Striatum und Pallidum führen kann (in ihrem Falle waren zuerst Krämpfe aufgetreten, dann reine Hypertonien und zuletzt Versteifung). Daß aber beim ausgewachsenen Menschen einzig und allein unmittelbare oder mittelbare Gewalteinwirkungen auf den Schädel eine monosymptomatische und zugleich annähernd symmetrische chronische Chorea erzeugen, scheint bei der Lage des Striatum innerhalb der Schädelhöhle nahezu ausgeschlossen, jedenfalls liegt irgendeine Beobachtung, die eine solche Annahme stützen könnte, bisher nicht vor. Etwas anderes ist es naturgemäß, wenn ein Unfall einen Menschen mit einem Striatum trifft, das schon von Haus aus im Sinne der Huntington-Anlage oder infolge irgendeiner im Leben erworbenen Schädigung, d. h. infolge Geburtsschädigung, früherer Infektion bzw. Chorea minor u. dgl. einen Ort verminderter Widerstandsfähigkeit aufweist.

Anders liegen die Dinge beim *Neugeborenen*. Wenn nach Ph. Schwartz'[2] ausgezeichneten Untersuchungen die mechanischen Einwirkungen auf den Schädel bei der Geburt, insbesondere bei Frühgeburt und bei raschem Ablauf derselben, gern ein- oder doppelseitige Blutungen aus der Vena terminalis erzeugen, die zuerst zu Verdrängung und Auflockerung, später zu Granulation und Sklerose oder aber zu ein- oder doppelseitiger Verödung des Nucleus caudatus, also einer Art Prozeß führen, der erst nach Jahren (eben in der Sklerose) zum Stillstand kommt, so besteht theoretisch wohl die Möglichkeit, daß es auf diesem Wege auch einmal zu einer angeborenen und *in den ersten Lebensjahren noch progressiven, dann aber stationären bilateralen Chorea* kommt[3]. Bedauerlicherweise kann Schwartz[4] über den klinischen Befund bei den diesbezüglichen Fällen nur soviel berichten, daß in zweien Idiotie mit „Little" bzw. Krämpfe, Idiotie und Lähmung bestanden haben. Das hängt naturgemäß damit zusammen, daß nur die schwersten Fälle derart rasch zum Tode führen. Bei diesen aber liegt eben offen-

---

[1] Jahrb. f. Psychiatrie **37**, 237. 1917.

[2] Zeitschr. f. d. ges. Neurol. u. Psychiatrie **91**. 1924 und Ergbn. d. inn. Med. u. Kinderheilk. **31**, 265. 1927.

[3] nach Entres' Untersuchungen über das Schicksal von Kindern eklamptischer Mütter (Allg. Zeitschr. f. Psychiatrie u. psych.-gerichtl. Med. **81**, 12) scheinen die Schädigungen des Kindes durch die Eklampsie der Mutter nicht zu Chorea oder Athetose zu führen.

[4] nach freundlicher brieflicher Mitteilung.

bar nicht das Bild der *reinen* bilateralen „angeborenen" bzw. frühinfantilen Chorea, sondern eine Verbindung mit anderen kortikalen, pyramidalen oder (bzw. und) extrapyramidalen Störungen vor. Von diesen scheint die Kombination mit *Athetose* bzw. *Torsionismus* oder die Annäherung des Bewegungsbildes an diese Syndrome bevorzugt zu sein. Die Anschauung von C. und O. Vogt, Jakob, Runge u. A., daß durch Keim- oder Kindesschädigungen verursachte und daher angeborene oder frühinfantile Zerstörungen des Striatums Athetose, im reifen Alter entstehende aber Chorea hervorrufen — eine Anschauung, die man ja auch biogenetisch zu deuten versucht hat in dem Sinne, daß in ihr ein atavistisches Moment zum Ausdruck komme — hat Foerster[1] mit der Begründung bekämpft, daß ausgesprochene Athetose auch im mittleren Lebensalter durch Encephalitis und in späteren Jahren durch Atherosklerose erzeugt werden könne, wie es umgekehrt auch eine angeborene *Chorea* gebe. Gerade dieser Auffassung liefern Schwartz' Befunde eine gewichtige Unterlage. Freilich einen absoluten anatomischen Beweis dafür, daß durch Geburtstraumata entstandene Blutungen bzw. Gefäßstörungen zu reiner doppelseitiger Chorea oder Chorea-Athetose führen, hat bisher Schwartz, da er, wie gesagt, der klinischen Daten ermangelt, nicht erbracht. Ein von Runge[2] und ein von mir vor Jahren beobachteter Fall — soviel ich sehe die einzigen, von denen solche vorliegen, sind vielleicht im Sinne von Schwartz zu deuten. Beide haben das Gemeinsame, daß bei ihnen auch athetotische Bewegungen vorhanden waren und choreatische nur vorherrschten. Bei dem Rungeschen Falle sollen die Abweichungen schon von Geburt an bestanden haben, in meinem traten sie in der Zeit des Gehenlernens hervor. Die wichtigsten Punkte meines Falles waren folgende:

Einziges, spät und im 7. Monat geborenes Kind einer seit Jahrzehnten an Retroflexio uteri leidenden Mutter. Um mehrere Jahre verspätete nervöse und geistige Entwicklung. Als Kind bei jeder Gelegenheit hohes Fieber. In den ersten 3 Lebensjahren ohne Antrieb. Beim Erlernen der motorischen Funktionen sehr ungeschickt, grob ausfahrende Bewegungen; nur im Kinderstuhl ruhig, sonst ständig unwillkürliche Bewegungen des linken Gesichts und der Extremitäten; sehr undeutliches Sprechen. Zuerst in der Hilfsschule, später in der Normalschule, hier außer in „Bewegungsfächern" gutes Fortkommen. Körperliche Entwicklung gut; kein Gelenkrheumatismus, Fieber oder dgl. Befund: Kräftiger Körperbau; Herz o. B. Im 6. Jahre häufiger Wechsel zwischen Atonie und Spasmus mobilis, Sprache tonisch-explosiv, krächzend, schnalzend und grunzend; Extremitätenbewegungen teils torquierend, teils rasch ausfahrend; Gang tänzelnd-hüpfend, schlürfend, stampfend mit „Armrudern". Nachuntersuchung im 15. Jahre: Besserung der Bewegungsstörungen, lernt ganz gut. Asymmetrischer Schädel, abgeflachtes Hinterhaupt.

Bei den genealogischen Nachforschungen durch mich, welche leider nur über 2 Generationen Aufschluß brachten, ergab sich nur soviel, daß ein Onkel des Knaben mütterlicherseits seit dem 40. Lebensjahre an schwerer Spätepilepsie leidet und dieserhalb zur Zeit der Nachforschung d. h. im 47. Jahr noch in einer Anstalt ist. (2 Onkels sind an Magenkrebs oder Lungenleiden gestorben, 4 Onkels und Tante dieser Seite gesund.)

Von dem Rungeschen Falle erfahren wir leider nichts über die Anamnese und insbesondere die Familiengeschichte. In einem weiteren Falle von Runge (a. a. O. S. 376) handelt es sich um ein kompliziertes Nebeneinander von doppel-

---

[1] Zeitschr. f. d. ges. Neurol. u. Psychiatrie **73**, 150.
[2] Ergebn. d. inn. Med. u. Kinderheilk. **26**, 399.

seitigem *Athetoidismus* des Gesichts und der Hände mit *Torsionismus* des Kopfes und der Arme, sowie mit *Beugekontrakturen* der Beine, das seit der Geburt bei einem 46jährigen Manne bestand, der als 7-Monatskind geboren war und von einem angeblich an Paralyse verstorbenen Vater stammte, dessen 1. Schwester an Kontrakturen litt und dessen Vater seinerseits an Altersschwachsinn gestorben war (s. auch S. 56).

In diesem Zusammenhang sei auf einige Fälle mit ähnlich vielförmigen Syndromanordnungen in der Kindheit verwiesen, die aber offenbar nicht traumatisch bedingt waren:

In den Fällen von Scholz[1] und Syllaba-Henner[2] handelte es sich um Geschwister, in deren Familien zwar keine gleichartigen Krankheiten bestanden haben sollen; aber auf die vorwiegend erbliche Verursachung weisen anderweitige genealogische Tatsachen hin: die 2 kranken Schwestern von Scholz stammen aus der Ehe von Blutsverwandten, und ein Bruder des Vaters litt an angeborener Idiotie, an der er im 13. Lebensjahre in einer Anstalt verstarb. Außerdem blieben 2 Brüder und ein Zwillings-Schwesternpaar, von denen 1 Bruder vor der älteren Kranken, die übrigen Geschwister nach derselben geboren waren, verschont. Innerhalb der von Syllaba et Henner beschriebenen Reihe von 4 Geschwistern blieb das zweite verschont; die Mutter der Kinder starb nach länger dauerndem „Fieberdelir", ihr Vater war starker Trinker, und ein Bruder desselben litt an traumatischer Epilepsie. Anhaltspunkte für Geburtsschädigungen oder parentale Lues fehlten bei beiden Beobachtungen. Das Krankheitsbild der Fälle von Scholz bestand in *Idiotie* mit *Spasmen, Handlungsunfähigkeit* auf den verschiedensten Gebieten und allgemeiner *athetoider Unruhe* oder *rhythmischen Zwangsbewegungen* mit *Spasmus mobilis*. Hier fand sich ein symmetrischer „état marbré" (Vogt) der Putamina. Bei dem Kranken von Syllaba-Henner, die außerdem eine Fülle von Stigmata degenerationis aufwiesen, handelt es sich um eine *Verbindung von Athetose mit Spasmus mobilis, Ataxie und Intentionszittern*.

In dem Falle von Westphal-Sioli, über den S. 56 berichtet wurde, fand sich hochgradigster früherworbener *Schwachsinn* mit allgemeiner *Athetose*, episodischem *Torsionismus*, häufiger auftretenden *choreiformen Bewegungen* und *Kontrakturen* der Extremitäten.

Eine vollständige Vereinigung *aller extrapyramidalen Hyperkinesien* bei einem und demselben Kranken schließlich bietet die von Schwalbe[3] und O. Maas[4] 1908 und 1918 beschriebene Geschwisterreihe. Alle für unsere Frage wichtigen Punkte ergeben sich aus der Familientafel S. 68.

Auch die Angaben von C. und O. Vogt, Foerster, Bostroem, Jakob u. A., daß die Kinder, die bald nach der Geburt deutliche Athetose aufweisen, durchweg entweder scheintot oder (bzw. und) zu früh geboren waren, würden durch die Befunde von Schwartz eine gute Erklärung finden, auch wenn diese der Auffassung von Vogt und Foerster zuwiderliefe, daß Frühgeburt und Asphyxie eine Folge bzw. erste Manifestation der im Mutterleib schon bestehenden Bewegungsstörung seien. Die wohl zutreffende Angabe Runges, daß Chorea vor dem 3. Lebensjahr sehr selten ist[5], Athetose aber umgekehrt meist sehr bald nach

---

[1] Zeitschr. f. d. ges. Neurol. u. Psychiatrie 88, 355. 1924.
[2] Rev. neurol. 1, No. 5. Mai 1926.   [3] In.-Diss. Berlin 1908.
[4] Neurol. Centralbl. 1918, 199.
[5] Wollenberg (in seiner bekannten Monographie) führte unter 626 aus Literatur und eigenem Material zusammengestellten Fällen nur vier von „Chorea minor" *vor* dem 4. Lebensjahre auf.

der Geburt in Erscheinung tritt, wäre mit den anatomischen Ergebnissen von
Schwartz vereinbar, wenn es wirklich zutrifft, daß, wie manche Autoren meinen,
massigere Ausfälle von Striatum und eventuell auch Pallidum regelmäßig zu
Athetose, elektiver Schwund der kleinen Zellen im Striatum zu Chorea führen. Die
Entscheidung über die Frage nach dem Vorkommen von angeborener Chorea wie
von Chorea minor im Säuglingsalter — welch letzteres z. B. Heubner[1] bestritt
— ist deswegen recht schwer, weil die diesbezüglichen Angaben sich durchweg
auf die Aussagen der Mütter solcher Kinder aufbauen, und jene gerade in diesem
Lebensalter ihrer Kinder besonders zu falscher Auffassung oder Deutung abnormer Bewegungsstörungen bei ihren kleinen Pfleglingen neigen.

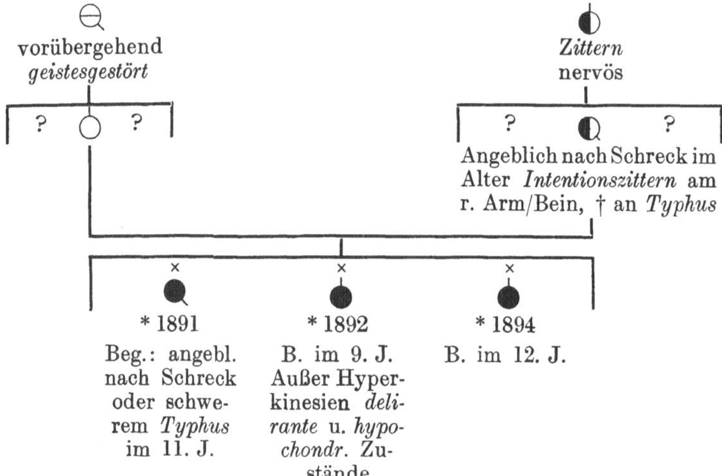

Beginn mit Zehengang, dann zunehmend unwillkürliche rollende, drehende, streckende
und beugende Bewegungen. 1908: dauerndes Gemisch von Tic, Chorea, Athetose, Torsionismus, Spasmus mobilis und Paralysis agitans, Tremor übertriebensten Ausmaßes
(„eigentümliche tonische Krampfform mit hysterischen Symptomen" (Schwalbe); „tonische
Form des Tic général" (Maas). Leber/Milz o. B. 1918 erhebliche Besserung. 1925 (nach
briefl. Mitteilung): Zustand wie 1918.

**W. Schwalbe und O. Maas (1908—1925): jüdische Familie mit allförmigen
Hyperkinesien**

In ihrer grundlegenden Monographie über die Störungen des striären Systems
haben C. und O. Vogt[2] die Anschauung vertreten, daß ihr „status marmoratus",
die Grundlage der allerdings mehr mit spastischen Erscheinungen verknüpften
Zustände von doppelseitiger Chorea - Athetose, auf einer frühzeitigen Keimschädigung, eventuell sogar auf einer „Vererbung erworbener Eigenschaften" be-
ruhten[3]. Alle diese Veränderungen aber deutet Ph. Schwartz als die Folgen

---

[1] Charité-Annalen 35. 1911.   [2] a. a. O. S. 692.

[3] Ihre diesbezügliche Auffassung, die in den folgenden Sätzen zum Ausdruck kommt:
„Der Umstand, daß die Erkrankung öfters mehrere Geschwister befällt, ohne in der Aszendenz nachgewiesen zu sein, läßt an eine frühzeitige Keimschädigung denken; für diejenigen,
welche im Gegensatz zu uns die ‚Vererbung erworbener Eigenschaften' leugnen, muß auch
die ‚Vererbung des état marbré', wie sie im Falle Wiemer" (Oppenheims Fall gleicher
Erkrankung bei Mutter und Tochter [Ref.]) „wahrscheinlich ist, für eine solche Keim-

von „Mißhandlungen des kindlichen Schädels durch den Geburtsakt". Wenn
er sagen würde: in allererster Linie oder ausschließlich, so glaube ich, würde
man ihm ganz beipflichten können. Denn er selbst bringt Hinweise[1] und
es finden sich weitere solche z. B. bei den Fällen von Scholz, daß es unter
Umständen erst dann zu ausgesprochenen Bewegungsstörungen der fraglichen Art kommt, wenn sich auf die geburtstraumatischen Folgezustände
spätere Prozesse entzündlicher, möglicherweise auch blastomatöser Art auf-
pfropfen.

Die Feststellungen von Schwartz ziehen die *für die Klinik grundsätzlich neuartige* Folgerung nach sich, daß durch Geburtstraumata verursachte Schädigungen der zentralen Ganglien und somit auch bilaterale Chorea oder Athetose
unter Umständen ihren Höhepunkt nicht schon im Säuglingsalter, sondern erst
im Laufe der ersten Lebensjahre erreichen. Foerster hat angegeben, daß nur
die Pallidum-Form der Little-Starre gelegentlich nach der Geburt progressiv sei,
die reine Pyramiden-Form dagegen nicht. Auch diese Angabe würde durch die
Schwartzschen Untersuchungen eine gute Erklärung finden. Andererseits
lehren die neueren genealogischen Erfahrungen (s. S. 92), daß der Huntingtonsche
Degenerationsprozeß als solcher (infolge genotypisch bedingter Verfrühung des
Manifestationsbeginnes) Chorea im Kindesalter hervorrufen kann. Diagnostisch
sind diese neuen Ergebnisse naturgemäß unbequem — um so unbequemer als
wie gesagt nach Runge „die Chorea jeglicher Form" im Gegensatz zur meist im
Säuglingsalter schon manifesten Athetose sehr selten vor dem 3. Lebensjahre auftritt. Denn danach würde nur für die tatsächlich angeborene oder in der frühesten Säuglingszeit manifeste Chorea oder Athetose gelten, daß sie *nicht* erblich
bedingt bzw. nicht eine maximal verfrühte Huntingtonsche Chorea darstellt,
während bezüglich des frühesten Manifestationsbeginnes Chorea minor und
verfrühte Huntingtonsche Krankheit sich nicht unterscheiden. (Ganz allgemein gilt ja die dem Laienbewußtsein ganz zuwiderlaufende Regel, daß *wirklich* erbliche Leiden sich sehr selten schon bei der Geburt oder in frühester Kindheit zeigen.)

---

schädigung sprechen", steht allerdings in Widerspruch mit den derzeitigen genealogischen
Anschauungen. Gleichförmige Erkrankung von Geschwistern kann allerdings durch das,
was man heutzutage Keimschädigung („Blastophtorie") nennt, hervorgerufen werden —
die elterliche Syphilis z. B. kann auf verschiedenen Wegen vor oder nach der Befruchtung,
und ebenso auch auf die wachsende Frucht schädlich wirken. Sie ruft zwar öfters Krankheiten bei einer und derselben, als bei 2 oder gar 3 aufeinanderfolgenden Generationen
hervor; aber syphilidogene Nervenleiden bei Geschwistern treten selten bei mehr als 2 derselben auf und sind auch dann meist ungleichförmig; gleichförmige Nervenleiden bei
mehreren Geschwistern, die sich in Ascendenz und Descendenz nicht finden, können durch
Geburtsschädigungen infolge konstitutioneller Anomalien der Mutter, vorweg des Beckens
und der Genitalien hervorgerufen werden. Aber öfters noch sind derartige Erkrankungen
von Geschwistern, die sich bei deren Eltern und Kindern *nicht* nachweisen lassen, und
besonders solche fortschreitender Art, wie besonders Frey, Hanhart u. A. von der Friedreichschen Ataxie gezeigt haben, ausschließlich erblich bedingt und beruhen bekanntlich
darauf, daß hier der recessive Erbgang vorliegt. Ob gerade die erbliche Anlage, die zum
„état marbré" führt, in dieser Weise vererbt, können wir heute noch nicht sagen, weil
bisher nur ein Fall, der von Scholz, genealogisch und histopathologisch einigermaßen er-
forscht ist. Bei ihm wie bei den Fällen von Syllaba et Henner (s. S. 67) spricht alles
für eine vorwiegend erbliche — erblich im heutigen wissenschaftlichen Sinne! — Entstehung.
    [1] nach liebenswürdiger brieflicher Mitteilung.

Indessen stellen Beobachtungen wie die nachfolgende von mir sogar diesen
Grundsatz in Frage: Ein Knabe, der im 3. und 9. Lebensjahr eingehend in der
Breslauer Klinik untersucht wurde, zeigte bei der letzten, durch mich ausgeführten
Untersuchung choreiforme Bewegungen im linken Gesicht und an den Fingern,
gelegentlich Grimassieren und Zappligkeit — Erscheinungen, die angeblich nur in
der Schule und im tiefen Schlaf unterblieben. Schon in seinem 3. Jahr bot er
gewohnheitsmäßiges Kopfschütteln und Tachycardie. Er war nach langer Geburts-
dauer ohne Asphyxie zur Welt gekommen und zeigte schon seitdem Wiegen,
Singen und Schreien nachts im Schlafe. Im 1. Jahr fiel er durch häufiges
Stolpern auf. Beide Eltern boten ein übererregbares hastiges Wesen. Der
Vater gab an, daß seine Ehefrau jetzt noch im 30. Jahre an Unruhe im
Schlafe leide, und diese gab zu, daß sich das nach dem Bericht ihrer Eltern
seit der Kindheit nie verloren habe. Eine Schwester des Knaben war nicht be-
sonders auffällig.

Gerade in der Kindheit besteht, wie wir wissen, eine besondere Neigung,
Eindrücke der täglichen Umwelt zu kopieren. Bei der Sinnfälligkeit der choreatischen Bewegungen und angesichts des Umstandes, daß sie im Grunde ja zum
überwiegenden Teile sich am Ausdrucksapparat abspielen, ist es selbstverständlich, daß bei manchen infantilen Fällen familiärer Chorea Nachahmung und Ge-
wöhnung eine große, vielleicht die erste Rolle spielen und eine besondere erbliche Konstitution nur unterstützend wirkt (vergleiche z. B. die S. 53 erwähnte
Familie Flataus).

Daß auch die *frühinfantile Chorea minor* eine günstige Prognose geben kann,
zeigt folgende Beobachtung von mir: Ein Mädchen, das bis zum 3. Lebensjahre
stark an Bettnässen litt, war in diesem Alter nach dem Bericht der Eltern im
Anschluß an starken Schreck an einer, wie die klinische Beobachtung ergab,
typischen Chorea minor ohne Abweichungen am Herz erkrankt. 13 Jahre später
ergab die Katamnese und Nachuntersuchung durch mich, daß sie sich damals
bald erholt und kräftig weiterentwickelt hatte. Über Abweichungen beider
Eltern war nichts Sicheres zu erfahren. Der 4 Jahre ältere Bruder der Probandin
hatte im 5. Lebensjahr einige Male Krämpfe, ihm folgte ein im 1. Lebensjahr
an Lungenentzündung gestorbenes Kind; vor deren Geburt hatte die Mutter
eine Fehlgeburt.

Wie gesagt, nimmt Schwartz an, daß zum wenigsten alle Fälle mit sogenannten angeborenen Herderkrankungen im Hirn in allererster Linie durch Geburtstraumata verursacht sind. Demgegenüber ist aber theoretisch wenigstens
doch die Möglichkeit in Betracht zu ziehen, daß *spät-fötale Gefäßprozesse* ähnlich
denen der Chorea minor, aber nicht entzündlicher Art zu feinsten Embolien im
Striatum und so zu angeborener Chorea führen. Anhaltspunkte für das Vorkommen dieses ätiologischen Zusammenhanges vermag ich allerdings im Schrifttum
nicht zu finden.

Wenden wir uns nach dieser Abschweifung noch einmal der Frage nach den
Beziehungen zwischen *Trauma und Chorea* zu, so kann natürlich bei bestehender
Arteriosklerose des Gehirns ein schwerer Unfall eine Blutung od. dgl. im Striatum
hervorrufen. Doch handelt es sich dann wohl meist um eine mehr oder weniger
halbseitige Chorea, die, mag sie auch auf den ersten Blick das sinnfälligste Symptom darstellen, doch von den Erscheinungen einer Schädigung der Nachbar-

gebiete begleitet ist wie z. B. in dem Fall von Bischoff[1]. Vielleicht ist auch ein von Stertz[2] veröffentlichter Fall der Breslauer Klinik so aufzufassen:

Eine bis zum 75. Jahre nicht auffällige, angeblich rüstige Frau erkrankte einige Tage nach einem Fall auf der Treppe mit Schmerzen in der linken Körperhälfte und ausschließlich linksseitiger Chorea, nach einigen Wochen in der Klinik auch an Angst mit Wahnvorstellungen und Unruhe und verstarb nach kurzer Frist an Pneumonie mit Herzschwäche. Der Hirnbefund ergab leichte Atrophie, sehr starke Arteriosklerose der Basalgefäße, geringe Verkleinerung des rechten gegenüber dem linken Thalamus und einen kleinen Erweichungsherd im linken Linsenkern, der bis an die innere Kapsel heranreichte.

Offenbar hat also hier die Arteriosklerose der Arteria lenticulooptica zur Verkleinerung des rechten Thalamus geführt, der Unfall aber zum Einriß in einen Ast der Arteria lenticulostriata der anderen Seite und dadurch zur Erweichung. Wie dies das klinische Bild beeinflußt hat, ist nicht recht klar. Auf sie die Hemichorea zu beziehen, dem widerstreitet die Gleichseitigkeit von Herd und Chorea. Wenn auch leider genealogische Nachforschungen durch mich keine Aufklärung über die Ascendenz brachten, ergab sich doch, daß der einzige noch lebende Sohn unter 9 durchweg in der Kindheit verstorbenen Geschwistern mit seinen 58 Jahren außer pathologischen Räuschen, die auf Belastung von Vaterseite beruht, gelegentlich rheumatische Beschwerden hat und nach einer angeblichen Verschüttung im Felde an Zuckungen in Augenlidern, Gesicht und Gliedern litt, die im Laufe von 6 Jahren allmählich abnahmen, aber auch dann noch nach Anstrengungen in Form blitzartigen Ziehens und Zuckens in den Beinen sich bemerkbar machten.

12. Chorea arteriofibrotica und Chorea senilis.

Die vorstehenden Ausführungen leiten uns zu der Frage hinüber, welche Rolle in der Ätiologie der Chorea überhaupt die *Atherosklerose des Gehirns* spielt. Diese Frage hinwiederum ist naturgemäß eng verknüpft mit derjenigen nach dem Zusammenhang zwischen Chorea und *senilen Hirnprozessen*. Seit langem spricht man von *seniler Chorea*. Wir wollen uns zunächst dieser zuwenden.

In der allgemeinen Ursachenlehre sagt man, daß die (senile) Involution nur dann als krankhaft bezeichnet werden darf, wenn der ganze Organismus oder bestimmte Organe bzw. Organabschnitte einer allzu frühen, einer allzu starken oder einer ungewöhnlichen Rückbildung verfallen. Da wir wissen, daß der Aufbrauch infolge übermäßiger Beanspruchung durch Lebensaufgaben an Bedeutung erheblich gegenüber der durch die Anlage gegebenen „Ausschöpfbarkeit" zurücktritt, so engt sich die Frage nach der Berechtigung, von einer senilen Chorea zu sprechen, tatsächlich dahin ein: Gibt es erstens eine konstitutionelle, aber gleichwohl nicht ausschließlich erblich bedingte Minderwertigkeit des „Chorea-Substrats", die sich darin äußert, daß es dem an sich normalen Involutionsprozeß sehr viel früher verfällt als die übrigen Hirnabschnitte? Gibt es zweitens eine erblich bedingte Bereitschaft zur vorzeitigen Rückbildung desselben, die sich im Gegensatz zur klassischen Huntingtonschen Chorea so vererbt wie die senile Involution, nämlich in allen Generationen in den Lebensjahren, die durchschnittlich in der entsprechenden Bevölkerung als Greisenalter gelten? Oder sind

---

[1] Dtsch. Arch. f. klin. Med. **69**. 1901.
[2] Abhandl. a. d. Neurol., Psych. usw., H. 11, S. 94. Berlin: Karger 1921.

alle Fälle seniler Chorea nichts anderes als Huntingtonsche Kranke, bei welchen die Erkrankungsart um Jahrzehnte verspätet in die Erscheinung tritt?

Mustern wir die Fälle, die bisher unter der Bezeichnung „*senile Chorea*" veröffentlicht worden sind, so ist ohne weiteres die überwiegende Mehrzahl auszuscheiden, weil sie *Hirnatherosklerosen mit choreatischen Erscheinungen* („Chorea arteriofibrotica" nach F. H. Lewy) darstellen. Mag es ja auch manchmal schwierig oder unmöglich sein, zu entscheiden, ob eine bestimmte klinische Störung ausschließlich auf atherosklerotischen oder vorwiegend auf senilen Veränderungen beruht, so gelingt die Entscheidung im ersteren Sinne im allgemeinen doch auf Grund der klinischen Erscheinungen, vor allem der Halbseitigkeit der Bewegungsstörungen. Von Lewandowsky-Stadelmann[1], Liepman-C. und O. Vogt[2], Foerster, Entres[3], F. H. Lewy, Stertz, Jakob sind Beobachtungen mitgeteilt worden, die dementsprechend richtig als „*Chorea apoplektica*" (Lewandowsky) bzw. „**postapoplektische Hemichorea**" (Foerster) gedeutet worden sind. Leider liegen nicht über alle diese Fälle eingehende klinische Mitteilungen vor, über keinen aber genealogische[4]. Daher ist eindeutiger nachfolgender von mir bearbeiteter Fall der Breslauer Klinik:

Bei einer von Haus aus reizbaren Frau, welche seit den Wechseljahren, d. h. etwa dem 45. Jahre an Schmerzen im Bein und rascher Ermüdbarkeit litt, entwickelten sich nach einem Ohnmachtsanfalle im 66. Jahre choreatische Zuckungen der Glieder, 4 Monate später trat eine rechtsseitige Hemiplegie mit amnestischer Aphasie auf, nach der die Chorea zunahm. Der übrige klinische Befund ergab keine deutliche Arteriosklerose der peripheren Gefäße, aber ein systolisches Geräusch an der Spitze. Bei der wenige Monate später (1908) erfolgten Autopsie fand sich neben einer frischen Magenblutung eine sehr starke Atherosklerose der Hirngefäße und ein großer apoplektischer Herd im linken Schwanzkern. Die Familiengeschichte ergab, daß der Vater der Kranken im 74. Jahre an Schlaganfall, die Mutter im 72. Jahre verstorben war, nachdem sie 4 Jahre eine Lähmung und Sprachstörung geboten hatte; von zwei Geschwistern der Kranken und ihren fünf im Alter von 41—28 Jahren stehenden Kindern sind krankhafte Abweichungen nicht bekannt geworden.

Die entscheidende Ursache bildete also hier die von beiden Eltern vererbte Arteriosklerose mit Blutungsneigung (Magenblutung!) und deren vorwiegende Lokalisation in den Gefäßen der Stammganglien. Da eine mikroskopische Untersuchung leider nicht ausgeführt worden war, steht dahin, welche der choreopla-

---

[1] Zeitschr. f. d. ges. Neurol. u. Psychiatrie **12**, 530. 1912.

[2] Journ. f. Psychol. u. Neurol. **25**, 828.

[3] Der erste der von Entres (Monographie S. 124) erwähnten zwei Fälle seines Materials, bei denen die „Fehldiagnose": Huntingtonsche Chorea statt der richtigen: „arteriosklerotische Erkrankung mit symptomatischer Chorea" gestellt worden sei, scheint derselbe zu sein, von dem Lewy (Zeitschr. f. d. ges. Neurol. u. Psychiatrie **85**, 646) schreibt, daß Alzheimer 1912 auf Grund des anatomischen Befundes diese Diagnose berichtigt habe. (Zusatz nach Fertigstellung der Arbeit:) Guttmann (Zeitschr. f. d. ges. Neurol. u. Psychiatrie **107**, 609) spricht von einem von Lewy erwähnten Falle mit arteriosklerotischer Chorea" aus der Münchener Klinik, der für diese Frage sehr bemerkenswert ist: Die Probandin (diejenige mit „arteriosklerotischer Chorea" Ref.) hatte mit 11 Jahren Veitstanz, mit 18 Jahren „Gelenkrheumatismus" und war dann gesund bis zu ihrem 53. Jahre; ihre ältere Schwester war mit 58 Jahren in der gleichen Klinik, „Diagnose: Epilepsie"; aber sie „*machte fortwährend mit Armen und Händen kleine unruhige Bewegungen*, sprach langsam, leise" und hatte Anfälle von Angst mit Beeinträchtigungs- und Verfolgungsideen. Ihre Mutter und deren fünf Geschwister waren seltsame verschlossene Leute, zwei gemütskrank, ihr Vater Schnapstrinker. Nach anderweitigen Erfahrungen kann wohl kaum ein Zweifel sein, daß die Schwester der Probandin eine chronische Chorea hatte.

[4] vgl. in diesem Zusammenhang Fall Greppin S. 81, 3. Absatz.

stischen Hilfsursachen sonst noch mitgewirkt haben. Die Tatsache, daß die Kranke vor dem Insult 21 Jahre lang und gerade seit dem Klimakterium an Schmerzen im rechten Bein und später rascher Ermüdbarkeit desselben gelitten hat und ein systolisches Geräusch am Herzen bot, spricht für die Mitwirkung solcher.

Wo bei postapoplektischer Hemichorea eine anatomische Untersuchung angestellt werden konnte, ergab sich regelmäßig ein Herd im gegenseitigen Striatum.

Dagegen läßt sich die Frage, ob es eine *reine doppelseitige* chronisch progressive Chorea auf *ausschließlich atherosklerotischer Grundlage* d. h. also auf schleichender Verödung nur des Choreasubstrats infolge langsam fortschreitenden Verschlusses arteriosklerotischer Gefäße gibt, an Hand des vorliegenden Materials nicht entscheiden. Foerster glaubt sie bejahen zu sollen, er teilt aber leider nichts über den anatomischen und genealogischen Befund bei den Fällen mit, auf die er diese Annahme stützt. Umgekehrt bringt Lewy 2 anatomisch genau untersuchte Fälle, in denen in erster Linie, das eine Mal sogar allein, in Striatum und Hirnrinde arteriofibrotische Verödungsherde vorhanden waren; bezüglich des klinischen Befundes erfahren wir aber nur, daß es sich in dem einen um arteriosklerotische Demenz mit choreatischen Bewegungsstörungen gehandelt habe, während der andere als Huntingtonsche Chorea diagnostiziert, aber auf Grund des Sektionsbefundes 1912 von Alzheimer auf Arteriosklerose zurückgeführt worden sei (s. Anmerkung 3 auf S. 72), und über das Genealogische überhaupt nichts. Der Fall von Liepmann-C. und O. Vogt dürfte auch hierher gehören, da bei ihm 25 Jahre lang eine Verblödung bestand, bis sich 2 Jahre vor dem Tode im 69. Jahre eine rechtsseitige Chorea entwickelte, die auf eine völlige Zerstörung des linken Caudatum und vorderen Putamen zurückzuführen war. In dem einen der 2 Fälle Lewys fand sich auch eine Erweichung, allerdings kleineren Umfangs, im Pallidum (in welchem? Ref.). — Bei der Mehrzahl der bisher zur Obduktion gekommenen Fälle, die unter der Bezeichnung „senile Chorea" veröffentlicht wurden, fanden sich Herde in den Stammganglien, deren arteriosklerotische Bedingtheit außer Zweifel stand (Lewy). Genannt seien nur die Beobachtungen von Eichhorst[1], Bischoff[2] und Weiner. Im allgemeinen sind derartige Fälle offenbar sehr selten. So findet sich unter den 62 Beobachtungen, welche de Monchy[3] vor wenigen Jahren nach dem Gesichtspunkte einwandfreien Nachweises von Hirnarteriosklerose gesammelt hat und die entweder wegen Apoplexie oder wegen psychischer Störungen in die Amsterdamer psychiatrische Klinik aufgenommen worden waren, kein einziger mit choreatischen oder athetotischen Störungen, wohl aber mehrere mit Zittern. Man könnte geneigt sein, die Seltenheit solcher Fälle damit zu erklären, daß gerade das Striatum ein sehr reiches, ja ein noch üppigeres Kapillarnetz besitzt als die Großhirnrinde. Dem steht aber entgegen, daß die arteriosklerotische Versteifung (Foersters „arteriosklerotische Muskelstarre"), welche man auf Arteriosklerose des Pallidum, also eines Ganglienkörpers mit einem sehr dürftigen Kapillarnetz zurückführt, verhältnismäßig nicht so viel häufiger vorzukommen scheint als die atherosklerotische Chorea oder Athetose. Dieser Umstand weist darauf hin, daß bei letzteren nicht sowohl *allgemein menschliche* Anlagen, als individuelle, entweder spezifisch erbliche oder früherworbene maßgebend sind.

---

[1] Med. Klinik 1911. Nr. 8.   [2] Dtsch. Arch. f. klin. Med. **69**, 405. 1901.
[3] Abhandl. a. d. Neurol., Psych. usw., H. 17. Berlin: Karger 1922.

In diesem Zusammenhang verdient auch die Mitteilung von Kleist[1] Beachtung, der bei 2 Männern jenseits des 55. Jahres im *urämischen* bzw. *pseudourämischen Koma ticartige* bzw. *myoklonische, fascikuläre* eventuell *myorhythmische Zuckungen* beobachtete; es fand sich bei diesen Kranken außer Granularatrophie der Nieren und entsprechenden Herzanomalien Atherosklerose des Gehirns, das eine Mal mit Hirnschwellung, das andere Mal mit kleineren Blutungen fast im ganzen Hirn, beidemal aber keine Erweichung.

Nicht wundern werden wir uns über das Auftreten von mehr oder weniger symmetrischen choreatischen Bewegungen, wenn eine Atherosklerose des Gehirns sich mit erheblicher Involution desselben verbindet und einer der beiden Prozesse besonders stark gerade das Chorea-Substrat befällt. Als einen solchen Fall *atheromatotisch-seniler* Chorea könnte man zunächst geneigt sein, außer dem anatomisch nicht untersuchten Kranken von Weiner[2], der mit 56 Jahren „schneeweiße‟ Haare hatte, den Fall 1 von Peter[3] anzusprechen:

Die Kranke bot seit ihrem 68. Jahre progressive choreatische Unruhe am ganzen Körper, Erregungen, paranoische Auffassungen, zuletzt auch amnestische Erscheinungen und starb 8 Monate nach Beginn der choreatischen Zuckungen. Die genaue anatomische Untersuchung ergab makroskopisch allgemeine Hirnatrophie, besonders der Stammganglien, zarte Gefäße, mikroskopisch sehr hochgradige fettige Metamorphose der Gefäßwandzellen, und hyaline Entartung der Capillaren und Präcapillaren, im caudalen Teil des Putamen eine kleine frische Erweichung mit Körnchenzellen und massenhafter Gefäßneubildung, außerdem aber degenerativen Zerfall der Nervenzellen in der Rinde und besonders im Striatum mit lebhafter progressiver Gliatätigkeit und Anhäufung von Abbaustoffen an fixen Gliaelementen, einfach atrophische Veränderungen an den Nervenzellen des Pallidum mit Anhäufung der hellen Gliakerne und Vermehrung des Lipoidgehalts in den Ganglienzellen des Thalamus. Nirgends aber fanden sich senile Plaques oder die Alzheimersche Fibrillenerkrankung.

Die genauere Gewebsuntersuchung ergab also, daß dieser Fall doch nicht im Sinne einer senilen Chorea zu deuten ist, sondern eines degenerativen Ganglienzellprozesses, der sich in nichts wesentlichem von dem der Huntingtonschen Chorea unterscheidet, kombiniert mit senilen Erscheinungen, die aber bei dem Alter der Kranken noch fast als normal anzusehen sind, nämlich Gefäßveränderungen und dem „gliogenen fixen Abbautypus‟, den Peter mit Spielmeyer als Abbauform der senilen Demenz anspricht. Fraglich bleibt die Rolle der Erweichung im kaudalen Putamen. Peter kennzeichnet sie als „Nebenbefund‟. Demgegenüber ist jedoch zu berücksichtigen, daß das Alter der Erweichung etwa der Dauer der choreatischen Bewegungsstörungen, mit denen hier der Krankheitsverlauf abschloß, entsprach. Dieser aber zeigte eine bemerkenswerte Alternanz zum Teil in umgekehrter Richtung wie in dem von mir genealogisch verfolgten Falle Bielschowskys[4], in welchem bei dem Sohne eines Huntington-Kranken Kinder-Chorea, juvenile Epilepsie und progressive Versteifung sich ablösten, und im Falle 5 von Jakob[5], bei dem die Chorea allmählich in Versteifung bzw. Kontrakturen mit Beschränkung der Sprechfähigkeit auf Stöhnen und Grunzen und tiefer Verblödung ausging (wobei alle Blut- und Liquorreaktionen negativ ausfielen):

---

[1] Stoffwechselkrankheiten. Karger. 1926. S. 454.
[2] Dtsch. Arch. f. klin. Med. **125**. 1918.
[3] Monatschr. f. Psychiatrie u. Neurol. **56**, 283.
[4] Journ. f. Psychiatrie u. Neurol. **27**, 233.   [5] a. a. O. S. 70.

Peters Kranke hatte nämlich schon[1] in mittlerem Lebensalter einige Jahre lang Anfälle mit Zuckungen, die den choreatischen offenbar nahestanden, nämlich „Zucken der Nase", später Zuckungen, die ärztlicherseits als „Schlingmuskelkrämpfe" bezeichnet worden waren. Im weiteren Verlaufe traten dann *Anfälle* von *Steif*werden, offenbar auch des Sprechapparats mit der Folge der Sprechunfähigkeit bei angeblich freiem Bewußtsein auf, und in der vorchoreatischen Phase ihrer Krankheit zwischen dem 62. und 68. Lebensjahre stellten sich, angeblich das erstemal unmittelbar nach einer Erregung, alle paar Wochen *Anfälle allgemeiner Atonie* mit Erbrechen ein, von denen einer auch mit Bewußtseinsverlust einherging, die aber im übrigen ohne Zuckungen oder nachfolgende Lähmung verliefen. Weiterhin aber ergab die genauere Erhebung der Vorgeschichte, daß die Kranke von jeher sehr eigensinnig war, auf Widerspruch mit Anfällen von Erregung, Schimpfen und Umsichschlagen reagierte und ferner jahrelang auf „Magen- und Leberleiden" behandelt worden war. Schließlich teilte mir die Tochter auf Befragen mit, daß in ähnlicher Weise die Schwester der Kranken auf Gewitter oder gemütliche Erregungen mit „Krämpfen" geantwortet habe, und daß der einzige Sohn der Kranken angeblich seit wiederholten Bauchfell- und Bruchoperationen vor und während des Kriegsdienstes „stark nervös" sei, insbesondere aber im Schlafen sehr viel und laut spreche; und von den Eltern der Kranken heißt es, der Vater sei im 83. Jahre an Hirnschlag, die Mutter im 71. Jahre an Wassersucht gestorben[2].

Die Vorgeschichte des Falles weist also auf eine ausgesprochene familiäre Abnormität der psychisch-nervösen Anlage hin, die der choreatischen zum wenigsten nahe verwandt ist: die Schilderungen über Charakter und Temperament der Kranken entsprechen weitgehend dem von der Huntingtonschen Chorea Bekannten, was man **choreatischen Charakter** oder **Choreopathie** nennen könnte; ihre Anfälle aber, die wohl im weitesten Sinne des Wortes als „reaktiv-epileptiforme" zu kennzeichnen wären, ähneln offenbar, was die erste Phase anlangt, weitgehend denjenigen bei anderen Fällen atypischer Chorea chronica z. B. dem unten noch (S. 112) zu besprechenden Falle *Kärger* von J. Hoffmann, und was die späteren Phasen anbetrifft, an die Anfälle von „Hemmungsentladung" wie sie O. Binswanger[3] vor Jahrzehnten beschrieben hat, oder an den neuerdings wieder stärker beobachteten Lach- bzw. Affektschlag, welcher der Narkolepsie nahe steht. Wenn wir all dies berücksichtigen, ergibt sich, daß auch in diesem Falle nicht wohl von einer senilen Chorea gesprochen werden kann; vielmehr handelt es sich offenbar um die *Aufpfropfung eines atypischen senilen Prozesses auf einen atypischen heredodegenerativen Prozeß.*

Vielleicht ist in ähnlicher Weise eine Beobachtung von Runge[4] zu deuten:

Ein 78jähriges — nach meinen Ermittlungen allerdings erst 68jähriges — Fräulein, das von Kindheit an „eigenes" Wesen, unmotiviertes Lachen, Selbstgespräche am Tag und in der Nacht, nächtliche Unruhe mit Herumkramen, Mißtrauen, unsinnige Sammelwut und Hang, unsinniges Zeug niederzuschreiben, zeigte, erkrankte im 76. — bzw. nach neueren Ermittlungen schon im 61. — Lebensjahre an Wackeln und torticollisartigen Drehbewegungen des Kopfes, stereotypen Greif- und Kratzbewegungen, rhythmischen klonischen und choreatischen Zuckungen, die etwa 10 Jahre — bis zum Tode — bestanden.

Mit Rücksicht auf die Schilderungen der psychopathologischen Züge in der prächoreatischen wie choreatischen Phase von Huntingtonschen Kranken, ist man doch wohl berechtigt, in diesem Falle einen inneren Zusammenhang

---

[1] — wie sich des Näheren aus dem mir freundlichst überlassenen Krankenblatt der Marburger Klinik und nachträglich von der Tochter der Kranken mir gemachten Angaben ergibt.

[2] Leider waren weitere Angaben über die Aszendenz nicht zu erhalten.

[3] Die Epilepsie. 2. Aufl. Wien 1913.

[4] Ergebn. d. inn. Med. u. Kinderheilk. **26**, 406. 1924.

zwischen dem Krankheitsbild im Greisenalter und der psychisch abnormen Konstitution anzunehmen. Allerdings lag hier ein Bild so mannigfacher Dystonien und Hyperkinesien vor, daß die Bezeichnung: „Chorea" viel zu eng wäre. Die genealogischen Ermittlungen, die ich in diesem Falle anstellte, ergaben nur, daß sie das einzige Kind ihrer nicht blutsverwandten (längstverstorbenen) Eltern war, die beide körperlich gesund gewesen seien, und daß die Mutter wie deren Schwester nur durch krankhaften Aberglauben, ein Vetter durch Prahlen und Aufschneiden, aufgefallen seien. Es scheint mir bemerkenswert, daß in der von K. Krabbe beschriebenen Sippe mit „familiärer Myoklonie-Schizophrenie"[1], deren Stammbaum S. 98 wiedergegeben ist, eine ähnliche Vielgestaltigkeit des motorischen und des psychischen Bildes beobachtet wurde. Man beachte deren Kennzeichnung durch Krabbe bei den Mitgliedern der 5. Generation: Spastizität, Athetose, Tics, Zittern, Kopfwackeln, Kontraktur, „ataktische Agitation", choreiforme Bewegungen, „klonieähnliche Choks", „konvulsivische Erschütterungen des Kopfes", knarrende Sprache, Parkinson-Schütteln!

Selbstverständlich darf auch dann nicht von seniler Chorea gesprochen werden, wenn, wie es Mouriquand, Gardère und Léorat[2] gesehen haben wollen, ein Mensch von Geburt oder früher Kindheit an und bis ins Greisenalter hinein eine Chorea bietet, oder wenn es sich um eine *infektiöse*, also vorwiegend septikämische oder „encephalitische" *Chorea im Greisenalter* handelt. Freilich darüber, ob letzteres wirklich vorkommt, läßt sich zur Zeit nichts aussagen. In der deutschen Litteratur habe ich überhaupt keine diesbezügliche Angabe gefunden, und was französische Autoren (Rebattu, Sédallian et Mollon[2] darüber mitteilen, fordert zu Widerspruch heraus. Wenn weiterhin Claude[3] von einer „*subakuten Chorea der Greise*" spricht, die er auf Veränderungen zurückführen will, analog denen der Chorea Sydenham, nämlich auf „diffuse Encephalitis mit Zelläsionen in der Rinde und Perivascularitis oder kleine hämorrhagische Herde oder diskrete entzündliche Erweichungen"[2], so ist zu berücksichtigen, daß Lhermitte und P. Marie im Gegensatz zu allen deutschen Autoren auch bei der Huntingtonschen Chorea Gefäßerkrankungen entzündlicher Natur annehmen. Demgegenüber macht z. B. Jakob[4] wohl mit Recht geltend, daß derartige Gefäßveränderungen auf den Altersprozeß zu beziehen seien.

Schließlich muß es naturgemäß als abwegig bezeichnet werden, regelmäßig dann von seniler Chorea zu sprechen (Weiner), wenn anamnestisch angegeben wird, daß choreatische Erscheinungen jenseits *des 50. Lebensjahres* begonnen haben. Denn eine solche, fast möchte man sagen, bürokratische Bestimmung verstößt gegen die grundlegende, auf dem Gebiete der Hirnpathologie bekanntlich von Alzheimer mit Nachdruck betonte biologische Einsicht, daß für

---

[1] Acta med. scandinav. **54**, H. 5, 455. 1921.

[2] zit. nach Babonneix: Les chorées. Paris: E. Flammarion 1924. **168** u. 261.

[3] Claude schreibt weiter: „Die Läsionen entsprechen *nicht* (Sperrdruck vom Ref.), wie ich mich in einem Fall überzeugen konnte, denen, die P. Marie et Lhermitte bei der Chorea der Greise beschrieben haben ... Fieber kommt besonders im Terminalstadium hinzu. Die Entwicklung ist ziemlich rapide und überdauert in den ungünstigen Fällen, in denen die Agitation beträchtlich ist, kaum ein Jahr, bei den milderen Fällen beobachtet man Remissionen, aber auch hier kommt es meist nach nicht mehr als 2 Jahren zum Tod an interkurrenten Krankheiten."

[4] vgl. Jakob, a. a. O. S. 81.

die Entscheidung, ob ein Krankheitsprozeß ein seniler ist, in erster Linie die morphologische Feststellung maßgebend zu sein hat, daß er seinem Wesen nach dem entspricht, was bei gesunden und eventuell auch kranken Greisen regelmäßig angetroffen wird. Gerade Alzheimer hat gezeigt, daß gelegentlich solche Prozesse bei Menschen noch jenseits der 60er Jahre vermißt, in seltenen Fällen aber umgekehrt auch schon diesseits der 50er Jahre angetroffen werden. So läßt z. B. ein von Bonhoeffer beobachteter Fall einer „chronisch-progressiven Choreapsychose" mit ungewöhnlichem Verlauf[1], in dem im 47. Lebensjahre, 2 Jahre vor Beginn des Klimakteriums, choreopsychotische Veränderungen und im 49. Jahr die ersten choreatischen Bewegungsstörungen einsetzten, der Umstand an eine senile Chorea denken, daß Bonhoeffer ausdrücklich das Vorliegen eines senilen Genitale erwähnt — sofern nicht genauere genealogische Ermittlungen ergeben würden, daß es sich (was nach dem übrigen Befund wahrscheinlich ist) um eine erbliche Chorea handelte.

Wie verfehlt es ist, jede Chorea, welche jenseits des 50. Lebensjahres beginnt, zur senilen Chorea zu stempeln, geht aber weiterhin daraus hervor, daß schon eine verhältnismäßig große Zahl von einwandfreien Huntington-Familien bekannt ist, in denen bei irgendeinem Mitgliede derselben Chorea jenseits dieser Altersgrenze sinnfällig wurde; ich nenne die Familien von Stroop, Schlesinger, Frotscher, Lorenz, Peretti, Curschmann, die Familien *Vorster*, *Buhl*, *Ries-Ising* von Meggendorfer und die von mir beobachteten Familien *Pontex* und *Taube*.

1897 schon fand Wollenberg[2] bei der Zusammenstellung der Altersstufen, in welchen bei den bis dahin bekannt gewordenen Fällen die Huntingtonsche Chorea in die Erscheinung trat, in 10 von 79 d. h. in 13,8 vH der Fälle, daß die Krankheit nach dem 50. Jahre und zwar in je einem Falle (= je 1,2 vH) zwischen dem 60. und 65. und dem 65. und 70. Lebensjahre deutlich wurde. Es ist klar, daß wenn man sich bei diesen Kranken nur auf ihre eigenen Angaben verlassen hätte, da und dort die Auskunft über Erblichkeit negativ ausgefallen wäre, und man dann, wie meist, voreilig von seniler Chorea gesprochen hätte. Wenn die gleiche Erscheinung in den zahlreichen Familiengeschichten von Huntingtonscher Chorea, welche Entres gebracht hat, vermißt wird, so dürfte dies wohl sicher auf die mangelhaften Angaben über die Angehörigen der ältesten anamnestisch überhaupt erreichbaren Generationen dieser Sippen zurückzuführen sein.

Besonders beweiskräftig in dieser Richtung ist die Beobachtung von Jakob-Meggendorfer[3] (Fall 1 Jakobs), wonach der Vater der Kranken, bei der histopathologisch der rein degenerative Huntingtonsche Prozeß sichergestellt wurde, im 66. Jahre erkrankte und bis zu seinem Tode im 79. Jahre an progressiver Chorea litt, und ferner Peters[4] Fall 2, dessen von mir erhobene genealogische Katamnese wie oben (S. 43) dargelegt, auch einen interessanten Einblick in die nosologische Konkurrenz zwischen dem erblichen „Choreamycel" und dem paralytischen Prozeß gebracht hat. Daß es sich hier trotz des Ausbrechens der

---

[1] Zentralbl. f. die ges. Neurol. u. Psychiatrie **32**, 395.
[2] „Chorea" in Nothnagels Handb. d. inn. Med. Wien 1897.
[3] a. a. O.   [4] a. a. O.

Bewegungsstörungen im 64. Jahre um eine *erbliche Chorea mit verspätetem Beginn* handelte, geht allein schon aus dem histopathologischen Befunde hervor, der den typischen „status fibrosus" ergab. Die daneben bestehenden Altersveränderungen waren in Anbetracht des tatsächlichen Todesalters, des 75. Jahrs, sogar ungewöhnlich geringfügig.

Angaben über den Beginn der Chorea im Vorgreisenalter — im 62. Jahr — finde ich weiterhin in der Vorgeschichte der Großmutter der Kranken mit frühinfantiler chronischer Chorea auf zweifellos erblichem Boden, auf die ich später (S. 92) zu sprechen kommen werde (Familie *Sauter*).

Nach diesen Feststellungen ist es nicht wahrscheinlich, daß in dem von Leyser[1] klinisch und anatomisch untersuchten Falle eine *senile* Chorea vorgelegen hat.

Es handelte sich hier um eine Hausiererin, die seit etwa ihrem 64. Lebensjahre an fortschreitender Chorea mit Demenz litt und 10 Jahre später starb. Es fand sich eine allgemeine, aber im Caudatum und im Hinterhauptslappen besonders ausgesprochene Hirnatrophie; einfacher Zellschwund ging einher mit mehr minder starker Gliawucherung, zum Teil auch mit Verfettung der Ganglienzellen, diese besonders im sonst normalen Nucleus dentatus. Dagegen waren nirgends senile Drusen oder Alzheimersche Fibrillenveränderungen nachweisbar.

Abgesehen von den lokalisatorischen Unterschieden ergibt sich, soweit aus den Schilderungen Leysers zu schließen ist, kein einziger wesentlicher Unterschied im mikroskopischen Bilde des Falles gegenüber den Befunden, die Jakob bei in jüngeren Jahren verstorbenen Kranken mit einwandfrei erblicher chronischprogressiver Chorea erhoben hat. Eine vollkommene Übereinstimmung, sowohl was das Lokalisatorische als das Histopathologische anbetrifft, scheint aber vor allem zwischen Leysers Fall und Peters Fall 2 zu bestehen. In Anbetracht dessen dürfte auf die kurze Angabe Leysers, daß von Nerven- und Geisteskrankheiten in der Familie seiner Kranken nichts bekannt sei, nach allem, was ich oben dargelegt habe und weiter unten noch darlegen werde, kein entscheidendes Gewicht zu legen sein. Jedenfalls berechtigt diese negative Angabe angesichts des anatomischen Bildes nicht, diesen Fall im Sinne einer senilen Chorea aufzufassen.

Am ehesten darf aus der gesamten Literatur Jakobs Fall VII den Anspruch auf die Bezeichnung „senile Chorea" machen, insofern dabei ein sehr schwerer seniler Prozeß (auffallend reichliche Anhäufung von senilen Plaques und Alzheimerschen Fibrillenveränderungen) im ganzen Gehirn, besonders aber im Striatum nachgewiesen werden konnte. Der klinische Verlauf des Falles: innerhalb des Jahrfünft zwischen 75. und 80. Jahre die Entwicklung von Verwirrtheit mit allgemeinem Zittern zu allgemeiner Chorea und schließlich zu Beugekontrakturen der Beine bei Fortbestehen der Zuckungen am übrigen Körper spricht allerdings nicht gerade für einen rein senilen Prozeß. Daher ist es bedauerlich, daß hier keinerlei Ermittlungen über die Vorgeschichte der Kranken selbst und über die Familiengeschichte (sowohl bezüglich der Vorfahren als auch insbesondere der Nachkommenschaft) angestellt werden konnten. Denn es wäre von besonderer Wichtigkeit gewesen, gerade von einem solchen Kranken zu wissen, ob er etwa der „Stammvater" einer Huntington-Sippe, nämlich

---

[1] Dtsch. Zeitschr. f. Nervenheilk. **75**, 64 und Zieglers Beitr. z. pathol. Anat. u. z. allg. Pathol. **71**, 528. 1922/23.

derjenige Vorfahre war, bei dem zum ersten Male in dieser die krankhafte Erbanlage sich in der Form („phänotypisch") ausgewirkt hat, welche für den
heredodegenerativen Prozeß kennzeichnend ist, oder ob der senile Prozeß, etwa
infolge irgendeiner, zwar konstitutionellen, aber vorwiegend im Leben erworbenen
Widerstandsschwäche des Striatum, hier einen besonders günstigen Boden gefunden hat.

Wollenberg hat zuerst darauf hingewiesen, daß auch die erblich-degenera-
tive Chorea innerhalb jeder „vom Schicksal dafür bestimmten" Sippe einmal
beginnen, d. h. manifest werden müsse. Trotz der Erblichkeit des Leidens würde
also bei einem solchen Kranken eine Familienanamnese, welche sich nur auf
die Vorfahren erstreckt, negativ ausfallen und sofern sie die Nachkommenschaft berücksichtigt, nur dann positiv ausfallen, wenn Kinder oder Enkel jenes
Kranken (des „Probanden") sich schon in dem „choreareifen" (Wollenberg)
Alter d. i. in den Jahren befinden, in die schicksalsmäßig für diese Personen der
Manifestationsbeginn fällt. Danach ist zu erwarten, daß gerade bei den im Greisenalter Erkrankenden in viel höherem Maße als bei allen übrigen die tatsächlich
vorhandene Erblichkeit übersehen wird. Da aber in vielen Stammbäumen die
sog. „Anteposition" in Erscheinung tritt, läßt sich in noch älteren Generationen
nichts Krankhaftes erkennen; es imponiert derjenige Ahne, bei dem die Chorea im
Greisenalter ausbricht als „Stammvater der Chorea", bei ihm wird die erbliche
Degeneration in dieser Sippe zuerst manifest.

Auf die Frage nach der Entstehung der Anteposition d. h. der Tatsache, daß
in Sippen mit dominant vererbten Heredodegenerationen der Manifestationsbeginn in jeder späteren Generation in ein früheres Lebensalter fällt, kann hier
nicht ausführlich eingegangen werden. Wo diese Erscheinung besonders sinnfällig ist, liegen die Dinge bekanntlich so, daß z. B. die Chorea in der ältesten
nachweislich kranken Generation, die genealogisch erfaßt wird, etwa im Vorgreisenalter deutlich zutage tritt, in den folgenden Generationen jeweils um einige
Jahre bis Jahrzehnte früher und 3—4 Generationen später schon in den Jahren
vor dem „heiratsfähigen" Alter, so daß mit dieser Generation die betreffende
Familie und damit die Krankheit ausstirbt (Heilbronner). Einzelne neuere Erb-
lichkeitsforscher (Siemens, Hoffmann u. A.) fassen mit Weinberg die Anteposition als ein „harmloses wissenschaftstechnisches Kunstprodukt" (der Ma-
terialsauslese, der verbesserten Anamnestik u. dgl.) auf. Demgegenüber ist zu
bedenken, daß es einzelne, wenn auch verhältnismäßig wenige Stammbäume
gibt, die bei gleicher Erfassung eine Anteposition vermissen lassen (z. B. Sippe
Margulies[1] oder Sippe VII von Entres, in der in 6 Generationen der Manifestationsbeginn zwischen das 20. und 32. Jahr und nur bei der einzig bisher
erkrankten Person der 7. Generation ins 10. Jahr fiel), oder eine „Postposition"
bzw. eine Schwankung des Manifestationsbeginns innerhalb der Generationenfolge aufweisen (Familie XV von Entres, in der 2 Brüder mit 42 Jahren, der
Vater im 30. Jahr, die Vatermutter zwischen 40. und 50. Jahr, die Urgroßmutter
vor dem 34. Jahr erkrankten oder die Sippe Stroop, in der in 4 Generationen
die entsprechenden Daten lauten: vor dem 40. Jahr, 41.—48. Jahr, 43.—57. Jahr,
24. [!] Jahr).

---

[1] Dtsch. Zeitschr. f. Nervenheilk. 50, 470.

Es ist m. E. daher nicht berechtigt, die Anteposition schlechtweg als Kunstprodukt anzusehen. H. Hoffmann[1] hat kürzlich gewichtige Gründe dafür
geltend gemacht, daß die fortschreitende Entartung innerhalb von Sippen mit
annähernd gleichförmigen Erbleiden in *vielen* Fällen ein zufälliges Produkt der
Kreuzung doppelseitiger, vielleicht gleichsinnig entarteter Keimmassen, in
manchen Fällen ein Produkt der Inzucht solcher darstelle. Er meint, daß bei
letzteren die zunehmende Entartung auf einen Parallelismus von Anteposition
und Zustandsverschlechterung beruhe. Demgegenüber ist indessen zu bemerken,
daß bei den bisher beschriebenen Huntington-Sippen, soviel ich sehe, von
Inzucht nichts bekannt geworden ist — was natürlich nicht beweisen würde,
daß sie nicht öfters in weit zurückliegenden Generationen, wie etwa in Fleischers
Sippen mit myotoner Dystrophie oder in Freys und Hanharts Sippen mit
Heredoataxie doch vorgekommen war —, vor allem aber, daß bei der Huntingtonschen Krankheit kein solcher Parallelismus erkennbar ist. Sippen *mit „Anteposition"*, *ohne* „Anteposition" und mit *Post*position lassen, soweit sich heute
sagen läßt, in bezug auf das Ausmaß des Krankheitsbildes keine Unterschiede
erkennen. Alle diese Tatsachen scheinen mit dafür zu sprechen, daß die alte
Anschauung, wonach die Anteposition tatsächlich ein Natur-[2] und kein Kunstprodukt ist, zum wenigsten für die Mehrzahl der Fälle noch zu Recht besteht.

Wie wichtig es ist, die Erscheinung der Anteposition zu berücksichtigen,
zeigt sich gerade bei der Frage der senilen Chorea. Hätten die Autoren, welche
sich bisher mit dieser beschäftigt haben, das bedacht und außerdem berücksichtigt, daß die anamnestischen Angaben gerade solcher Kranken infolge ihrer
meist erheblichen Gedächtnisschwäche besonders unzuverlässig sind, so würde
man wohl nicht durchweg objektive Ermittlungen über die Probanden- und besonders die Familiengeschichte unterlassen haben[3].

So ist also *in der überwiegenden Mehrzahl der Fälle, bei denen eine chronisch-
progressive Chorea im Greisenalter ausbricht, zu erwarten, daß gleichförmige Erblichkeit nachweisbar ist, wenn nur richtig und gründlich genug, besonders in der
Nachkommenschaft, danach geforscht wird, d. h. also daß es sich um Huntingtonsche Chorea mit verspätetem Beginn handelt. Das Vorkommen einer echten senilen
Chorea läßt sich nicht bestreiten, ist aber zum mindesten sehr selten. Grundsätzlich von ihr zu trennen, trotz aller Übergänge im Einzelfalle, ist die Chorea
postapoplectica und die Chorea chronica progressiva arteriosclerotica.*

Zur Entscheidung der grundsätzlichen Fragen, die ich oben dahin formuliert
habe, ob es eine vorwiegend durch erworbene („exogene") Schädigungen des
„Choreasubstrats" verursachte, aber gleichwohl konstitutionelle Minderwertigkeit
desselben gibt, welche ein vorzeitiges und stärkeres Befallenwerden vom Involutionsprozeß herbeiführt, und ob eine erblich bedingte Bereitschaft zur Involution der „Choreaneurone" wirklich vorkommt, tragen die bisherigen Untersuchungen nichts Brauchbares bei. Nur die einzigartige Beobachtung von Block,
daß ein Kranker in späteren Lebensjahren an chronischer Chorea erkrankte,
welcher in der Kindheit dreimal Schübe solcher durchgemacht hatte, könnte in

---

[1] Zeitschr. f. d. ges. Neurol. u. Psychiatrie **101**, 158. 1926.
[2] Auch Familienkreuzung und Inzucht sind ja Naturprodukte.
[3] Nachtrag bei der Korrektur: Eine erneute Bestätigung für diese Behauptung liefert die
nach Abschluß meiner Arbeit erschienene Mitteilung von Geratovitsch (a. a. O.), Fall I.

ersterem Sinne sprechen. Künftighin wird man dieser Frage, ob einmal eine infektiöse oder toxische Chorea in jüngeren Lebensjahren einer senilen Chorea den Boden bereitet, also besondere Beachtung zu schenken haben.

Wenn auch im Gegensatz zum kortikalen und striären System das *pallidäre*, wie aus dem Vorkommen der echten Parkinsonschen Krankheit hervorgeht, eine ganz besondere — und was ich gerade auf Grund fremder und eigener Nachforschungen aus neuester Zeit betonen muß, *erblich* bedingte — Anfälligkeit gegenüber dem senilen Prozeß besitzt (F. H. Lewy), so mag es doch auch Ausnahmen von dieser Regel geben. Eine Beobachtung von Oppenheim, der einmal bei zwei Schwestern im präsenilen Alter eine Paralysis agitans und bei der dritten eine Dementia senilis mit eigentümlichen choreiformen Zuckungen der Zunge beobachtete, verdient in solchem Zusammenhang erhöhte Berücksichtigung.

13. Alternanz zwischen Chorea und anderen extrapyramidalen Symptomen.

Diese Geschwisterreihe bildet ein Gegenstück zu der von Greppin[1] 1892 veröffentlichten Huntington-Familie. Sie ist die erste, bei welcher in einer bestimmten Generation anscheinend plötzlich die „*familiäre Alternanz*" *zwischen Chorea und verwandten Hirnsyndromen* zutage trat, auf die ich vor Jahren mit Nachdruck hingewiesen habe: Von 4 Kindern eines Vaters, der wie einer seiner Brüder und sein Vater choreatisch war, erkrankte der älteste und jüngste Bruder an „Chorea mit Psychose", die Schwester litt bis zu den Wechseljahren an menstruellen und danach an gehäuften „Schrei- und Weinkrämpfen", der dritte Bruder aber bot nach einer im 45. Jahre aufgetretenen Apoplexie eine Hemiplegie mit ständigen *Pillendrehbewegungen* der davon betroffenen Hand[2] (s. Familientafel S. 82).

Seitdem sind eine ganze Reihe ähnlicher Beobachtungen angestellt worden. Am nächsten der Beobachtung von Greppin kommt die Familie *Pontex*, deren Stammbaum (s. S. 84) ich ermittelt habe[3]: Von 8 Geschwistern, welche über 40 Jahre alt wurden, bot ein Bruder das klassische Bild der chronisch-progressiven Chorea, zwei Brüder waren epileptische Trinker, von den drei Schwestern ist die zweite über ihren Lebensberuf als Nonne hinaus „fanatisch fromm", die andere choreopathisch erregbar. Ein mit 62 Jahren noch als Bankdirektor tätiger Bruder aber leidet seit seinem 47. Jahr unverändert an isoliertem *Zittern der Hände* und schrieb einen Brief mit typischer Mikrographie; bemerkenswerterweise hatte die dritte Schwester, welche im 50. Jahr das gewöhnliche Huntington-Bild bot, in der ersten Phase ihrer Krankheit, welche im 42. Jahr durch Umfallen „nach einem Nervenschock" eingeleitet wurde, zunehmendes Zittern ebenfalls der Hände in ganz derselben Weise wie ihre Mutter, bei der sich dieses im Präsenium einstellte und gegen das 70. Jahr von Chorea abgelöst wurde[4].

---

[1] Arch. f. Psychiatrie **24**, 157.   [2] vgl. S. 72.

[3] Klin. Wochenschr. **4**, 231. 1925.

[4] Nachtrag bei der Korrektur: In der mittlerweile veröffentlichten Sippe Schobs (Monatsschr. f. Psychiatrie u. Neurol. **65**, 286) leidet in der 2. Generation eines von 3 Geschwistern, von denen einer, der in jungen Jahren Lues durchgemacht haben soll, bald nach dem 20. Lebensjahre an progressiver Chorea mit Pupillenstarre erkrankte, das andere mit 42 Jahren daran starb, nach Schobs eigener Untersuchung an „ganz auffällig starkem Tremor vom Charakter des *senilen Tremor*, der erst gegen das 70. Jahr auftrat.

Eine für die Frage der familiären Alternanz grundlegende, weil durch einwandfreie histopathologische Untersuchung geklärte Beobachtung stellt der oben
erwähnte Fall dar, den Bielschowsky unter der Bezeichnung der *„progressiven
Versteifung"* beschrieben hat: Klinisch war der Verlauf hier so, daß der Kranke
in der frühen Kindheit Aufschreien, zuweilen unter *Zuckungen*, vom 6. Lebensjahre an Unsicherheit, Unruhe und Zappeln, vom 12. Jahre an Schwindelanfälle
und vom 13. an epileptische Anfälle hatte, bis schließlich zunehmende Versteifung
mit Demenz eintrat, in der er nach einem Jahre verstarb. Histopathologisch fand

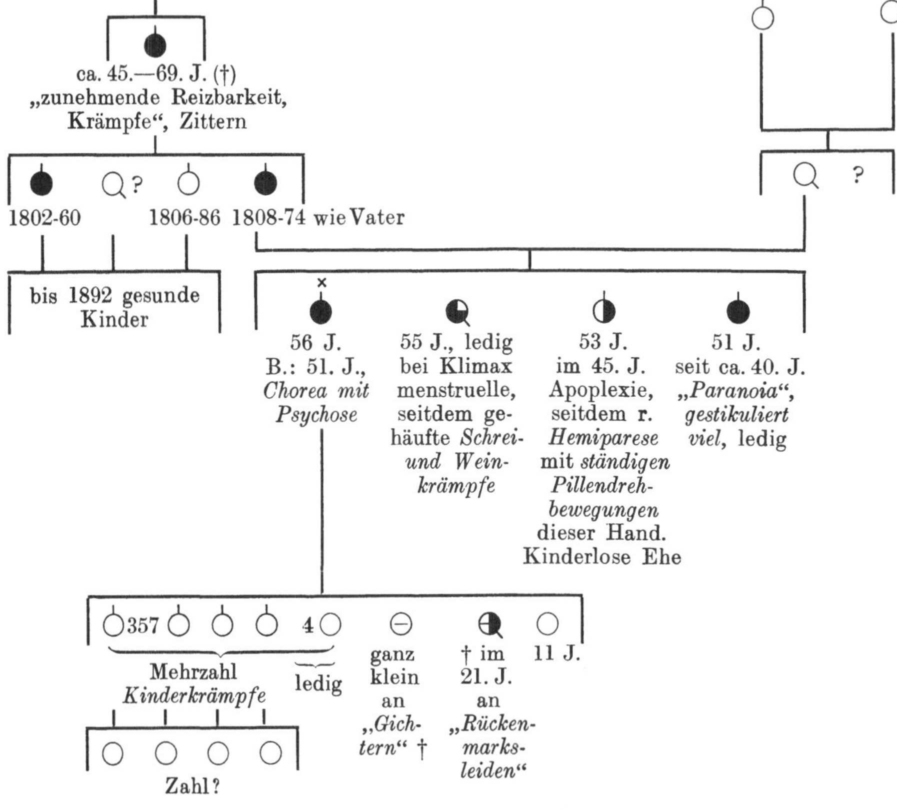

Sippe Greppin (1892)

sich im wesentlichen derselbe Prozeß wie bei der Huntingtonschen Chorea,
aber mit stärkerer Beteiligung — nämlich schwerster Sklerosierung — des Pallidum als des Striatum. Die von Bielschowsky mir gestatteten genealogischen
Ermittlungen, die ich im Jahre 1924 anstellte, führten zu einem Ergebnis, das
diesen Fall in ein neues Licht rückt[1]. Der Vater des Kranken war drei Jahre
lang wegen *„chronischem Veitstanz"* in einer Anstalt untergebracht und starb daselbst 43 Jahre alt an Herzleiden; der Kranke Bielschowskys war sein einziges
Kind; von seinen (des Vaters des Kranken) 5 Geschwistern starben 4 — das 1.,
3., 4. und 5. — in früher Jugend, der einzige lebende Bruder — das 6. der Reihe —
ist sonderbar, er lehnte jede Auskunft über seine Familie entrüstet ab, seine

---

[1] Zeitschr. f. d. ges. Neurol. u. Psychiatrie **100**, 477.

Mutter, die im 38. Lebensjahre (etwa 1876, $1/2$ Jahr nach der letzten Geburt) verstorben war, galt als „etwas nervenleidend"[1]. Mehr war leider trotz aller Bemühungen nicht zu ermitteln.

Einen ähnlichen Fall beschrieb dann 1922 Gans[2]. Er betraf eine Frau, die gegen das 30. Lebensjahr an Wutanfällen mit paranoiden Ideen, Zwangslachen, Negativismus, Sprach- und Bewegungsstörungen erkrankte und dann rasch in allgemeine Versteifung mit Anarthrie und Aphagie (ohne Pyramidensymptome) verfiel. Als sie bald danach an Tuberkulose verstarb, fand sich beiderseits unmerkliche Verkleinerung und status fibrosus des Striatum und Pallidum neben enormer Leberverfettung ohne Cirrhose. Der Vater der Kranken war in „Demenz mit Chorea" gestorben, der Bruder bot zuerst „schizophrene" Züge d. h. wohl ähnliche psychotische Züge wie seine Schwester nebst myoklonischen Zuckungen und wurde später[3] steif.

— Ich halte es für wahrscheinlich, daß die 1912 und 1913 von Landsbergen[4] und Christinger[5] beschriebenen Fälle, deren wichtigste Krankheitserscheinungen aus den S. 86 wiedergegebenen Familientafeln hervorgehen, in denselben oder einen sehr nahe verwandten Typenkreis hineingehören, obwohl Landsbergen von einer „Hérédoataxie cérébelleuse" spricht. Später (S. 100) wird von der Übergangsform zwischen Chorea und Ataxie zu sprechen sein. Trifft meine Vermutung zu, so würde sich, rein klinisch betrachtet, eine Reihe ergeben, die von den Fällen von Huntingtonscher Chorea mit Epilepsie über den hyperkinetisch-hypertonischen Typus mit Epilepsie, weiter den Typus der Chorea-Ataxie mit Epilepsie zur Myoklonie-Epilepsie hinüberführt. —

Ich[6] habe im Jahre 1924 zuerst darauf hingewiesen, daß sich in Veröffentlichungen aus jüngster wie aus älterer Zeit eine ganze Reihe von ähnlichen Beobachtungen auffinden lassen. Wenn man deren Bedeutung bis dahin ganz übersehen hatte, so lag es daran, daß man entweder für genealogische Zusammenhänge kein Verständnis hatte oder daß Abweichungen von der Erbregel der damals herrschenden unificierenden Richtung der klinischen Genealogie unbequem waren. So ließ noch im Jahre 1921 Entres bei der Bearbeitung der von ihm gesammelten 15 Fälle von Huntingtonscher Chorea einschlägige Beobachtungen in seinem eigenen Material unbeachtet, obwohl die Besinnung darauf, welchen großen Fortschritt z. B. in der Psychiatrie Kraepelins Zusammenfassung der „antagonistischen" Zustände von Manie und Melancholie brachte, ebenso den richtigen Weg hätte weisen können, wie die von Entres selbst erwähnten Mit-

---

[1] Ich verweise auf die *äußeren* Ähnlichkeiten zwischen dieser Beobachtung und dem Falle von „*Myelose*", den jüngst Ostertag veröffentlicht hat (s. S. 17). Daß uns in all diesen Fällen nur die eingehende, genealogisch-klinisch-histopathologische Gesamtuntersuchung wirkliche Aufschlüsse bringen kann, zeigt der Umstand, daß z. B. bei der ältesten der 5 kranken Geschwister, bei denen Hallervorden und Spatz (Zentralbl. f. d. ges. Neurol. u. Psychiatrie **33**, 512. 1923) eine progressive Versteifung mit Demenz und einen dem „status dysmyelinisatus" (C. und O. Vogt) ähnlichen Befund erhoben haben, und zwar nur bei dieser, neben der Versteifung *choreatisch-athetotische* Bewegungsstörungen bot.

[2] Verolaeg over 1922 Labor. Prov. Ziekenhuis naheg Santport.

[3] nach freundlicher brieflicher Mitteilung Januar 1925.

[4] Zeitschr. f. d. ges. Neurol. u. Psychiatrie **13**, 525.

[5] Monatsschr. f. Psychiatrie u. Neurol. **34**, 456.

[6] Dtsch. Zeitschr. f. Nervenheilk. **83**, 202 und Zeitschr. f. d. ges. Neurol. u. Psychiatrie **100**, 476.

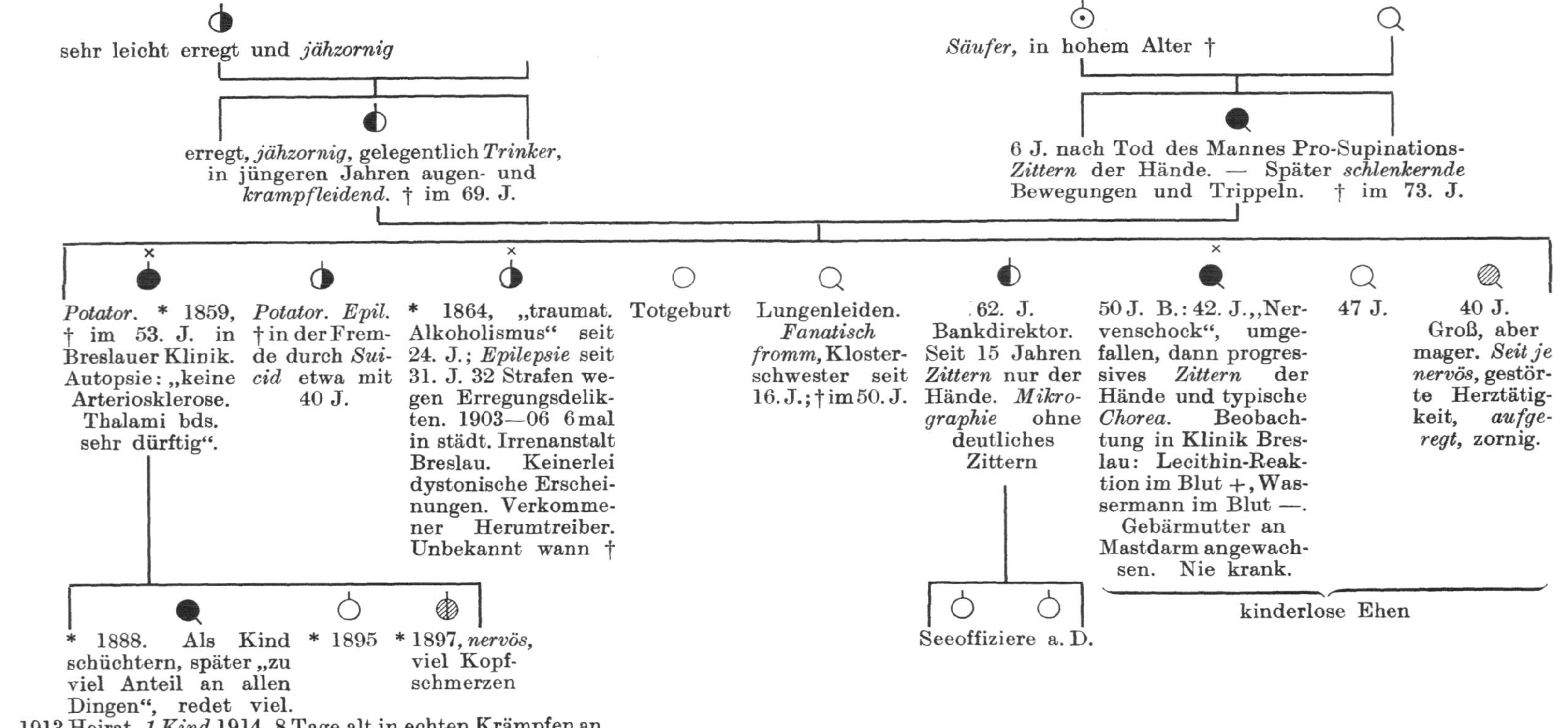

Kehrer: Familie Pontex: Chorea Huntington und „Epilepsie"

teilungen Davenports (1915)[1]. Von den 4 verschiedenen „Biotypen", welche Davenport auf Grund eingehender Untersuchungen an 4 Familienverbänden mit Huntingtonscher Chorea aufgestellt hat, sind in diesem Zusammenhang zwei wichtig: der eine, in dem es zu Bewegungsstörungen ohne geistige Anomalien, der andere, in dem es zu letzteren, aber nicht zu ersteren kam.

Erst Jakob[2] und Meggendorfer[3] wiesen dann (1923) besonders darauf hin, daß bei der Huntingtonschen Chorea gelegentlich das Formenbild sowohl beim einzelnen Kranken wie von Fall zu Fall innerhalb der Generationenfolge nicht nur Mischungen mit verwandten, sondern unter Umständen auch mit „entgegengesetzten" Symptomen aufweist. Jakob entwickelte die Lehre, daß die Unterschiede in der Stärke und auch in der Art der Bewegungsstörungen, welche zwischen verschiedenen Huntington-Familien nachweisbar sind, auf gradweise Unterschiede in dem Schwund der einzelnen Elemente der unteren Rindenschichten und des Striatum zurückzuführen seien. Meggendorfer dehnte diese Auffassung auch auf die wechselnden psychopathologischen Zustände aus, deren Deutung bis dahin so schwierig schien und daher oft zu verschiedenen Fehldiagnosen geführt hatte. Hingewiesen sei nur auf Thomallas Fall Paul B., in welchem C. und O. Vogt[4] einen typischen status fibrosus im Striatum bei dem Angehörigen einer Huntington-Familie fanden, welcher in einem Stupor verstorben war, der einen „an ein Delirium acutum erinnernden Erregungszustand" abgelöst hatte; hingewiesen ferner auf die 57 jährige Kranke von Bonhoeffer[5], bei der seit dem Klimakterium vor und später neben der sehr wechselnden choreatischen Unruhe expansive Zustände mit substuporösen (zu Bett Liegen mit abgehobenem Kopf!) und negativistischen alternierten.

Im gleichen Jahre habe ich gezeigt, daß nicht nur eine ganze Reihe diesbezüglicher Beobachtungen bei Angehörigen von Huntington-Familien in der Literatur niedergelegt sind, sondern daß vor allem die Erscheinung des überraschenden Bildwechsels von einem mehrere Generationen hindurch gleichförmig („homoform") auftretenden Phänotypus zu einem mehr oder weniger antagonistischen nicht bloß bei der heredodegenerativen Chorea gelegentlich beobachtet wird, sondern auch bei Familien mit anderen erblichen Nervenleiden. Freilich vermögen wir heute nicht mehr als unbestimmte Vermutungen darüber zu äußern, warum dieser Erscheinungswechsel bisher noch bei wenigen Krankheitstypen so deutlich in Erscheinung getreten ist, und vor allem warum er bei den Huntington-Familien meist so plötzlich bei einer Generation auftritt, nachdem bis dahin zahlreiche Generationen in geradezu monotoner Weise das erbliche Kernsyndrom der betreffenden Familien geboten hatten.

Zunächst könnte man daran denken, die Häufung solcher Beobachtungen sei rein auf wissenschaftstechnische Gründe zurückzuführen: etwa, daß man in früherer Zeit die uns heute so lebhaft interessierenden Zustände bzw. Symptome der extrapyramidalen Hypokinese und Starre gegenüber den viel sinnfälligeren choreatischen Störungen übersehen habe. Dagegen spricht aber der Umstand, daß aus

---

[1] Proc. of the nat. acad. of sciences (U. S. A.) 1 (5), 283.   [2] a. a. O. S. 61.
[3] Zeitschr. f. d. ges. Neurol. u. Psychiatrie 92, 660.
[4] Journ. f. Psychol. u. Neurol. 25, Erg.-H. 3. 1920.
[5] Zentralbl. f. d. ges. Neurol. u. Psychiatrie 32, 395. 1923.

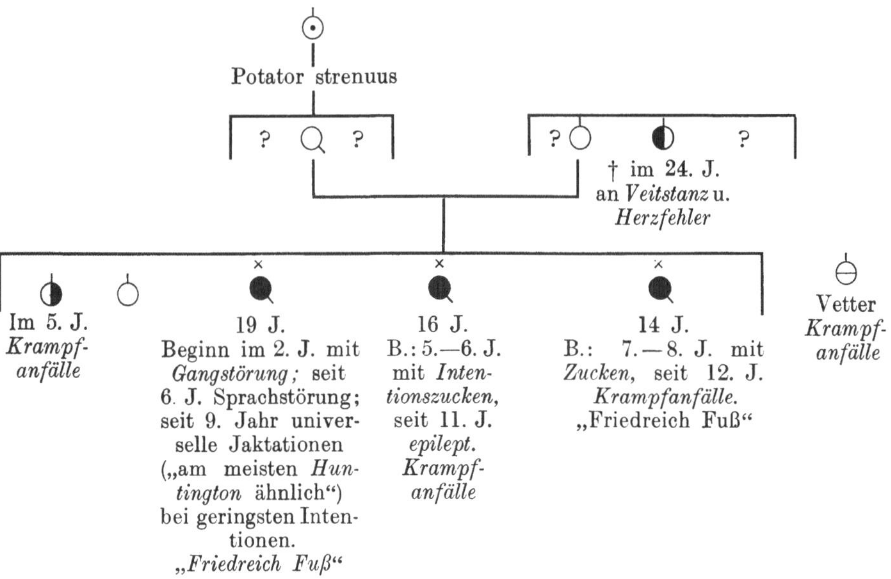

⬤ = lokomotorisch-statische Ataxie, „instabilité choréiforme", Adrodochokinese, tonische Nachdauer aller Bewegungen, epileptische Anfälle, Idiotie.

Sippe Landsbergen (1912)

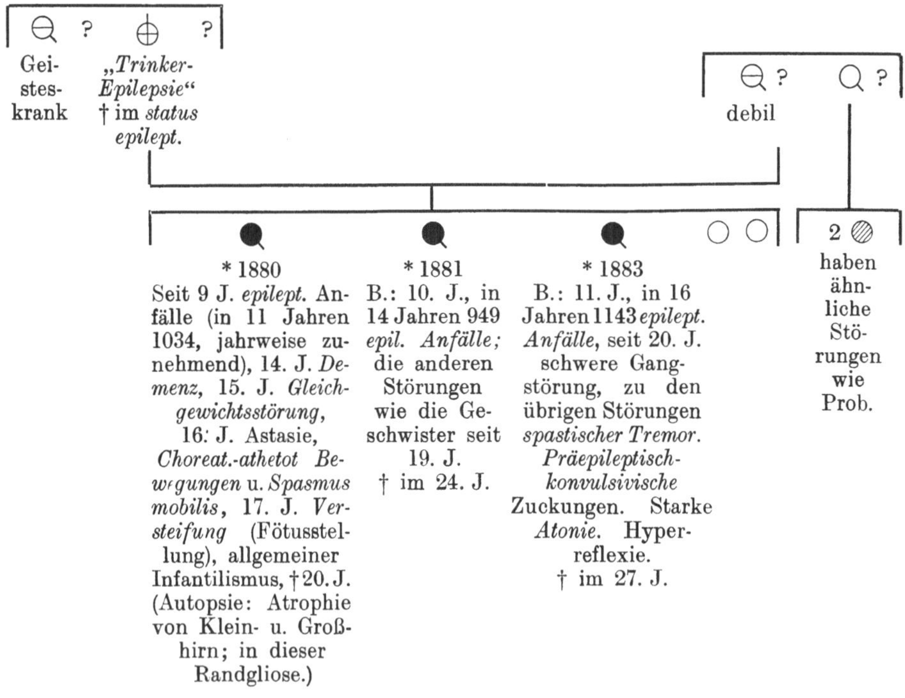

Sippe Christinger (1913)

verschiedenen Jahrzehnten des 19. Jahrhunderts gleichsinnige Beobachtungen vorliegen, nur daß sie damals nicht berücksichtigt wurden: Es ist historisch besonders bemerkenswert, daß einer der Fälle, welche für C. Westphal 1883 das Modell der von ihm so benannten „*Pseudosklerose*“ bildeten, und der im 18. Lebensjahre an dieser erkrankte, der Sohn eines Huntingtonschen Kranken war und 4 Onkel hatte, die an Chorea litten. Die oben erwähnte Veröffentlichung von Greppin rührt aus dem Jahre 1892 her. In der von A. Westphal[1],

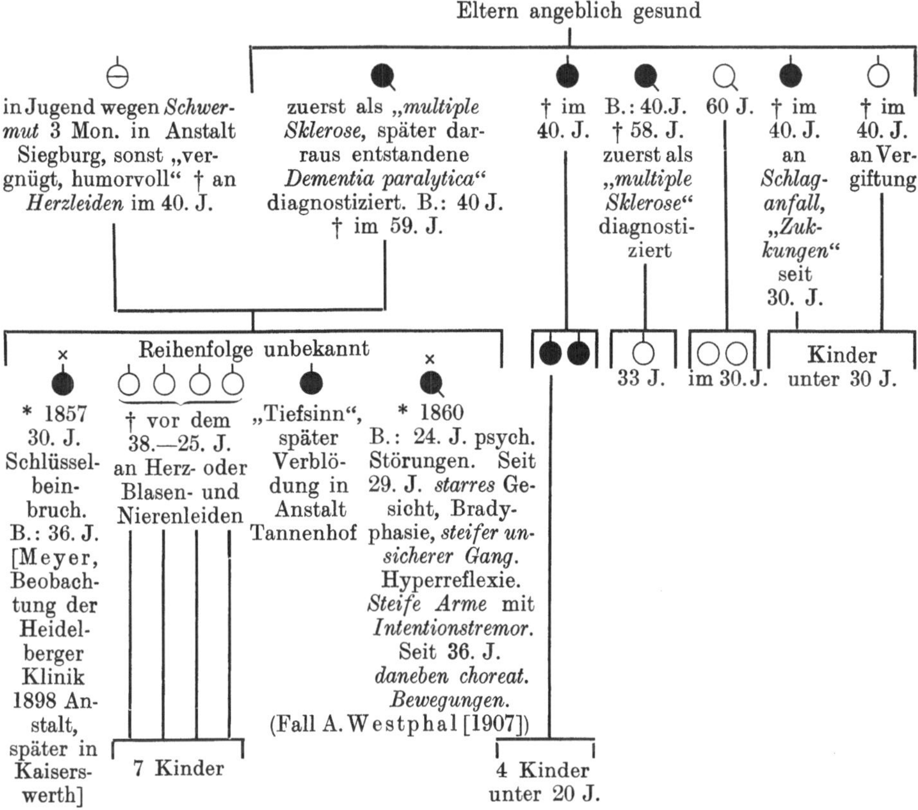

Sippe von A. Westphal-Weyrauch-Meyer (1895—1907)
Polymorphie in Huntington-Sippen

E. A. Meyer[2] und Weyrauch[3] beschriebenen Familie traten derartige Zustände offenbar bereits bei zwei Mitgliedern der 1. Generation auf, nur daß sie damaliger Einstellung entsprechend als „*multiple Sklerose*“ diagnostiziert wurden, ähnlich wie bei Kranken mit fortgeschrittener Huntingtonscher Chorea trotz der zutreffenden Schilderung in den entsprechenden Krankenblättern bis vor nicht langer Zeit öfters unbedenklich die Diagnose „*progressive Paralyse*“ gestellt wurde (s. oben S. 45). Bemerkenswerterweise lautet diese bei dem einen

---

[1] Zentralbl. f. Nervenheilk. **28**, 674. 1905.
[2] Inaug.-Diss. Heidelberg 1899.
[3] Münch. med. Wochenschr. 1905, S. 259.

der Kranken aus der von A. Westphal u. A. beobachteten Sippe: „multiple Sklerose, daraus entstanden Dementia paralytica". Offenbar haben wir also hier den ersten Fall vor uns, der die progressive Alternanz von Versteifung zu Chorea bot, genau wie bei dem einen Sohne dieser Kranken, bei dem A. Westphal 1905 die Starre im ersten Stadium feststellen konnte (s. Familientafel S. 87).

1908 schließlich hat Hamilton[1] erwähnt, daß in einzelnen Huntington-Familien ein schläfriger Gesichtsausdruck auffällig sei.

1925 und 1926 haben Entres[2] und C. S. Freund[3] ausführliche Mitteilungen über ihre einschlägigen Beobachtungen gemacht. Entres holte nun an seinem früher beschriebenem Material nach, was sich darin an nicht-choreatischen extrapyramidalen Störungen aufweisen läßt und fügte dem die genealogischen Ermittelungen über die von Kraepelin[4] und Stertz[5] beschriebenen zwei Schwestern bei, die um das 5. bis 6. Lebensjahr in der geistigen Entwicklung stehen blieben, still wurden, vom 9. Jahre an epileptische Anfälle, mit Fortschreiten des Leidens epileptoide und Zitter-Anfälle bekamen und dann zunehmend bewegungslos und steif wurden, wobei die jüngere Schwester bei Aufregungen Gesichtszucken oder Körperzittern bot. Hornhautring oder Leberveränderungen fehlten, wurden auch nach dem 15. Jahre bei der älteren im status epilepticus erfolgten Tode nicht gefunden. Die histopathologische Untersuchung durch Spielmeyer[6] ergab im wesentlichen denselben degenerativ atrophisierenden Prozeß wie bei der Huntingtonschen Chorea, aber nicht nur im Striatum, sondern ebenso stark auch im Pallidum und mit relativer Vermehrung der großen Pallidumzellen zum Teil auch in den übrigen zentralen Ganglien. Dann fand Entres bei seinen genealogischen Nachforschungen, daß nicht nur der Vater seit seinem 30. Jahre angeblich nach Schlag auf den Kopf an einer als Hysterie verkannten chronisch-progressiven Chorea gelitten hatte, sondern auch eine Schwester desselben und deren im 65. Lebensjahre verstorbener Vater. Es ergaben sich somit grundsätzlich dieselben Zusammenhänge wie in dem von Bielschowsky anatomisch und von mir genealogisch untersuchten Falle von progressiver Versteifung (s. S. 82). Ähnliche Beobachtungen haben zuletzt Runge und Schob[7] mitgeteilt.

Der Kranke Runges, Sohn eines Vaters, der wie ein Bruder, eine Nichte und seine Mutter an progressiver Chorea litt, zeigte schon im 2. Lebensjahre unwillkürliche Bewegungen, verfiel vom 7. Jahre an in Demenz mit Sprachstörungen und dann allmählich in einen akinetisch-hypertonischen Zustand mit athetoseartigen Fingerbewegungen und Paresen.

Besonders wichtig ist die eingangs erwähnte Familie Jakob-Meggendorfers deshalb, weil hier durch umfangreiche Untersuchungen gezeigt ist, daß innerhalb ein und derselben Sippe die Mischung von choreatischen mit hypertonischen und hypokinetischen Symptomen in verschiedenem Stärkeverhältnis zueinander ebenso in zwei aufeinanderfolgenden Generationen auftreten kann, wie reine Chorea

---

[1] Ref. in Neurol. Zentralbl. 1908. 1036.
[2] Zeitschr. f. d. ges. Neurol. u. Psychiatrie **98**, 497. 1925.
[3] ebenda **99**, 334. 1926.
[4] Einführung in die Psychiatrie S. 156.   [5] a. a. O. S. 15.
[6] Zeitschr. f. d. ges. Neurol. u. Psychiatrie **101**, 701. 1926.
[7] Arch. f. Psychiatrie u. Nervenkrankh. **79**, 610f. Nachtrag bei der Korrektur: Monatsschr. f. Psychiatrie u. Neurol. **65**, 286.

oder wie reine Akinese und Hypertonie. Von 15 Erwachsenen waren 3 erregbar-unstet, 2 versteift, 2 choreatisch und versteift, 3 rein choreatisch, 1 reaktiv zittrig. Hier liegt also offenbar ein besonderer „Biotypus" im Sinne Davenports vor[1].

Nach Meggendorfers Familientafeln von Huntington-Sippen ist weiter daran zu denken, daß unter Umständen auch *reaktives oder intentionelles Zittern* ein Äquivalent der Chorea in Huntington-Sippen darstellen kann. So heißt es von je einem Angehörigen der jüngsten Generation in Meggendorfers Sippen *Kramer*, *Welten* und *Schumacher*, daß sie derlei Zustände darbieten.

Angesichts der nahen klinischen Verwandtschaft zur Chorea, die man von jeher den *athetotischen* Bewegungsstörungen zugesprochen hat, steht von vornherein zu erwarten, daß auch diese gelegentlich in Familien von Choreakranken, insbesondere in Huntington-Familien beobachtet werden. Da aber die Athetose — ebenso wie der erst seit 2 Jahrzehnten davon unterschiedene Torsionismus („Torsions-dystonie") — eine Störung vorzugsweise des frühen Kindesalters und nach einzelnen Autoren (Bouteille, Charcot, Entres, Runge) wiederum mehr des Greisenalters darstellt, so werden wir von vornherein erwarten dürfen, daß diese krankhaften Bewegungsformen trotz ihrer näheren klinischen und topogenetischen Verwandtschaft hier doch seltener sind als Akinese und Rigidität. Die Angaben im Schrifttum scheinen diese Erwartungen zu bestätigen. Allerdings ist zu be-rücksichtigen, daß die Mitteilungen aus älterer Zeit aus terminologischen Gründen nicht eindeutig sind.

Zu nennen ist eine Beobachtung von Kurella[2] (1897): der Sohn eines seit dem 40. Jahre geisteskranken und vagabondierenden „Choreatikers", dessen Schwester „blödsinnig" gewesen sein soll, und dessen anderer Sohn als geistes-krank bezeichnet wird, litt seit seinem 12. Lebensjahre an fortschreitender all-gemeiner „Athetosis bilateralis". Die Beschreibung der Bewegungsstörungen läßt aber keinen Zweifel zu, daß daneben noch choreiforme und choreatische Bewegungen bestanden haben. — Bei einem von Brissaud und Hallion[3] be-schriebenen Mädchen entwickelte sich seit dem 13. Lebensjahre ganz allmählich eine allgemeine „Athetose double", zu der sich im 28. Jahre dann mimische Un-ruhe, „irreguläre Stöße der Muskulatur" und choreiforme Bewegungen gesellten; eine Base derselben litt seit ihrem 6. Lebensjahre an chronischer Chorea. Offen-bar haben wir es auch hier mit einer Huntington-Familie zu tun und die pro-gressive athetoide-myoklonische und choreiforme Hyperkinese verhielt sich hier, im Sinne der progressiven Alternanz, zur Chorea wie in den früher erörterten Fällen die Chorea zur Versteifung. — 1891 berichtete Remak[4] von einem 11$\frac{1}{2}$jäh-rigen Knaben, der seit dem 8. Lebensjahre an progressiver Athetose litt und von einer Mutter stammte, die seit der Pubertät an zunehmenden athetoiden Be-wegungen des Kopfes, choreatischen Erscheinungen der rechten Hand und Dys-basie litt, während 2 Geschwister im Alter von 9 und 3 Jahren damals noch ge-sund waren[5]. — Weiter beobachtete Lucacs[6] eine ähnliche Kranke, von deren

---

[1] ähnlich bei Schob.   [2] Zentralbl. f. Nervenheilk. **10**, 385. 1887.
[3] Ref. in Neurol. Zentralbl. **12**, 692.   [4] Neurol. Zentralbl. 1891. 361.
[5] Es scheint sich hier um dieselben Fälle zu handeln, von denen Oppenheim (Lehr-buch der Nervenkrankh., 6. Aufl., S. 1725) spricht.
[6] Zeitschr. f. d. ges. Neurol. u. Psychiatrie **24**, 445.

3 Geschwistern eines an „Psychose" leidet und die der Ehe eines Mannes mit der Enkelin einer Tante mütterlicherseits entstammte. — Aus der neuesten Zeit zu nennen wäre dann noch die von Fossey[1] beschriebene Huntington-Familie, in welcher von einem Manne, der wie 2 seiner Geschwister und 4 seiner Neffen reine Chorea bietet, 2 Kinder stammen, welche seit den 20er Jahren an einem komplizierten dystonischen Zustande mit fortschreitender Demenz leiden.

Pat. 1: Manifestation der Erkrankung nach der ersten (einzigen) Geburt (1915). Befund 1921: Pseudobulbärparalytische Sprache, Pupillenungleichheit, Beschränkung der Augenhebung, Abweichung und grobes Zittern der Zunge, schwere Gangstörung (starke „nicht cerebellare" Inkoordination, kurze Schritte ohne Schleifen, starke Extension, Ausfahren der Füße, Rumpfvorwärtsbewegung), unsicheres schwankendes Stehen, Reflexsteigerung, leichtes Kopfnicken, Zwangsschreien und -lachen, geringe Opticusatrophie, zeitliche Orientierungsstörung. Blut und Liquor —. Gesteigerter Basenmetabolismus. Blutzucker 115%. (Keine Angaben über Tonus, Hornhaut, Leber [Ref.].)

Pat. 2 (Bruder): Undeutliche Sprache. Gang träge, unsicher, bei jedem 2.—3. Schritt Körpervorbeugung. Demenz.

(„Nach Spiller ‚Dystonia musculorum' ".) — Die Bezeichnung „Dystonia musculorum" trifft hier offenbar nicht zu, wenigstens nicht in dem Oppenheimschen Sinne; denn es handelte sich um die Mischung von pseudobulbärparalytischer Sprache mit Zwangslachen und choreatischen Erscheinungen.

Autopsie: „Degeneration des Linsenkernes, besonders des Caudatum und Putamen".

Möglicherweise liegen die Dinge ähnlich bei einem Falle (Fall 3) von A. Westphal[2], der eine progressive Chorea-Athetose mit allerlei anderen extrapyramidalen Störungen bot, einen epileptischen Bruder hatte und von einer früh verstorbenen Mutter stammte, die vom 12. bis 15. Jahre an Veitstanz litt und bei dem 37jährigen Kranken Bostroems[3], der seit der Kindheit Zappligkeit und an Athetose bzw. Torsionismus erinnernde Mitbewegungen am ganzen Körper bot und einen Bruder hatte, der einmal an Veitstanz litt. Leider sind die genealogischen Nachforschungen über diese Familien unvollständig.

Es geht aus den oben kurz wiedergegebenen histopathologischen Befunden, welche Bielschowsky, Jakob und Spielmeyer bei den Angehörigen von Huntington-Familien mit hypertonischen oder akinetischen Zuständen erhoben haben, schon ohne weiteres hervor, daß die von Jakob für seinen Fall vertretene Auffassung bisher für alle übrigen gilt: qualitativ derselbe heredodegenerative Prozeß zeigt eine von dem Durchschnittlichen abweichende Lokalisation bzw. eine darüber hinausgehende Ausdehnung.

Diese Feststellungen sprechen gegen die naheliegende Auffassung, daß der klinische Bildwechsel von reiner Chorea zu anderen extrapyramidalen Syndromen innerhalb von Huntington-Familien etwa auf den formgebenden Einfluß eines exogenen Faktors, etwa einer encephalitischen Infektion zurückzuführen sei, wie sie im letzten Dezennium in so erschreckender Häufigkeit beobachtet wurde. Ein weiterer Grund gegen die Annahme, daß eine solche Infektion ursächlich eine entscheidende Rolle spielt, könnte in der klinischen Tatsache erblickt werden, daß bei den hier in Betracht kommenden Angehörigen von Huntington-Familien auch der choreatische Initialzustand sich ganz schleichend entwickelte.

<hr>

[1] New York med. journ. 116, 329. 1923 (auch Ref. in Zentralbl. f. d. ges. Neurol. u. Psychiatrie 32, 18).
[2] Arch. f. Psychiatrie u. Nervenkrankh. 60, 361.
[3] Arch. f. Psychiatrie u. Nervenkrankh. 75, 1.

Das steht im Gegensatz sowohl zu den verhältnismäßig sehr seltenen (ja überraschend seltenen!) Fällen von epidemischer Encephalitis, in denen sich ein Übergang von hyperkinetischen zu akinetischen Zuständen vollzieht, als auch zu Beobachtungen, in denen wie in dem Falle Ostertags[1] eine septische Infektion Chorea bei der Mutter, Chorea und dann Versteifung bei der Tochter hervorruft. Den wichtigsten Gegengrund erblicke ich indessen in der Beobachtung der „*familiären Alternanz*" von chronischer Chorea und hypertonisch-hypokinetischen Syndromen, d. h. der Erscheinung, daß reine Zustände letzterer Art bei Angehörigen einer Generation auftreten, deren übrige kranke Angehörige an ersterer leiden, oder daß wie in der Familie Jakob-Meggendorfer diese Alternanz wiederholt in zwei aufeinanderfolgenden Generationen beobachtet wird.

Auffällig ist die Tatsache, daß in denjenigen Fällen, von denen der Erkrankungsbeginn bei den zwei hier in Betracht kommenden Generationen bekannt ist (Westphal, Bielschowsky-Kehrer, Kraepelin-Stertz-Spielmeyer-Entres, C. S. Freund, wohl auch Runge), zwischen dem Manifestationsbeginn beim choreatischen Elter und bei den hypertonisch-hypokinetischen Kindern ein Unterschied von durchschnittlich 20 bis 25 Jahren liegt.

Die nachfolgenden Zahlen bedeuten den Manifestationsbeginn in den aufeinanderfolgenden Generationen der betreffenden Familien: Westphal: 1. Gen.: vor 40. J., 2. Gen.: bei einem Choreatiker 36. J., bei einem Akinetiker 24. J. — Meggendorfer-Jakob: 1. Gen.: fraglich, 2. Gen.: 33. J., 3. Gen. (mit Akinesie): Pubertät. — Bielschowsky-Kehrer: 1. Gen.: wohl ums 40. J., 2. Gen.: vor 6. J. — Freund: 1. Gen.?, 2. Gen.: 30.—44. J., 3. Gen.: 34.—40. J., 4. Gen. (mit Akinesie): 7. J. — Kraepelin - Stertz - Spielmeyer-Entres: 1. Gen.: ums 50. J. (?), 2. Gen.: 30.—28. J., 3. Gen. (mit Akinesie): 5. J.

Wenn auch dieser zeitliche Unterschied nicht unerheblich über das hinausgeht, was seit langem in Huntington-Familien beobachtet wird, bei denen im Sinne der oben erwähnten Anteposition die Erkrankung in jeder nachfolgenden Generation um einige Jahre früher durchschlägt, so ist er doch nicht für die bezeichneten Familien kennzeichnend. Denn es gibt eine Reihe von Huntington-Sippen mit annähernd reiner Chorea, d. h. ohne hypotonisch-hyperkinetische Erscheinungen, in denen ein ebenso großer zeitlicher Unterschied besteht. Genannt seien die Sippen Peretti[2], Kalckhof-Ranke, Stroop, Owensky-Newdigate[3], vor allem aber 3 Familien von Meggendorfer und die von mir ermittelte Sippe *Sauter*.

Hier lauten die entsprechenden Zahlen bei Peretti: 1. Gen.?, 2. Gen.: † im 52. und 67. J., 3. Gen.: unter drei kranken Geschwistern eine Kranke mit Beginn vor dem 5. J., † im 19. J. — Kalckhof: 1. Gen.:?, 2. Gen.: 40. und 35. J., 3. Gen.: 14. und 18. J. — Stroop: 1. Gen.: 40. und 58. J., 2. Gen.: 40. und 48. J., 3. Gen.: 54. und 43 J., 4. Gen.: 23. J. — Owensky: 1. Gen.: 27. J., 2. Gen.: 4. J. — Meggendorfer: Familie Kramer: 1. Gen.: † im 58. J., 2. Gen.: vor 48. J., 3. Gen.: 41. J., 4. Gen.: Kindheit; Fam. Vorster: 1. bis 2. Gen.: ?, 3. Gen.: 56. J., 4. Gen.: Kindheit; Fam. Schuhmacher: 1. u. 2. Gen.: ?, Choreafall der 3. Gen. hatte als Kind Veitstanz und seit dem 40. J. progressive Chorea. — Kehrer: Familie Sauter: 1. Gen.: 62. J., 2. Gen.: bis 40. J. frei, 3. Gen.: 3. J.

Es ergibt sich daraus, daß unter denjenigen zur Zeit bekannten Huntington-Familien, bei welchen die Krankheitsanlage in der jüngsten Generation in früher

---

[1] s. S. 17.   [2] Berlin. klin. Wochenschr. 1885. 824.
[3] Journ. of nerv. a. ment. dis. **61**, 406. 1925, auch Ref. in Zentralbl. f. d. ges. Neurol. u. Psychiatrie **42**, 68.

Jugend zum Vorschein kommt, ungefähr ebensoviele sind, in denen bei der jüngsten Generation annähernd reine choreatische Zustände im Kindesalter auftreten, wie solche, in denen es zu vorwiegend hypertonisch-hypokinetischen kommt. Diese Tatsache spricht ebenfalls gegen die von C. u. O. Vogt und zuletzt wieder von Runge vertretene Auffassung, daß letztere eine spezifisch kindliche Äußerungsform des Huntingtonschen Hirnprozesses darstellen in dem Sinne, daß qualitativ und quantitativ derselbe Vorgang in den Reifejahren zur Chorea, in der Entwicklungszeit aber zu hypertonisch-hypokinetischen Bildern führt. Gegen diese Auffassung spricht auch der Umstand, daß das seit jeher als spezifisch infantile Erscheinung aufgefaßte *athetotische* Syndrom seltener bei Kindern bzw. Jugendlichen aus Huntington-Sippen beobachtet wird als hypertonisch-hypokinetische Züge. So müssen wir aus jener Feststellung von mir schließen, daß in letzteren Fällen ein in der Erbanlage des Probanden liegender Faktor die Ursache für den Gestaltwechsel des Erbbildes abgibt.

Ohne weitere Folgerungen zu ziehen, verweise ich in diesem Zusammenhange nur auf die Tatsache, daß in den Fällen Westphal-Weyrauch, Kraepelin-Stertz-Spielmeyer-Entres und Runge der nicht choreatisch belastete Elter aus manisch-melancholischen Familien stammte, bzw. an manisch-melancholischem Irresein litt.

Eine weitere Frage ist die, warum in manchen Huntington-Familien, welche die Erscheinung der „Anteposition" bieten, in der jüngsten Generation die Chorea oder ihre Äquivalente, zu denen heute hypertonisch-hypokinetische Zustände, epileptiforme Anfälle und vielleicht auch delirante Zustände, ferner ataktische und athetoide zu rechnen sind, schon im Jugend- oder Kindesalter d. h. so frühzeitig eintreten, daß sie schon bei der Aufstellung des betreffenden Stammbaumes zur Kenntnis kommen. Der *früheste Manifestationsbeginn der Huntingtonschen Chorea* ist nach meiner Beobachtung *Sauter* das 3., nach Runges Beobachtung (s. S. 88) schon das 2., nach der Antons (s. S. 134) vielleicht gar schon das 1. Lebensjahr.

Der Fall *Sauter* betraf ein 13jähriges Mädchen, das als Siebenmonatskind scheintot geboren, mit $1^1/_2$ Jahren „Rachitis" durchmachte, mit 3 Jahren erst gehen und sprechen lernte. Seitdem wurden Zuckungen in Kreuz und Schulter bemerkt, sowie Unsicherheit der Beine, die seit dem 7. Jahre nach Armbruch (beim Rodeln) stärker wurden. Arsenkuren wurden schlecht vertragen und brachten keinerlei Besserung. In der Schule sehr gut, aber erregbar, leicht weinerlich, klatschsüchtig. Im 13. Jahre bilaterale Chorea, vor allem von Gesicht, Hals, Schulter und Armen, mit Schwäche der letzteren. Blut- und Liquorbefund waren bis auf eine auch bei einem Angehörigen einer anderen Huntington-Familie meiner Beobachtung gefundene ganz spitze Mastixzacke negativ, ebenso der Herzbefund (Med. Klinik). Dagegen fand sich große Rachenmandel, Vestibulariserregbarkeit herabgesetzt (Ohrenklinik), Uribilinogen schwach positiv. Der einzige lebende 9jährige Bruder der Patientin zeigte nächtliche Unruhe mit Erektionen. Die Vatersmutter litt seit ihrem 62. Lebensjahr an Herz- und Magenbeschwerden, Kopfwackeln, Schwäche in den Beinen, Schwerfälligkeit und Ungeschicklichkeit des Ganges; ihr Bruder war nervös und schlaflos; der 40jährige Vater des Kindes ist cholerisch und neigt zu Wutanfällen bei kleinen Anlässen, ist aber bislang frei von choreatischen Erscheinungen. (Über die übrigen Besonderheiten der Familie siehe Familientafel S. 92.)

Ein so früher Beginn der Chorea stellt eine verhältnismäßig seltene Ausnahme dar (s. Entres). Denn es ist ein Kennzeichen der zahlreichen Stammbäume von Huntington-Familien, die in früherer Zeit veröffentlicht wurden, daß die Angehörigen der letzten Generation — das sind durchweg die Nachkommen der Probanden — als gesund, wenigstens als von Chorea frei aufgeführt sind. Dies erklärt sich ja ohne weiteres daraus, daß zur Zeit der Aufstellung des betreffenden

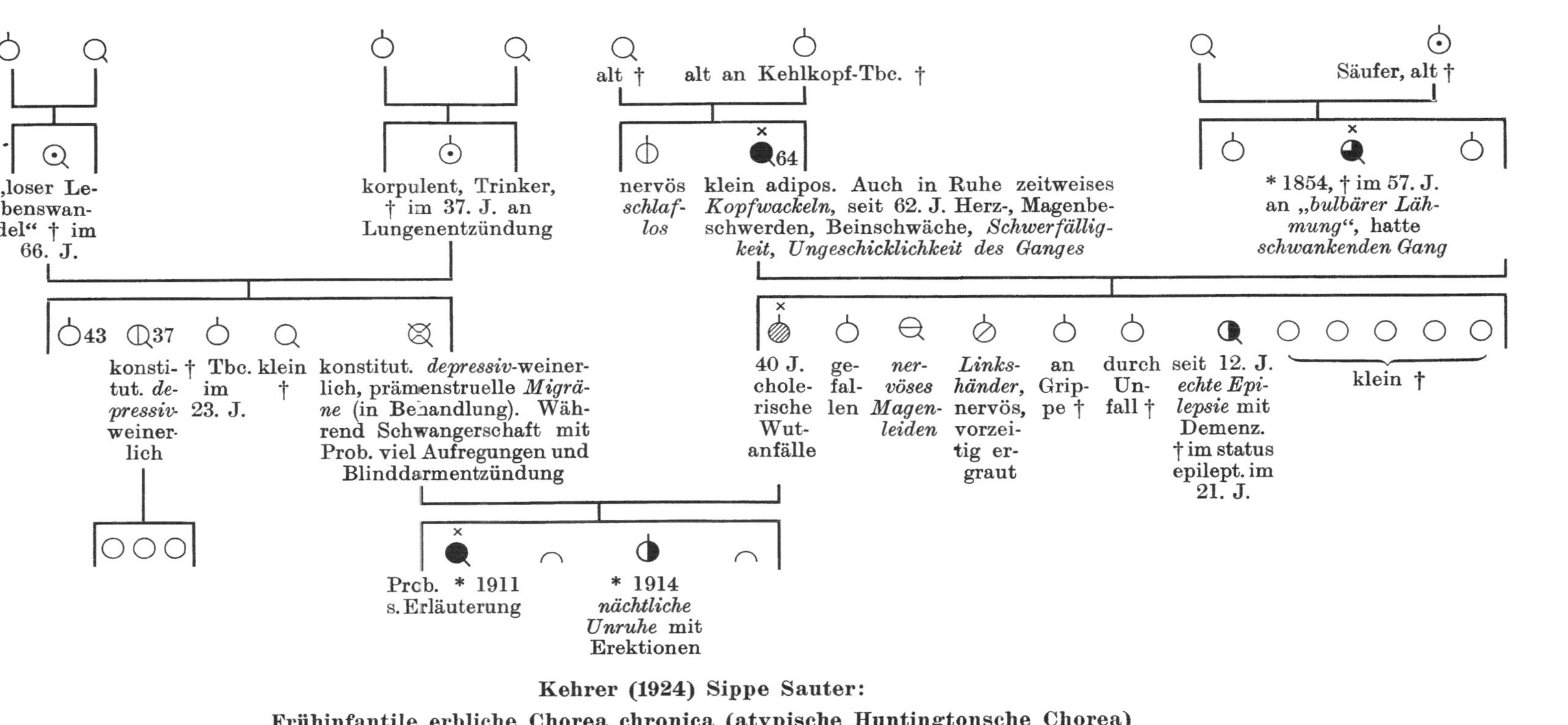

Kehrer (1924) Sippe Sauter:

Frühinfantile erbliche Chorea chronica (atypische Huntingtonsche Chorea)

Stammbaums die jüngste Generation sich noch nicht in dem choreareifen Alter befand. Unter den 15 von Entres veröffentlichten Sippen findet sich nur die eine oben erwähnte *Manlius*, in der der Manifestationsbeginn in der jüngsten Generation vor die Zeit der Pubertät fällt. Gerade bei dieser entspricht die Antepositionsspanne zwischen der jüngsten und der vorangehenden Generation der durchschnittlichen Antepositionszahl. Allerdings ist bei dieser Sippe auffällig, daß zwischen den übrigen 6 Generationen keine Anteposition vorhanden ist, ja sogar zwischen dem Manifestationsbeginn bei der ältesten und bei der jüngsten Generation eine geringere Spannung besteht, als zwischen letzterer und früheren Generationen; d. h. die Sippe zeichnet sich überhaupt in allen Generationen durch einen ungewöhnlich frühen Beginn der Chorea aus. Er fiel in der 1. ins 24. Jahr, in der 3. (von der 2. ist nichts bekannt) ins 27. oder 32. Jahr, in der 4. in „mittlere Jahre" bzw. ins 24. Jahr., in der 5. ins 25. und 20. Jahr, in der 6. ins 29. und 28. und in der 7. ins 10. Jahr (eine weitere 12 jährige Angehörige dieser Generation zeigte manchmal eigenartig starren Blick und Geistesabwesenheit. Sie muß daher wohl dem einen differenten „Biotypus" von *Davenport* zugerechnet werden).

Besonders wichtig ist in diesem Zusammenhang die von mir ermittelte Sippe *Taube* (s. S. 52), insofern hier in der einen Familie eine unkomplizierte progressive Chorea bei einer Angehörigen der jüngsten Generation, der Großnichte der Probandin, bereits ums 10. Lebensjahr hervortrat, bei der Mutter derselben im 20. Jahr, bei dem Großvater Anfang der 40er Jahre, also in einer Weise, die geradezu einen Idealfall der Anteposition darstellt. (Wäre jene die Probandin gewesen und hätte man bei ihr dann keine richtigen genealogischen Nachforschungen angestellt, so hätte man besonders mit Rücksicht auf die Skrofulose und den Infantilismus nur eine „frühjugendliche Chorea minor chronica" diagnostiziert!) — Andererseits ist darauf hinzuweisen, daß der einzige 9 jährige Bruder meiner 13 jährigen Patientin aus der Sippe *Sauter* (s. S. 92), die seit ihrem 7. Lebensjahre an Chorea leidet, durch Züge auffällt, wie sie nicht selten bei Kindern in Huntington-Sippen beobachtet werden (nächtliche Unruhe mit Erektionen usw.).

Diese Feststellung und insbesondere diejenigen von Meggendorfer[1] bei Nachkommen von Probanden mit Huntingtonscher Chorea sind nicht gerade geeignet, die Annahme von Entres zu stützen, daß bei ungewöhnlich frühem Ausbruch derselben ihr fernstehende Anlagestörungen oder früh einwirkende äußere Schädigungen eine gewichtige Rolle mitspielten. Auch die so symmetrische Anordnung der je ein Jahrfünft darstellenden Säulen in Entres auf S. 95 wiedergegebenem Diagramm des Manifestationsbeginns der Huntingtonschen Chorea spricht nicht für diese Annahme.

Gleichwohl bedarf die von Entres aufgerollte Frage noch weiterer Untersuchung durch Erhebung erschöpfender Familiengeschichten des nicht-choreabelasteten Elters solcher Kranken[2] und genaueste Erhebung der Vorgeschichte des Probanden. Hierbei sind die von R. Schwartz geltend gemachten Gesichtspunkte (s. S. 65) besonders zu berücksichtigen. Aber es ist auch daran zu denken, daß vielleicht umgekehrt wie in den Beobachtungen von F. Pick[3] bei

---

[1] Zeitschr. f. d. ges. Neurol. u. Psychiatrie 87, 44; die wichtigsten hier interessierenden Daten sind früher aufgeführt.

[2] leider hat auch Meggendorfer solche unterlassen. —

[3] Verhandl. d. 35. Kongr. d. dtsch. Ges. f. inn. Med. 1923.

den ebenfalls dominant vererbten Konstitutionskrankheiten Migräne, Bronchial-
asthma und „Basedow", welche auf eine Verzögerung der Manifestation bei Nachkommen solcher Kranken unter dem Einfluß der Erbmasse des gesunden Elters
hinweisen, die Verfrühung des Manifestationsbeginns der Huntingtonschen
Chorea durch die Einwirkung von verwandten krankhaften Erbanlagen des nicht
choreatischen Elters bedingt ist. Möglicherweise wirken bei denjenigen Fällen,
in denen der ungewöhnlich frühe Manifestationsbeginn nicht durch Anteposition
erklärt werden kann, mehrere Faktoren zusammen.
Ich weise z. B. darauf hin, daß die Mutter meiner
Probandin *Sauter*, also der von der Chorea-Anlage
freie Elter, an Migräne leidet, erblich konstitutionell
depressiv ist, daß deren Vater Trinker war und ihre
Mutter „einen losen Lebenswandel führte", die Probandin selbst aber als 7-Monatskind mit einem Ge-
burtsgewicht von 4 Pfund scheintot zur Welt kam
und mit 1¹/₂ Jahren eine Rachitis durchmachte.
Ähnliche Einflüsse haben sich vielleicht auch bei
den Kranken von Entres und C. S. Freund geltend gemacht.

Durch die von Bielschowsky, Jakob und
Spielmeyer bei den bezeichneten Fällen erhobenen
histopathologischen Befunde wird weiterhin die von
Davenport zuerst klar erkannte Tatsache unserem
Verständnis näher gerückt, daß in manchen Huntington-Familien die psychischen Abweichungen
sich auf eine konstitutionelle **Choreopathie**, d. h.
eine dauernde Charakter- und Temperamentstörung
beschränken, paranoide oder dementive Prozesse
dagegen ausbleiben. Wir sehen hier genau dasselbe,
wie bei der erblichen Schizophrenie. Gerade diese
Analogie scheint uns auch eine Stütze für die
heuristisch wertvolle Anschauung Kleists[1] zu
sein, daß die Schizophrenien in ihrer Gesamtheit
als psychische Systemdegenerationen zu bewerten
seien. Darüber hinaus aber muß auch auf eine

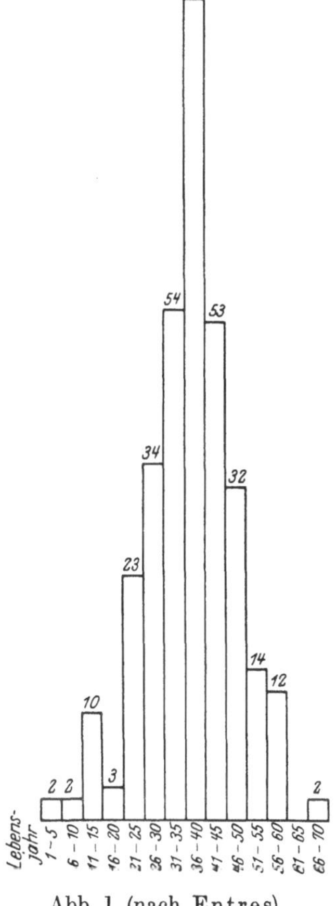

Abb. 1 (nach Entres).

gewisse Verwandtschaft der „choreatischen Degeneration" zu den schizophrenen wie
auch zu den epileptischen „Degenerationen" hingewiesen werden. Gerade von in
neuerer Zeit veröffentlichten Fällen aus Huntington-Familien hören wir, daß die
prächoreatische Krankheitsentwicklung längere Zeit diagnostische Schwierigkeiten machte, die man mit der Annahme einer Schizophrenie löste, bis die
weitere Entwicklung eines anderen belehrte. Entres denkt daran, daß die
„verblüffende Ähnlichkeit mancher Psychosen von Huntington-Kranken mit
den Verlaufsbildern von Dementia praecox-Erkrankungen auf eine Mobilisierung
latenter Erbanlagen zur Dementia praecox durch den organischen Prozeß der
Huntingtonschen Chorea" zurückzuführen sei. Zweifellos mag das gelegentlich

---

[1] Klin. Wochenschr. II, 962.

zutreffen. Es ist aber außerdem daran zu denken, daß diese Ähnlichkeit noch öfter größer erscheint als sie ist, da wir die Unterschiede noch nicht genügend zu erkennen vermögen.

Andererseits erinnern einige Schilderungen der prächoreatischen seelischen Verfassung in manchen und vielleicht ebenso vielen Punkten an die Charakterisierung der epileptischen Affektivität wie an die Darstellungen der schizopathischen Konstitution in der „präpsychotischen" Phase von Kranken mit fortschreitender Schizophrenie (Dementia praecox im wahrsten Sinne). Um so auffälliger ist demgegenüber, daß von manischen[1] oder melancholischen Zuständen nie, aber auch von ausgesprochen hypochondrischen sehr selten etwas berichtet wird, während wiederum paranoische Komplexe, welche der Paraphrenie oder der paranoiden Demenz weitgehendst ähneln, ja geradezu die Regel sind.

14. Beziehungen der Chorea und Myoklonie zur Epilepsie.

Noch enger als zur Schizophrenie scheinen auf den ersten Blick die Beziehungen des choreatischen Syndroms und in erster Linie der Huntington - Degeneration zum *Epilepsie-Kreis* überhaupt zu sein — wie E. Schultze es 1910 formuliert hat, „nicht nur, weil die Epilepsie sich besonders häufig in Huntington-Familien findet, sondern vor allem auch, weil dasselbe Individuum an Epilepsie und Chorea leiden kann", derart, daß „bei dem ursprünglich epileptischen Individuum die Krampfanfälle verschwinden und später eine Chorea auftritt oder zu der Chorea epileptische Anfälle hinzukommen". Dagegen hat Entres 1921 geltend gemacht, daß die richtige Einschätzung der Beziehungen zwischen Huntingtonscher Chorea und Epilepsie zunächst die Ausscheidung aller Fälle erfordere, in denen beide unabhängig voneinander auftreten, sei es daß eine erbliche Anlage zu Epilepsie von der nicht mit Chorea belasteten Elternseite vorliege, oder daß die Epilepsie exogen, etwa traumatisch verursacht sei. Vor allem aber seien diejenigen Fälle auszuscheiden, welche zur heredodegenerativen Symptomenkuppelung der „Myoklonus-Epilepsie" Unverricht-Lundborgs gehörten. Wenn man das tue — so folgerte Entres —, lasse sich in 13 unter 516 Huntington-Fällen das Auftreten von Anfällen nachweisen, welche unter Umständen als epileptische gedeutet werden könnten. Aber höchstens in 4 dieser Fälle (dies sind der Fall *Wipfler* von J. Hoffmann, die Fälle Jolly-Remak und der Fall 2 M. Goldsteins), also noch nicht einmal bei 1 vH aller Huntington-Kranken ließen sich die Anfälle mit einiger Wahrscheinlichkeit im Sinne genuiner Epilepsie deuten. „Ein innerer erbgenetischer Zusammenhang zwischen *genuiner*[2] Epilepsie und erblicher Chorea" bestehe also „mit an Sicherheit grenzender Wahrscheinlichkeit" nicht. — Läßt sich diese Auffassung auch heute noch mit derselben Sicherheit vertreten, wie es Entres getan hat?

Nehmen wir zunächst zu der Forderung von Entres Stellung, daß nach den Untersuchungen von Lundborg die *Myoklonie-Epilepsie* um der klinischen wie genealogischen Gegensätzlichkeiten willen ganz von der Huntingtonschen Chorea abzutrennen sei, so darf ich darauf hinweisen, daß von namhaften älteren

---

[1] wenn 1869 L. Meyer, und zwar als Einziger, von „Chorea und Manie" sprach, so meinte er damit die Chorea minor-Psychose.

[2] Sperrdruck vom Ref.

Klinikern wie Möbius, F. Schultze und Böttiger, welche die Myoklonus-Epilepsie einfach als eine mit epileptischen Anfällen verquickte Huntingtonsche Chorea angesehen haben, erst jüngst wieder F. Schultze mir gegenüber diesen Standpunkt mit der Begründung vertreten hat, daß auch Kraepelin, der seinerzeit in Dorpat einzelne der Fälle beobachtete, welche Unverricht für seine „Myoklonus-Epilepsie" Modell gestanden haben, diese einfach für Huntingtonsche Kranke gehalten habe. Hierzu muß zunächst geltend gemacht werden, daß Lundborg selbst schon einst schrieb: „Die schweren Fälle von M.-E. wurden auch früher von den Ärzten in der Gegend als Epilepsie mit chronischer Chorea aufgefaßt." Vor allem aber sind mittlerweile nicht nur entscheidende genealogische und histopathologische Besonderheiten bei denjenigen Fällen gefunden worden, welche der Unverrichtschen Schilderung entsprachen, sondern schon die klinische Beschreibung, wie wir sie vor allem Lundborg verdanken, der zugleich die genealogische Untersuchung seiner 17 Fälle mit einer nirgends sonst in der Pathologie erreichten Vollständigkeit betrieben hat, deckte wichtige Unterschiede gegenüber den klassischen Huntington-Fällen auf. Wer die Schilderungen Lundborgs aufmerksam liest, wird selbst dann noch zu dieser Auffassung kommen, wenn er berücksichtigt, daß mittlerweile die eingehendere Analyse der Bewegungsstörungen von Kranken mit echter Huntingtonscher Chorea wie sie z. B. C. Mayer durchführte, und die kritische Nachprüfung etwa der Fälle von Entres einzelne Züge aufgedeckt hat, welche man früher als der Chorea wesensfremd erachtete.

Zu den *klinischen Besonderheiten* der Myoklonie-Epilepsie möchte ich vor allem rechnen: die Regelmäßigkeit des Krankheitsbeginns in früher Jugend und des Ausgangs in einen Zustand von Steifheit bzw. Katalepsie; die verhältnismäßig häufige und Jahre vor der Myoklonie deutlich werdende Hemmung der geistigen Entwicklung; das öftere Auftreten von schlafähnlichen Zuständen; die dauernde Bereitschaft der Kranken, auf mechanische und andere Reize in den myoklonischen Anfall zu verfallen; schließlich den blitzartigen Eintritt und den stoßförmigen Charakter der Zuckungen — Erscheinungen, deren Schilderung geradezu an Tetanusanfälle erinnert, zumal bei mehreren Kranken zugleich heftige Schmerzäußerungen erfolgen —, und die der Tetanie sehr ähnlichen Stellungen der Extremitäten derart, daß Lundborg geradezu von einem „epileptisch-tetaniformen Stadium" spricht. (Jakob[1] beobachtete solche schmerzhaften tonischen Krampfparoxysmen mit allgemeinem Zittern bei arteriosklerotisch bedingter Blutung in die Ventrikel.) Diesen klinischen Unterschieden entsprechen nun weiter die *genealogischen* Feststellungen Lundborgs wie die, wenn auch nicht ganz so beweiskräftigen, Angaben anderer Autoren (Unverricht, Faber, Recktenwald, Lafora-Glück, Volland, Krabbe, Higier-Zylberblast, Luger, Lobstein) über die Familiengeschichten ihrer Kranken und schließlich die *histopathologischen* Ermittlungen, welche zu dem zuerst von Lafora und A. Westphal erbrachten Nachweis eigenartiger, größtenteils intracellulär liegender Amyloidkörperchen fast in der gesamten grauen Substanz des Gehirns, besonders des strio- und thalamo-rubro-cerebellaren System geführt haben. Jakob[2], Schob[3], Biel-

---

[1] a. a. O. S. 296.   [2] nach liebenswürdiger brieflicher Mitteilung Dezember 1924.
[3] Kraus-Brugsch' Spez. Pathologie und Therapie innererer Krankheiten X, 3, 953. 1924.

schowsky[1] erklären diese übereinstimmend für pathognomisch und der Huntingtonschen Chorea fremd; Bielschowsky weist besonders darauf hin, daß diese Gebilde mit den früher bei der chronisch progressiven Chorea beschriebenen Hyalinkörperchen nichts zu schaffen haben, und daß umgekehrt „die für letztere charakteristischen Veränderungen des Striatum und der 4. Rindenschicht in dieser Form bei der Myoklonus-Epilepsie noch niemals sicher nachgewiesen worden sind". Wenn auch diese Beobachtungen bei solchen Fällen angestellt wurden, die klinisch nicht ganz denjenigen Lundborgs und Unverrichts gleichen, so kann doch anatomisch als gesichert gelten, daß der der Myoklonie-Epilepsie zugrunde liegende Vorgang ein wesentlich anderer ist als bei der Huntingtonschen Chorea. Man wird dies heute sagen dürfen, auch wenn bedauerlicherweise bisher in keinem der Fälle, bei denen innerhalb derselben Familie neben Myoklonie-Epilepsie entweder nur Epilepsie oder nur Myoklonie auftrat (Lundborg, Recktenwald, Lafora-Glück, Moniz, Galant, A. Westphal), eine anatomische Untersuchung durchgeführt wurde, und wenn auch vor Jahren Bielschowsky selbst[2] bei „Paramyoclonus multiplex" ohne Epilepsie einen topographisch und histopathologisch ganz andersartigen Prozeß gefunden hat:

Eine im 29. Lebensjahre verstorbene Kranke mit eigenartiger Familiengeschichte hatte seit der frühesten Kindheit Kyphoskoliose, Bewegungsverlangsamung und Sprachstörung und seit dem 20. Lebensjahre wie ihr Bruder Anfälle von Myoklonie. Es fand sich eine reine Systemerkrankung im Sinne einer beginnenden „senilen Involution" der Purkinje-Neurone des Kleinhirns bzw. des Tractus olivocerebellaris.

In gleichem Sinne wie die anatomischen Befunde sprechen wie gesagt die genealogischen: Es ist bisher allein in der von Hartung[3] veröffentlichten Familie, in welcher 4 Geschwister an gleichzeitig auftretender Myoklonie und Epilepsie litten, während 4 ältere Geschwister frei blieben und nur das älteste an Kinderkrämpfen verstorben war, ein gleicher Fall in der nächst höheren Generation (bei der Mutter) gefunden worden. Alle übrigen Beobachtungen sprechen hingegen für die von Lundborg (unter anderem auch mittels der Weinbergschen Probandenmethode) sehr wahrscheinlich gemachte Vererbung nach dem monohybrid-recessiven Typus. Wenn man, etwa wie bei der Huntingtonschen Chorea, geltend machen wollte, es könne ein Freibleiben der Vorfahren unter Umständen dadurch vorgetäuscht werden, daß diese aus anderen Gründen nicht das Lebensalter erreichten, in welches nach dem für sie geltenden Erblichkeitsgesetz der Manifestationsbeginn der Krankheit fiel, so wird dieser Einwand durch die Feststellung von Lundborg entkräftet, daß die Eltern und anderen Vorfahren von Kranken mit Myoklonie-Epilepsie durchweg ein höheres Lebensalter erreichten, ohne davon befallen zu werden. Selbst wenn man also die ganz unwahrscheinliche Annahme machen wollte, daß sie die Krankheit erst im Greisenalter bekämen, so würde allein schon die Verschiedenheit des Manifestationsbeginns einen wesentlichen Unterschied zur Huntingtonschen Chorea bedeuten.

Das gleiche: die Vererbung nach dem recessiven Typus, scheint auch für die zwei bisher genealogisch genauer untersuchten Fälle von *Myoklonie ohne Epilepsie*, die soeben angeführten von Bielschowsky-Haenel[2] und Knud Krabbe[4]

[1] nach liebenswürdiger brieflicher Mitteilung September 1925.
[2] Journ. f. Psychol. u. Neurol. **21**, 385 (klinische Beobachtung von Haenel).
[3] Zeitschr. f. d. ges. Neurol. u. Psychiatrie **56**, 150.
[4] Acta med. scandinav. **54**, 456; auch Ref. in Neurol. Zentralbl. **28**, 71.

zuzutreffen (s. Familientafel). In letzterer Sippe war ein ähnlich plötzliches Durchbrechen der Myoklonie-Anlage bei einer einzigen von zahlreichen Generationen festzustellen, wie es den recessiven Typus besonders kennzeichnet; auch lagen hier ähnlich nahe Beziehungen zur Schizophrenie vor wie in der Sippe Lundborgs (vgl. auch die von Gans beobachtete Familie [s. S. 83]).

Wenn M. Weiß bei einer 1903 veröffentlichten Familie[1] „erbliche Myoklonie" (ohne Epilepsie) in 4 aufeinanderfolgenden Generationen bei 9 von 10 im Stammbaum aufgeführten Personen gefunden hat, derart, daß hier unbedingt von einer dominanten Vererbung gesprochen werden müßte, so ist dazu zu bemerken, daß die Beschreibung, die dieser Autor von den Bewegungsstörungen und der Entwicklung des Leidens gab, auf eine zum wenigsten viel größere Verwandtschaft

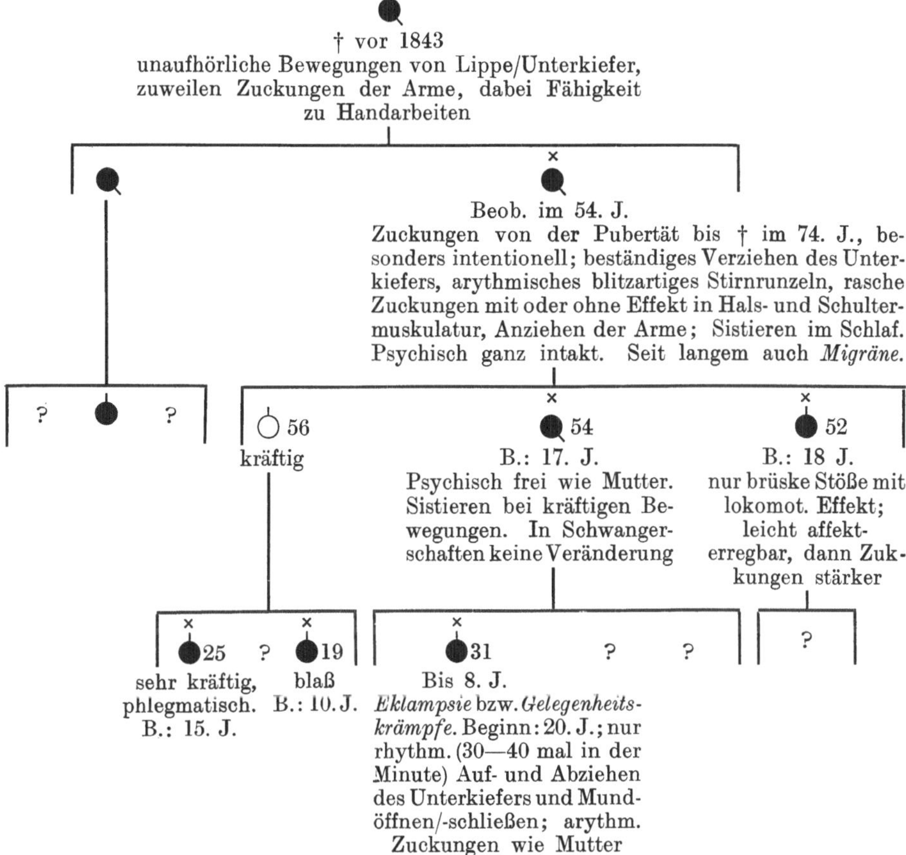

Erläuterung: Nur bei einem Mitglied Zuckungen auf eine Form beschränkt, bei den übrigen mehrere Formen (brüske Stöße, arythmische Kontraktionen mit locomotorischem Effekt, klonische Zuckungen ohne solchen) kombiniert nebeneinander derart, daß eine und dieselbe Muskelgruppe immer nur die eine, eine 2., 3., 4., jeweils immer nur eine andere Form zeigte. Immer Sistieren im Schlafe; intendierte Bewegungen stören nicht; Willensanstrengung unterdrückt auf kurze Zeit. Im Verlauf der Jahre keine Veränderung.

M. Weiß (1893): Erbliche Myoklonie

---

[1] Wien. Klinik. Wien 1893.

des Leidens zur Huntingtonschen Chorea hinweist als zur Myoklonie-Epilepsie, auch wenn die jüngste dieser Kranken (als Einzige!) bis zu ihrem 8. Lebensjahr an Gelegenheitskrämpfen gelitten haben soll. (Näheres siehe in der von mir aufgestellten Familientafel S. 99.) Offenbar lag hier ein besonderer Typus vor, der eine Mittelstellung zwischen chronisch-progressiver Chorea und Myoklonie, insofern die Bewegungsform mehr der der ersteren ähnelte, der Verlauf aber sich von beiden dadurch unterschied, daß die Krankheit regelmäßig in der Pubertät einsetzte und auch nach jahrzehntelangem Bestehen kein Fortschreiten zeigte. Der Mangel ausgesprochen psychischer Störungen trotz fallweise beobachteter Erregbarkeitssteigerung rückt ihn andererseits denjenigen Huntington-Sippen nahe, in denen die Choreatiker mit wenigen Ausnahmen ebenfalls zeitlebens von ausgesprochenen Geistesstörungen verschont bleiben, wie die eine der 4 Familien aus der Sippe Davenports, wie Entres' Sippe *Manlius* und Jakob-Meggendorfers Familie — Beobachtungen, die trotz aller Dominanz (in ersterer ist Chorea in 7 Generationen nachgewiesen!), insofern auch atypisch sind, als hier bei dem einen und anderen Mitglied ungewöhnliche Choreabilder, ferner Epilepsie, sehr häufig Kinderkrämpfe und vereinzelt außerdem schizophrene Zustände beobachtet wurden.

Die von Weiß beschriebene Familie steht anscheinend einem anderen Grenztypus der Chorea sehr nahe, nämlich der Gruppe von heredodegenerativen Sippen, in denen eine **Übergangsform zwischen choreatischen und ataktischen Bewegungen** vorliegt. Es kann heute nach den Untersuchungen vor allem von Hanhart wohl kein Zweifel mehr sein, daß die Heredoataxie bei den vorwiegend den Friedreichschen Typus darbietenden Sippen nach dem recessiven Erbgang auftritt. Aber schon vor vielen Jahrzehnten sind von Sanger-Brown[1] u. A. Familien mit der als cerebellare beschriebenen Form der Heredoataxie (Nonne-Marie) mitgeteilt worden, bei denen die Erkrankung in 5 aufeinanderfolgenden Generationen auftrat, also dominant vererbt wurde. Sieht man sich die Beschreibung, die die Autoren von den dabei aufgetretenen Bewegungsstörungen gaben, genauer an, so zeigt sich, daß diese sehr der choreatischen Form ähneln; man hat ja gerade deswegen hier von einer „instabilité choreiforme" gesprochen. Es hat vielleicht auch seinen tieferen Grund, daß Sanger-Brown in seiner Sippe die zu erwartende Kleinhirnaplasie vermißt hat. Allerdings lag bei dieser Sippe auch Optikusatrophie vor. Aber auch bei weiteren unter der Bezeichnung „hereditäre Ataxie" beschriebenen Familien, z. B. der von Vorkastner[2], in welchen die Form der Bewegungsstörungen der Chorea, Myoklonie und Ataxie ungefähr gleich nahe stand, fand sich dominante Vererbung. (Daß gerade die Entscheidung darüber, ob eine bestimmte Hyperkinese mehr choreiform oder mehr ataktisch ist, gelegentlich fast unmöglich ist, habe ich in einer von C. Rosenthal näher zu beschreibenden Familie gesehen!) Leider besitzen wir aus neuerer Zeit keine einzige gründliche histopathologische Untersuchung über einschlägige Fälle; sie könnte uns vielleicht darüber aufklären, ob es sich bei diesem ähnlich wie bei dem Weißschen Typus um denselben qualitativen und nur topisch in anderer Richtung sich ausdehnenden Prozeß handelt, als bei der echten Huntingtonschen Chorea. Träfe das zu, so würde damit wohl der dominante Vererbungstyp dieser Gruppen

---

[1] Brain 1892. Ref. in Neurol. Zentralbl. 1892. 648.
[2] Med. Klinik 1914. 360.

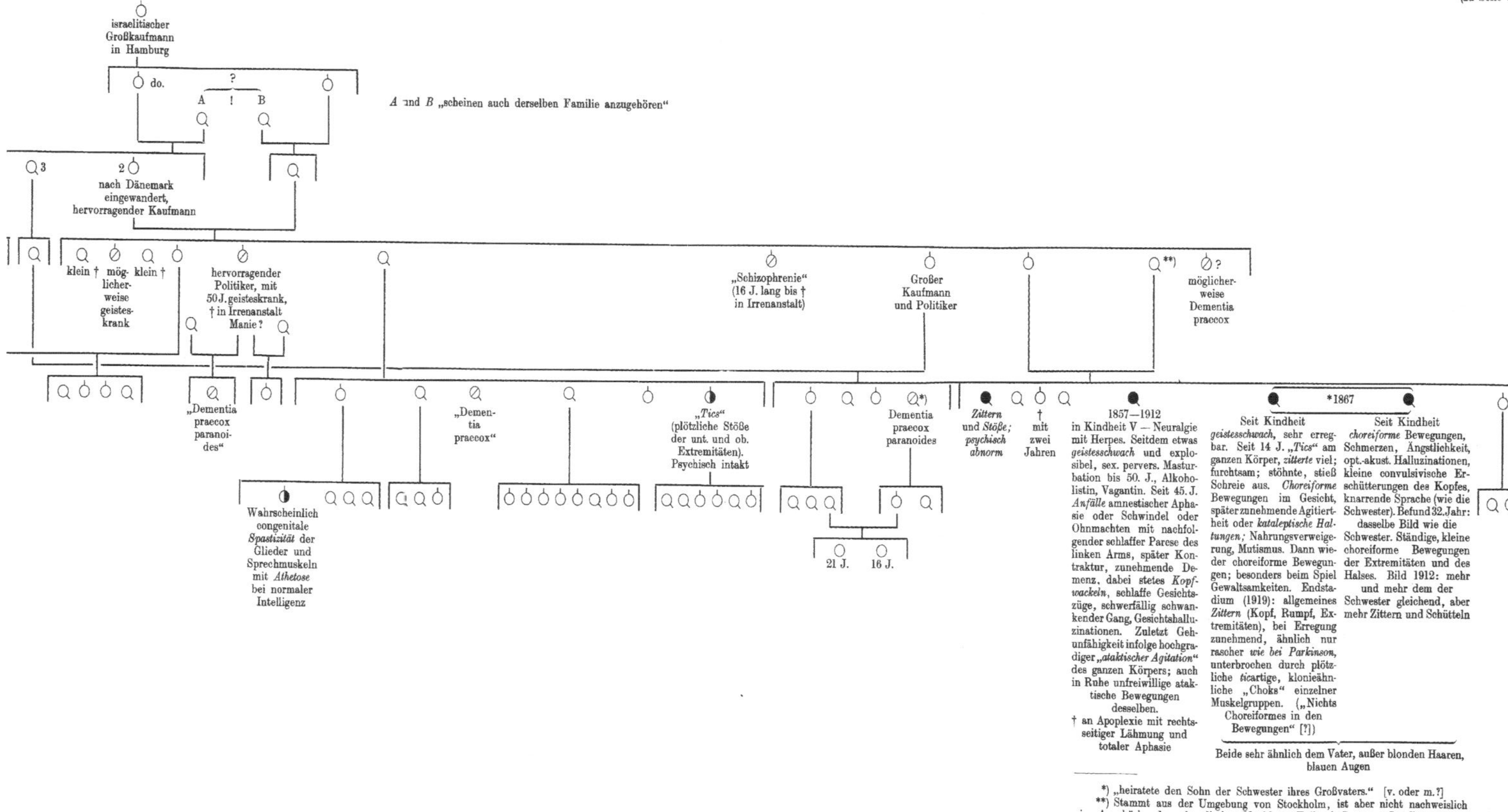

*) „heiratete den Sohn der Schwester ihres Großvaters.“ [v. oder m.?]
**) Stammt aus der Umgebung von Stockholm, ist aber nicht nachweislich eine Angehörige des schwedischen Myoklonus-Epilepsie-Stammes *Lundborgs*.

Knud Krabbe (1921): „Familiäre Myoklonie-Schizophrenie“

erklärt. Wir hätten dann einen besonderen, in bestimmten Sippen herrschenden „Biotypus" im Sinne Davenports vor uns.

Trotz Lundborg muß die Frage der erblichen *Koppelung zwischen Myoklonie und Epilepsie* als noch nicht geklärt bezeichnet werden. Wie schon angedeutet, findet sich in den bisher veröffentlichten Fällen die familiäre Alternanz beider Syndrome in der Weise, daß neben den an Myoklonie-Epilepsie leidenden Kranken in derselben Familie auch solche angetroffen werden, die nur an Myoklonie oder nur an Epilepsie erkrankt sind, und zwar regelmäßig gerade bei den genealogisch genauer erforschten Familien, d. h. solchen, von welchen Angaben auch über indirekte Blutsverwandte — Onkel und Tanten u. a. — vorliegen (Familien von Lundborg, Lafora-Glueck[1], Moniz[2], Szstanojewits[3] und A. Westphal[4]. Familiäre Alternanz von Myoklonie und Epilepsie bei Geschwistern treffen wir außerdem aber auch gelegentlich in denjenigen Familien, in welchen sich die genealogischen Angaben auf eine Generation (eben die Geschwisterreihe) beschränken, wie z. B. in der von Galant[5]. Besonders wichtig ist die Feststellung, daß in Lundborgs Sippe unter den 9 Geschwisterreihen, in welchen Myoklonie-Epilepsie vorkam und erwachsene Geschwister vorhanden waren, bei zwei Reihen reine Epilepsie, eventuell auch Kinder-Eklampsie, bei einer dritten Kinder-Eklampsie allein vorlag, daß dagegen in keiner dieser 9 Familien Myoklonie *ohne* Epilepsie beobachtet wurde[6].

Im einzelnen ergibt sich folgendes bezüglich der Verwandtschaft der *Epileptiker* zu den Kranken mit M.-E.: Fall 1 ist die Nichte zweier Geschwister mit M.-E., Fall 2 und Fall 3 mit Eclampsia infantum sind Neffenkinder einer Kranken mit Paralysis agitans, Fall 5 ist die Tochter einer anderen Paralysis-agitans-Kranken, welche zwei Enkelinnen mit „hysterischen" (? [Ref.]) Krampfanfällen hat, Fall 6 ist die Nichte von drei Geschwistern mit M.-E., während zwei weitere in ganz entfernter Verwandtschaft zu M.-E.- oder Parkinson-Kranken stehen. — Von den zwei Personen, die in der Jugend *Chorea minor* durchmachten, ist die eine Enkelin, Nichte und Base dreier (zueinander im Verhältnis von Großelter zu Elter zu Kind stehender!) Kranker mit Paralysis agitans.

Aus nachfolgender Gegenüberstellung ergibt sich nun weiter, daß echte Epilepsie fast so häufig bzw. wenn man das epileptiforme Krampfgebiet im weiteren Sinne berücksichtigt, ebenso häufig vorkommt, wenn auch nicht in ganz so enger Verwandtschaft zur Myoklonie-Epilepsie steht, wie *Parkinsonismus*. Unter den 2232 Personen der Sippe fanden sich nämlich (abgesehen von den noch zahlreicheren Fällen mit Schwachsinn, schwerer Psychopathie, Trunksucht, moralischer Minderwertigkeit und Dementia praecox, welch letztere bemerkenswerterweise fast die einzige hier vertretene Form der großen Psychosen darstellt):

17 Fälle von Myoklonie-Epilepsie,
 3 ,,   mit Kinderkrämpfen $\Big\{$ (die oben erwähnten ein-
 9 ,,   von echter Epilepsie $\Big\}$ geschlossen)
 2 ,, , die an frühinfantilem „Gehirnfieber" starben,
 2 ,,   mit „hysterischen (? Ref.) Krämpfen",
 2 ,,   von Chorea minor,
 9 (11?) Fälle von Parkinsonismus.

---

[1] Zeitschr. f. d. ges. Neurol. u. Psychiatrie **6**, 1.   [2] a. a. O.
[3] Zeitschr. f. d. ges. Neurol. u. Psychiatrie **39**, 293. 1918.
[4] Arch. f. Psychiatrie u. Nervenheilk. **60**, 769   [5] Neurol. Zentralbl. 1918. 782.
[6] Die von mir gestellte Frage, wie er die Fälle der Sippe auffasse, welche Krampfanfälle *ohne* Myoklonie aufwiesen, beantwortete mir Prof. Lundborg in liebenswürdiger

Bemerkenswert ist ferner das pathologische Bild innerhalb der Geschwisterschaften der an Myoklonie-Epilepsie leidenden Kranken. Es sind

in der 1. Geschwisterreihe 3 Kranke mit M.-E., 4 in der Kindheit †, davon 1 an Konvulsionen,

„ „ 2. Geschwisterreihe 1 „ mit M.-E., 2 mit Oligophrenie, 1 klein †, 4 gesund,

„ „ 3. Geschwisterreihe 3 „ mit M.-E., 2 mit Epilepsie, 2 in Kindheit gestorben, 2 nach Amerika ausgewandert, Schicksal unbekannt,

„ „ 4. Geschwisterreihe 2 Personen mit M.-E., 1 mit Oligophrenie, 2 klein †, 1 an Herzleiden †, 1 in Amerika,

„ „ 5. Geschwisterreihe 1 „ mit M.-E., 3 mit Oligophreine, 1 trunkfällig, 3 Dirnen, 5 klein †,

„ „ 6. Geschwisterreihe 2 „ mit M.-E., 2 trunksüchtig, 1 klein †, 2 gesund,

„ „ 7. Geschwisterreihe 2 „ mit M.-E., 4 klein † (1 Nichte M.-E.),

„ „ 8. Geschwisterreihe 1 „ mit M.-E., der andere klein †,

der 9. Geschwisterreihe 2 „ mit M.-E., 1 mit Paralysis agitans, 3 klein †. Das jeweils einzige Kind von Kranken mit M.-E. (je einer aus der 1. und 9. Geschwisterreihe starb klein an Konvulsionen).

Vor allem aber gewinnt heute, da immer mehr Fälle von familiärer Alternanz zwischen Chorea und Versteifung in Huntington-Sippen bekannt werden, eine Tatsache besondere Bedeutung, die Lundborg nur ganz flüchtig gestreift hat und seitdem alle, welche seine auf die Myoklonie-Epilepsie bezüglichen genealogischen Ermittlungen wissenschaftlich verwerteten, mit Stillschweigen übergangen haben: die enge verwandtschaftliche Beziehung der Myoklonie-Epilepsie zum *Parkinsonismus*, die in dieser Sippe noch enger ist, als wie zu allen übrigen Syndromen. Sie geht aus den auf Seite 104 und 105 wiedergegebenen Ausschnitten aus der Sippschaftstafel hervor, die unter dem Gesichtspunkte gemacht sind, daß sämtliche 9 Parkinsonismus-Kranke aufgeführt sind und diejenigen ihrer nächsten Verwandten, welche an M.-E. leiden (wobei mit Ausnahme der an Krämpfen leidenden Nachkommen die übrigen Angehörigen der betreffenden Geschwisterreihe ausgelassen sind).

Besonders wichtig ist, daß unter den Fällen mit Paralysis agitans sich nicht bloß solche mit typischer d. h. involutiver Parkinsonscher Krankheit befinden, sondern auch Kranke, bei denen sich die „Schüttellähmung" in *mittlerem* Lebens-

---

Weise folgendermaßen: „Es handelt sich hier sicherlich um gewöhnliche Epilepsie oder epileptiforme Anfälle, welche mit der Myoklonie nichts zu tun haben. Bei einer so großen Sippe, welche mehrere Tausend Personen umfaßt, ist es ja nicht ausgeschlossen, daß gewöhnliche Epilepsie unabhängig von Myoklonie oder Myoklonus-Epilepsie auftritt." Ich möchte demgegenüber aber doch auf die auffällige Erscheinung hinweisen, daß in dieser Sippe, in der wie kaum in einer anderen fortgesetzte Inzucht vorkam, von den so zahlreichen organisch-neurologischen und insbesondere heredodegenerativen Krankheitszuständen eben nur die ganz wenigen, in vorstehender Übersicht aufgezählten, auftraten und daß die Fälle mit Krampfzuständen ohne Myoklonie annähernd genau so zahlreich waren, wie diejenigen mit heredodegenerativem Parkinsonismus, wenn auch freilich die erbliche Distanz zwischen den Fällen mit Myoklonie-Epilepsie einerseits, epileptischen und Parkinsonartigen Zuständen andererseits scheinbar eine verschiedene ist.

alter (Mitte der 30er Jahre) zu entwickeln begann. Prof. Lundborg hatte die
große Freundlichkeit, mir auf meine Anfrage mitzuteilen, daß bei einer Familie der
Sippe, in welcher Parkinsonismus bei Großmutter, Mutter und Sohn auftrat, dieser
bei der ersten Person im 65., bei der zweiten im 45. und bei der dritten im 25. Lebens-
jahre ausbrach („Anteposition"!), und daß bei 2 weiteren Personen der Sippe der
Manifestationsbeginn vor das 60. Jahr, nämlich in das 40. bzw. 44. fiel. In bezug
auf die Elternschaft der Myoklonie-Epilepsie und der Parkinsonismus-Kranken in
Lundborgs Sippe besteht weitgehendste Übereinstimmung zwischen beiden.
Wie die Kranken mit Myoklonie-Epilepsie stammten mit einer Ausnahme alle
Kranke (also 8) mit Parkinsonismus aus Ehen Blutsverwandter, gerade dieser
Ausnahmefall aber betraf eine 1820 geborene Kranke, die einen Sohn und einen
Enkel hatte, welche ihrerseits an Parkinsonismus litten. In einer weiteren
Familie der Sippe wurde Paralysis agitans ebenfalls von einem Elter auf 1 Kind
vererbt; und auch dieses stammte aus der Verbindung von Blutsverwandten, näm-
lich aus der Ehe der Kranken mit einem Manne, dessen Bruder seinerseits mit einer
Blutsverwandten eine Tochter zeugte, die später an Parkinsonismus erkrankte.

Die enge Verwandtschaft zwischen Myoklonie-Epilepsie und Parkinsonismus, die in
dieser Sippe besteht, trat früher offenbar schon einmal in die Erscheinung, nämlich in
einer von Lundborg erwähnten Familie von Berger (1892):

Hier handelte es sich um „Schüttellähmung" bei Großvater und Vater, um „unheilbare
Chorea-Epilepsie" bei zwei Söhnen, schwere „Hystero-Epilepsie" bei einer Tochter, während
eine andere Tochter gesund war. Vielleicht gehört hierher noch eine andere Familie Ber-
gers, in der die Mutter und zwei Söhne an Paralysis agitans, eine Tochter an Migräne und
„psychogenem Zittern", der Sohn aber an Epilepsie litt.

Es ergibt sich daraus aber auch die Schwierigkeit, den Erbgang der beiden
Leiden in dieser Sippe auf eine befriedigende Formel zu bringen. Wenn auch die
vorsichtige Formulierung Lundborgs, daß „die progressive Myoklonus-Epilepsie
eine erbliche Krankheit ist, die höchstwahrscheinlich den Mendelschen Regeln
folgt, somit recessiv und monohybrid ist", d. h. „sich nicht in Myoklonie und Epilepsie spaltet, sondern als solche vererbt wird", heute noch nicht als widerlegt
gelten kann, so tauchen doch Zweifel an ihrer Richtigkeit auf, sobald man die in
dieser Sippe ausschließlich erblich bedingten Syndrome Myoklonie-Epilepsie und
Parkinsonismus oder gar noch die Fälle von Epilepsie und Oligophrenie mit ins
Auge faßt, für die eine gewisse erbliche Disposition wahrscheinlich ist. Während
Lundborg seinerzeit den Erbgang der Myoklonus-Epilepsie genau verfolgte, hat
er dies bezüglich der in ihr vorgekommenen Fälle von Paralysis agitans leider
unterlassen. Wenn er auch sehr mit Recht und in erschöpfender Weise die allgemeinen Gründe darlegt, welche eine unzureichende oder fehlerhafte Erfassung
derartiger Kranker und vor allem der Erblichkeit dieser Krankheit bedingen[1],
so treffen diese für seine Fälle offensichtlich doch nicht oder wenigstens längst
nicht in dem Maße zu, daß er auf den Versuch einer genealogischen Deutung hätte
verzichten müssen. Erklärt er doch selbst 7 Fälle innerhalb seiner Sippe für gesichert, 3 für nicht unbedingt gesichert.

Was aber vor allem für die Notwendigkeit spricht, bei der genealogischen Betrachtung der Myoklonie-Epilepsie in seiner Sippe die Fälle von Parkinsonismus
nicht auszuschließen, ist nicht bloß die aus nachstehenden Tafeln hervorgehende

---

[1] a. a. O. und Neurol. Zentralbl. **31**, 219.

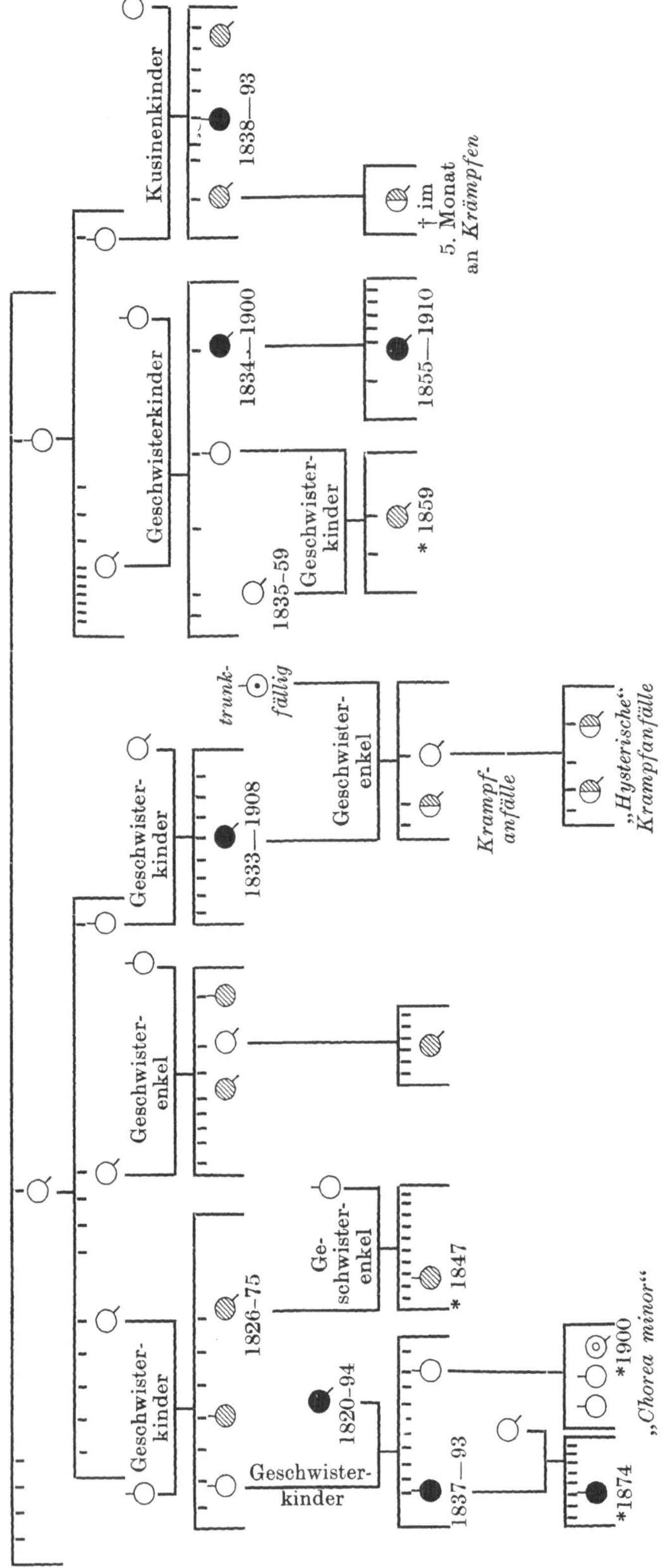
Kusinenkinder
1838—93
† im 5. Monat an Krämpfen
Geschwisterkinder
1834—1900
1855—1910
1835—59
Geschwisterkinder
* 1859
trunkfällig
Geschwisterkinder
1833—1908
Geschwisterenkel
Krampfanfälle
„Hysterische" Krampfanfälle
Geschwisterenkel
1826—75
Geschwisterenkel
* 1847
1820—94
Geschwisterkinder
1837—93
*1900
„Chorea minor"
*1874

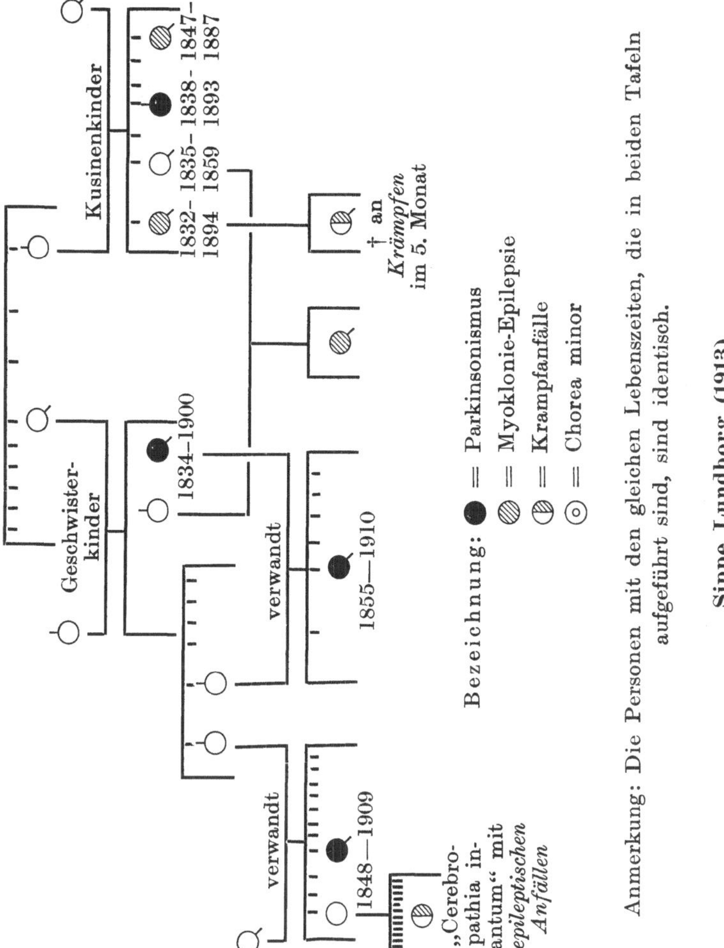

enge Blutsverwandtschaft zwischen den Personen, welche in progressiver Weise entweder Myoklonie-Epilepsie oder Parkinsonismus geboten haben, sondern einmal die erwähnten neuesten Erfahrungen über den plötzlichen Gestaltwandel heredodegenerativer Anlagen von einer zur anderen Generation im Sinne der familiären Alternanz und zum anderen vor allem 2 Tatsachen, deren eine Lundborg selbst eingehender besprochen hat: Erstens das wechselnde Einsetzen der „Paralysis agitans" in verschiedenen Lebensaltern und zweitens die individuelle progressive Alternanz von Myoklonie-Epilepsie zu Parkinsonismus. Auf den ersten Punkt habe ich oben hingewiesen. Was den zweiten anlangt, so schrieb Lundborg 1903[1] folgendes: „In vorgeschrittenen Fällen von progressiver Myoklonie-Epilepsie tritt nicht selten Muskel*rigidität*[2] hervor; in einzelnen Fällen" (sc. von M.-E. [Ref.]) „scheint dieses Symptom sogar das am meisten in die Augen fallende zu sein. Fall 18" (ein Fall, der Unverrichts[3] Familie angehörte und von Lundborg 1900 beobachtet wurde [Ref.]) „war anfänglich ein typischer Fall von progressiver Myo-

---

[1] Die progressive Myoklonusepilepsie. Upsala. Almquist & Wiksele 1903.
[2] Sperrdruck von Ref.
[3] a. a. O. 164, auch Dtsch. Zeitschr. f. Nervenheilk. **22**. 1902.

klonie-Epilepsie, hatte sich aber im Laufe der Jahre dahin entwickelt, daß er *weit mehr einem Falle von Paralysis agitans sine agitatione glich*[1]; die myoklonischen Erscheinungen waren nämlich verschwunden und nur epileptiforme Anfälle suchten Patient weiter zur Nachtzeit heim. In mehreren anderen entwickelten Fällen von Myoklonie-Epilepsie habe ich zu meiner Befremdung eine markierte Muskelrigidität gefunden, dazu Hitzegefühl, starken Schweiß . . ., außerdem aber ausgesprochene myoklonische Phänomene."

An anderer Stelle[2] verweist L u n d b o r g weiter auf die klinischen Berührungspunkte zwischen der Myoklonie-Epilepsie und der „Myotonie", wobei er allerdings etwas ganz anderes meinte als die „Myotonia congenita": Es war ihm aufgefallen, daß die an Myoklonie-Epilepsie leidenden Kranken plötzliche psychische Reize (Schreck, Verlegenheit u. dgl.) mit einem eine Weile dauernden tonischen Krampf derjenigen Extremitäten beantworteten, die gerade in Betracht kamen. Es scheint dieses von ihm „*psychotonische Reaktion*" genannte Phänomen, das er bald als Rigidität, bald als Katalepsie kennzeichnet, geradezu das hypertonische Gegenteil, sozusagen „der Antagonist" des atonischen „Lach- oder Affektschlags" darzustellen (O p p e n h e i m, R e d l i c h u. A.). Aber auch diese Reaktion erfuhr nach L u n d b o r g beim Fortschreiten der Krankheit häufig einen „Gestaltswandel", insofern sich später bei gleichen Gelegenheiten ein tonischklonischer oder ein rein klonischer Krampf einstellte. Es ergibt sich also aus seiner Darstellung ein inniger klinischer Zusammenhang, sowohl zwischen den anfallsweise auftretenden als auch zwischen den chronischen Erscheinungen von Rigidität und myoklonischen Hyperkinesien. Nachdem wir genau denselben biologischen Vorgang: das allmähliche Umschlagen in das entgegengesetzte, gleichsam *antagonistische Syndrom*, bei Sippen von H u n t i n g t o n scher Chorea kennen gelernt haben, werden wir es natürlich auch hier als das wahrscheinlichste ansehen, daß ein und derselbe Krankheitsprozeß sich je nach dem Krankheitsstadium auf verschiedene Teile eines funktionell zusammengehörigen Neuronenverbandes erstreckt. Freilich läßt sich vorläufig eine so enge Beziehung zwischen Myoklonie-Epilepsie und Paralysis agitans nur von der Sippe L u n d b o r g s behaupten; denn gerade bei denjenigen, neuerdings häufiger beschriebenen Familien, in denen eine Paralysis agitans in mehreren aufeinanderfolgenden Generationen in solcher Häufung beobachtet wurde, daß dadurch der heredodegenerative Charakter derselben erwiesen ist, finden wir nichts von myoklonischen Symptomen bzw. Stadien erwähnt.

Ob andererseits L u n d b o r g s Auffassung, daß die Myoklonie-Epilepsie als solche recessiv-monohydrid vererbt und nicht etwa in Myoklonie und Epilepsie aufgespalten werde, Allgemeingültigkeit zukommt, läßt sich nicht mit Sicherheit entscheiden. Wenn die seit seiner Veröffentlichung mitgeteilten Familiengeschichten zunächst gegen seine Auffassung zu sprechen scheinen, insofern in ihnen neben Myoklonie-Epilepsie Epilepsie ohne Myoklonie, wie Myoklonie ohne Epilepsie vorkam, so muß doch geltend gemacht werden, daß diesen Familiengeschichten deshalb nicht die Beweiskraft der L u n d b o r g schen Sippe zuerkannt werden kann, weil sie unvollkommen sind. Zunächst scheiden daher für unsere Frage diejenigen aus, bei welchen Kranke nur mit Krampfanfällen oder nur mit Myoklonie in so jungen Jahren gestorben sind, daß die Möglichkeit sehr in Be-

---

[1] Sperrdruck von Ref.
[2] a. a. O. 164, auch Dtsch. Zeitschr. f. Nervenheilk. **22**. 1902.

tracht kommt, daß sie später noch eine Myoklonie bzw. Epilepsie bekommen hätten, wenn sie das Alter erreicht hätten, in welchen das Leiden gewöhnlich ausbricht (Familie von Galant und Sztanojewits). Andererseits scheiden diejenigen aus, bei welchen die Epilepsie durch Alkoholismus ätiologisch mitbestimmt sein könnte (Familie Lafora-Glueck). Aber auch bei denjenigen Familien, in denen keine der beiden Erklärungsmöglichkeiten in Betracht zu kommen scheint (Familien von Verga und Gonzales [1900], Moniz, Recktenwald und A. Westphal), fehlen gerade die entscheidenden Angaben über die Eltern der Epileptiker. Da in dieser Beziehung die Untersuchungen Lundborgs von unerreichter Vollständigkeit sind, wiegen seine Ermittlungen alle späteren auf. Aus ihnen aber ergibt sich, daß den 11, oder, wenn man den Begriff weiter faßt, 16 Fällen mit Krampfleiden kein einziger Fall von Myoklonie ohne Epilepsie entspricht, was erwartet werden müßte, wenn die Myoklonie-Epilepsie sich in Myoklonie und Epilepsie aufspalten würde, andererseits aber bei mehr als der Hälfte derselben eine Keimvergiftung durch Alkohol (Trunkfälligkeit oder Trunksucht des betreffenden Elters) in Betracht kommt.

Der Erfahrung von Lundborg, daß bei keinem der 2232 Angehörigen seiner Sippe *isolierte* Myoklonie auftrat, scheinen nur zwei in der Literatur niedergelegte Beobachtungen, die von Moniz und Clark-Prout[1], zu widersprechen. Indessen befand sich die Kranke von Moniz, welche seit ihrem 6. Lebensjahre an reiner Myoklonie litt und väterlicherseits einen epileptischen Onkel sowie mütterlicherseits eine hysterische Tante hatte, zur Zeit der Beobachtung erst im 15. Lebensjahre, ist also vielleicht später doch noch an Epilepsie erkrankt; und der Vater bzw. Großvater der beiden Kranken (Mutter und Tochter) von Clark und Prout, der vom 25. Lebensjahre bis zu seinem Tode im 46. an Myoklonie *ohne* Epilepsie gelitten haben soll, hatte immerhin doch so plötzlich auftretende und heftige myoklonische Anfälle, daß er sich dabei, z. B. wenn er in der Landwirtschaft arbeitete, Verletzungen zuzog. Damit dürfte soviel erwiesen sein, daß in Sippen mit Myoklonie-Epilepsie zwar unter Umständen reine Epilepsie, aber keine reine Myoklonie vorkommt.

Ob es eine *reine* Myoklonie auf vorwiegend erblicher Grundlage überhaupt gibt, läßt sich angesichts der Spärlichkeit genealogischer Nachforschungen nicht sagen. Die wenigen Fälle von Myoklonie, ,,Paramyoclonus multiplex'' u. dgl. *ohne* Epilepsie, über welche positive Familienerhebungen vorliegen (Bielschowsky-Haenel, Recktenwald[2], Friedrich[3], K. Krabbe, Dawidenkow), zeigen selbst ein noch komplizierteres Bewegungsbild als die Lundborgschen Fälle, stellen also noch weniger reine Myoklonien dar als diese; sie weisen außerdem — wie aus den beigefügten Familientafeln S. 98 u. 108/109 hervorgeht — recht verwickelte Erblichkeitsbeziehungen auf. Dasselbe scheint für die familiär aufgetretene Symptomenkuppelung zu gelten, die einmal und seitdem nicht wieder von Lenoble et Aubineau 1902 beobachtet und als[4] *Nystagmus-Myoclonie* beschrieben worden ist, und für die neuerlich von Dawidenkow[5] als *myoklonische Dystonie* bezeichneten Zustandsbilder, die dieser Autor zweimal bei Geschwistern beobachtet hat.

<hr>

[1] zit. nach Lundborg 1902.
[2] Zeitschr. f. die ges. Neurol. u. Psychiatrie **53**, 203. 1920.
[3] Deutsche Zeitschr. f. Nervenheilk. **47/48**, 141. 1913.
[4] Arch. de neurol. 1902. Nr. 80.
[5] Zeitschr. f. d. ges. Neurol. u. Psychiatrie **103**, 403 und **104**, 614.

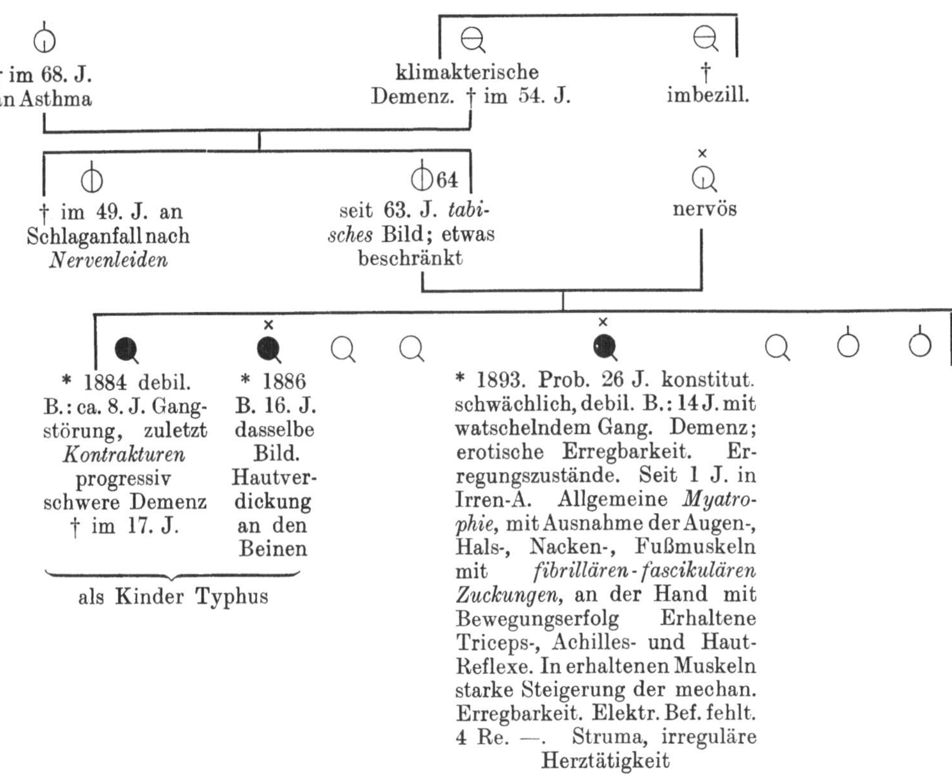

Recktenwald (1920): Familie mit progressiver myatrophischer myoklonischer Demenz[1]

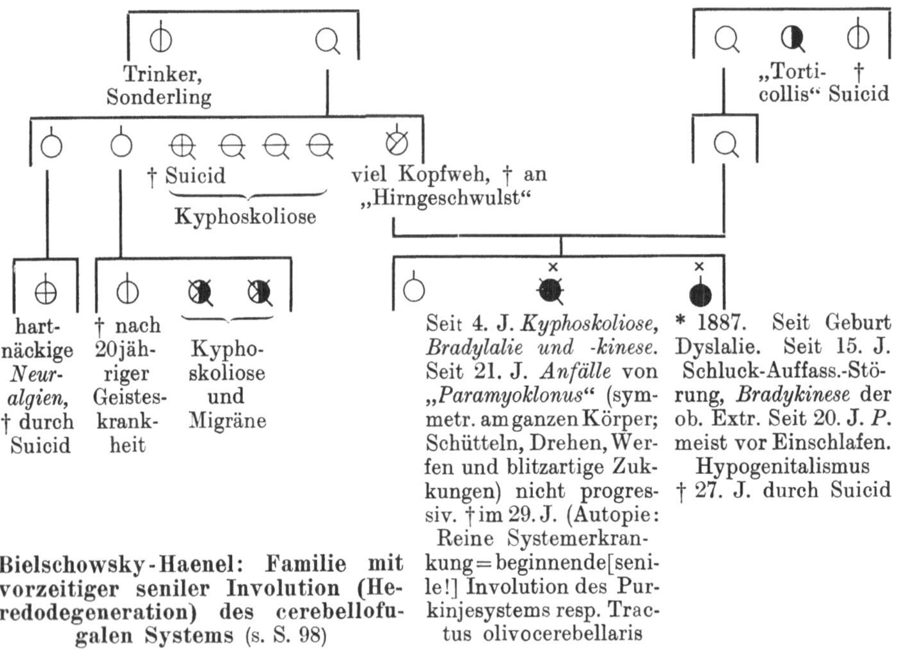

Bielschowsky-Haenel: Familie mit vorzeitiger seniler Involution (Heredodegeneration) des cerebellofugalen Systems (s. S. 98)

---

[1] Streng genommen sind diese Fälle nicht dem Myoklomie-Kreise zuzurechnen.

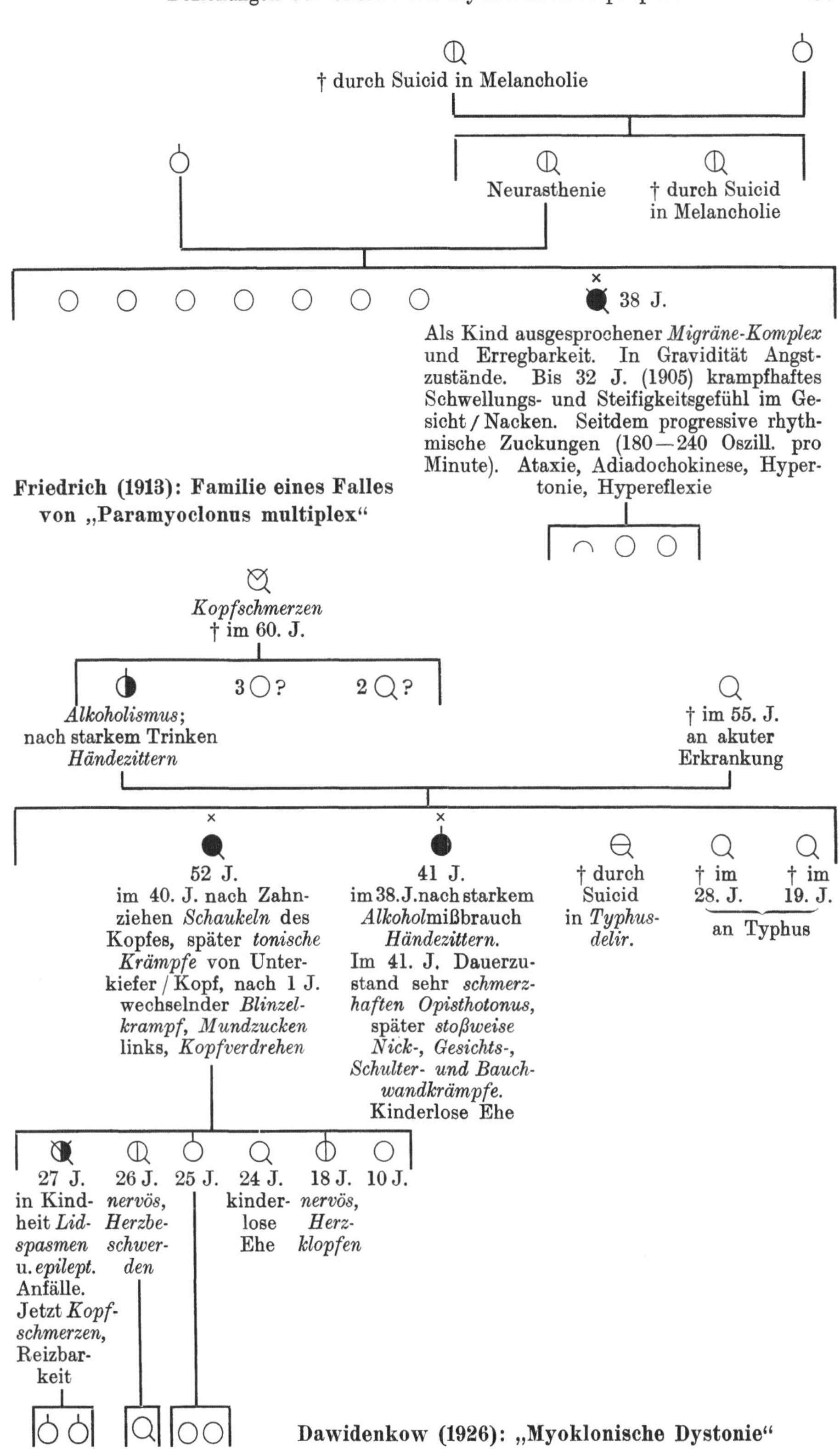

Friedrich (1913): Familie eines Falles von „Paramyoclonus multiplex"

Dawidenkow (1926): „Myoklonische Dystonie"

Was die *erste* dieser beiden Geschwisterreihen anlangt, so scheinen mir doch gewisse Bedenken zu bestehen, ob es sich hier um ein organisches Leiden handelt und nicht vielmehr um einen reaktiven bzw. psychisch bedingten und auch psychisch ausgelösten Zustand, der dem ursprünglich als „maladie des tic convulsif" beschriebenen Bilde ähnelt; Dawidenkow selbst spricht von „tic-ähnlicher Myoklonie", es fragt sich aber, ob es nicht richtiger wäre, den Zustand myoklonie-ähnliche Tic-Krankheit zu nennen. — Was die *zweite* Geschwisterreihe betrifft, so sind alle wesentlichen klinischen und genealogischen Punkte aus vorstehendem Stammbaum zu ersehen. An der organischen Natur des dystonisch-hyperkinetischen Zustands ist wohl nicht zu zweifeln; aber es ist zu erwägen, ob hier nicht ein infektiöser bzw. toxischer Faktor ebenso wichtig ist wie die erbliche nervöse Disposition: alle drei davon verschont gebliebenen Geschwister starben an Typhus, der männliche Proband war Trinker, beim Vater trat nach Alkoholmißbrauch Händezittern auf, und unter Umständen käme auch ein Folgezustand der Encephalitis epidemica in Betracht, wie er ähnlich ja schon bei Geschwistern beobachtet worden ist. Was die Form der Bewegungsstörungen anlangt, so handelt es sich nicht um reine Myoklonie, sondern um eine Verbindung von echt Crampus-artigen Torsionsspasmen (heftige Schmerzen in den befallenen Muskelgebieten!) mit verbreitetem Tic convulsif.

Wir wenden uns nunmehr der Auffassung von Entres zu, daß ein innerer, erbgenetischer **Zusammenhang zwischen genuiner Epilepsie und Huntingtonscher Chorea** nicht bestehe. Nachdem sich neuerdings gezeigt hat, daß der der Huntingtonschen Chorea zugrunde liegende Prozeß nicht allein in choreatischen, sondern auch in anderen Bewegungsstörungen, und auf der anderen Seite in mannigfachen psychischen Störungen zum Ausdruck kommen kann, muß gesagt werden, daß es von vornherein nicht einzusehen ist, warum dieser sich nicht auch einmal in epileptiformen Anfällen oder Phasen solcher sollte auswirken können. Stellt das epileptische Syndrom doch das bevorzugte Ausdrucksphänomen krankhafter Hirnstörung überhaupt dar! Daß Davenport[1] unter etwa 3000 Angehörigen von 4 Huntington-Sippen, welche auf 6—7 Ahnen, darunter 3 Brüder, die im 17. Jahrhundert nach Nordamerika eingewandert sind, neben 962 körperlichen oder psychischen Choreatikern durchweg in einer kleineren dieser Sippen 39 Personen mit Epilepsie, 19 mit Kinderkrämpfen, 51 mit „Meningealentzündung" und (oder ? Ref.) Gehirnfieber, 41 mit Hydrocephalus, 73 mit Geistesschwäche, aber nur 11 mit Chorea Sydenham und 9 mit Tics gefunden hat, hat Entres selbst erwähnt. Wenn Davenports diesbezügliche Mitteilungen leider auch sehr kurz gefaßt sind, so darf doch wohl aus ihnen geschlossen werden, daß er andere neuro- oder psychopathologische Syndrome in diesen großen, offenbar auf einen gemeinsamen Urahnen zurückgehenden Sippen nicht angetroffen hat. Dies aber läßt angesichts der im großen ganzen anzunehmenden Gemeinsamkeit der Lebensschicksale ihrer Mitglieder darauf schließen, daß die von Davenport erwähnten Syndrome hier in einem engeren, also irgendwie erblichen Zusammenhang zu dem Huntingtonschen Genotypus stehen[2].

Was lehrt uns nun gegenüber dieser statistischen Untersuchung die von Entres erstmals durchgeführte kritische Betrachtung derjenigen Huntington-Sippen, von welchen epileptiforme Syndrome berichtet werden? — Die ganz vereinzelten Fälle, in denen Laien die „Diagnose": Epilepsie stellten, wo es sich einfach um Chorea handelte (Fälle Harms zum Spreckel[3], Entres), können

---

[1] a. a. O.   [2] Man beachte zum Vergleich die nosologische Tafel über Lundborgs Sippe S. 101 unten.   [3] Zeitschr. f. d. ges. Neurol. u. Psychiatrie **66**, 327. 1921.

wir übergehen. — Entres war zu dem Ergebnis, es bestünden bei höchstens 1 vH aller Huntington-Kranken der genuinen Epilepsie zuzurechnende Zustände, dadurch gekommen, daß er (ohne es unmittelbar auszusprechen) einen ganz engen Begriff der genuinen Epilepsie zugrunde legte, nämlich den „typischen epileptischen Anfall" auf erblicher Grundlage. Ein solches Verfahren verbietet sich indessen schon deswegen, weil ja der Begriff der genuinen Epilepsie, wie er heutzutage umgrenzt wird, sehr viel mehr einschließt, als nur den „typischen epileptischen Anfall". Aber abgesehen davon muß es als selbstverständlich bezeichnet werden und bedarf nicht erst des Beweises, daß bei solcher Begriffsbestimmung ein innerer Zusammenhang zwischen Epilepsie und Huntingtonscher Chorea a priori abzulehnen ist. Denn die Behauptung eines solchen Zusammenhanges würde alle unsere Anschauungen über das Wesen beider Krankheiten hinfällig machen und schon mit der Tatsache schwer in Einklang zu bringen sein, daß von denjenigen Autoren, welche sich mit der Genealogie der genuinen Epilepsie beschäftigt haben, noch niemals über das Vorkommen von chronischer Chorea in Familien mit sinnfällig erblicher Epilepsie berichtet worden ist. Natürlich ist, worauf Entres hinweist, zu erwarten, daß gelegentlich einmal erbliche Epilepsie und Huntingtonsche Krankheit bei derselben Person bzw. bei derselben Familie infolge Kreuzung der Erbanlagen zusammentrifft.

Weiter unten werde ich (merkwürdigerweise zum ersten Male) zu prüfen haben, bei welchen der im Schrifttum niedergelegten Fälle das Nach- oder Nebeneinander von chronischer Chorea und epileptiformen Zuständen auf diese Weise zu erklären ist, und wie sich dabei beide Erbanlagen gegenseitig beeinflussen. Viel wichtiger ist demgegenüber die Frage, ob und unter welchen Bedingungen der Huntingtonsche Biotypus gelegentlich auch epileptiforme Zustände hervorbringt, so wie er nach den (oben eingehend besprochenen) neueren Erfahrungen sich gelegentlich in hypertonisch-hypokinetischen Zuständen auswirkt. Diese Möglichkeit hat Entres rundweg anerkannt und zugleich die pathogenetischen Bedingungen einer solchen „symptomatischen" Epilepsie auf der Grundlage des der Huntingtonschen Chorea eigentümlichen pathologischen Hirnprozesses aufzuzeigen versucht. Aber es geht wie gesagt meines Erachtens nicht an, so, wie er es tut, bei Beantwortung dieser Fragestellung nur die Kennzeichen des „typischen" epileptischen Anfalles gelten zu lassen, alle anderen epileptiformen Erscheinungen und Äquivalente aber von vornherein auszuschließen. Einmal wissen wir ja, wie vielgestaltig die „Äquivalente" der „genuinen Epilepsie" sind; zum anderen vertritt Foerster (a. a. O.) die bestechende, von Jakob gestützte Auffassung, daß schwere tonische Krampfzustände unter Umständen als Reizerscheinung der Centralganglien (Foerster meint: des Striatum) zu bewerten sind und er hat schon 1904 darauf hingewiesen, daß choreatische Bewegungen gelegentlich unmittelbar vor oder nach großen epileptischen Krampfanfällen oder als Äquivalent solcher auftreten.

Wenden wir uns von den so gewonnenen Gesichtspunkten aus der Kritik des vorliegenden Materials zu, so ist zuerst zu fragen, in welchen Fällen ein zufälliges, durch Kreuzung entstandenes Zusammentreffen von erblicher Epilepsie und Chorea anzunehmen ist. Eine einigermaßen einwandfreie Antwort auf diese Frage lassen leider nur ganz wenige Fälle zu — aus dem einfachen Grunde, weil nur bei diesen (leider auch nicht durchweg erschöpfende) genealogische Ermittlungen über denjenigen Elter solcher Kranker vorliegen, welcher *nicht* der Träger der Huntington-Anlage ist. Es sind dies Fälle von Schuppius-Greve[1], Entres (Sippen *Manlius* und *Grachus*), Kehrer (Sippen *Emanuel, Pontex, Sauter*) und eventuell auch die von Jakob-Meggendorfer. — Einen Wahrscheinlichkeitsschluß auf die genealogische Herkunft epileptiformer Zustände lassen dann weiter diejenigen Fälle zu, von denen zwar Angaben über den fraglichen Elter fehlen, dafür aber die Familientafel des *Chorea*-Elters vollständig genug ist, um hier einigermaßen den Weg der Epilepsie zu rekonstruieren. Insofern verwertbar sind aus älterer Zeit die schon von Entres analysierten Fälle Remak-Jollys[2], J. Hoffmanns[3] (Fälle *Wipfler* und *Kärger*), und M. Goldsteins[4] (Fälle I und II), die Fälle Stroops[5] und Benedek-Csörs'[6].

Bezüglich der letzteren hat Entres den Verdacht geäußert, daß in diesen Familien neben der Huntington-Anlage auch die genuine Epilepsie vererbt worden sei. Betrachten wir diese Gruppe zusammen, so muß zunächst der Fall *Kärger* von Hoffmann aus der Betrachtung ausgeschieden werden: abgesehen davon, daß er nach der klinischen Schilderung auf Myoklonie-Epilepsie verdächtig ist, wissen wir von den Geschwistern, Eltern und anderen Verwandten aus der Generation der epileptischen Mutter des fraglichen Kranken nichts. Die genealogischen Verhältnisse liegen hier außerdem um so merkwürdiger, als nach meinen Ermittlungen Nachkommen des Probanden und seiner 2 epileptischen Schwestern in 3 Generationen sowohl von Epilepsie wie von der fraglichen Chorea-Epilepsie frei geblieben sind (S. 113). — In der Reihe der übrigen ist die von Benedek-Csörs aufgestellte Sippschaftstafel von den anderen zu trennen; man könnte den Eindruck gewinnen, daß hier in 2 Familienverbänden, welche sich auf einen gemeinsamen Ahnen in der 6., 7. oder 8. rückwärtigen Generation zurückverfolgen lassen, in dem einen Huntingtonsche Chorea dominant, in dem anderen echte Epilepsie mit der Steinerschen Trias (Stottern, Linkshändigkeit, Enuresis) recessiv, also beide gänzlich unabhängig voneinander vererbt werden. Indessen ergibt die nach den Angaben der Autoren aufgestellte (sozusagen durch Übereinanderlegen der beiden Stammbäume gewonnene) Stammtafel kein widerspruchsloses Bild. — Unter den dann noch verbleibenden Fällen der letzterwähnten Gruppe nähert sich die Beobachtung I von M. Goldstein bezüglich des nosologischen Familienbildes dem der Familie *Kärger* von Hoffmann, insofern Chorea-Epilepsie bei Vater und Tochter, isolierte Epilepsie bei einem Vatersbruder auftrat. In den Familien *Waldi-Wipfler* von J. Hoffmann, von Remak-Jolly und von Stroop trat die Epilepsie bei den Choreatikern selbst oder bei den von Chorea verschont gebliebenen Angehörigen durchweg so auf, daß an recessiven Erbgang zu denken ist: bei Onkel und Neffe oder Nichte oder bei Vettern bzw. Basen. Aus diesen Stammbäumen muß gefolgert werden, daß die Erbanlage zur Epilepsie durch einen von Epilepsie freien Choreatiker übertragen wurde. Sie lassen indessen keinen Schluß darüber zu, auf welchem Wege dies geschehen ist.

Was aber die *erstere* Gruppe von Fällen betrifft, so dürfte in den Familien

---

[1] Zeitschr. f. d. ges. Neurol. u. Psychiatrie 8, 386. 1912 und Inaug.-Diss. Rostock 1913. [2] Neurol. Zentralbl. 1891. 326. [3] Virchows Arch. f. pathol. Anat. u. Physiol. 111, 513. 1888. [4] Inaug.-Diss. Jena 1897 und Münch. med. Wochenschr. 1913. 1660. [5] a. a. O. [6] Dtsch. Zeitschr. f. Nervenheilk. 78, 16.

Schuppius-Greve die Epilepsie und der „Kinnbackenkrampf" zweier chorea-
freier Brüder des Choreatikers der jüngsten Generation entweder auf Inzucht —
die Großmütter derselben waren Schwestern! — zurückzuführen sein, oder aber
auf die Mitwirkung von Frucht- oder Geburtsschäden: die fraglichen Brüder
gehörten zu einem Drillingspaar, dessen drittes Mitglied an Wasserkopf im 3. Lebensjahr verstorben sein soll!

Bei den Angehörigen von Entres' Sippe *Manlius* könnte man geneigt sein,
die genuine „Epilepsie" einer von Chorea verschonten Schwester der an Chorea-

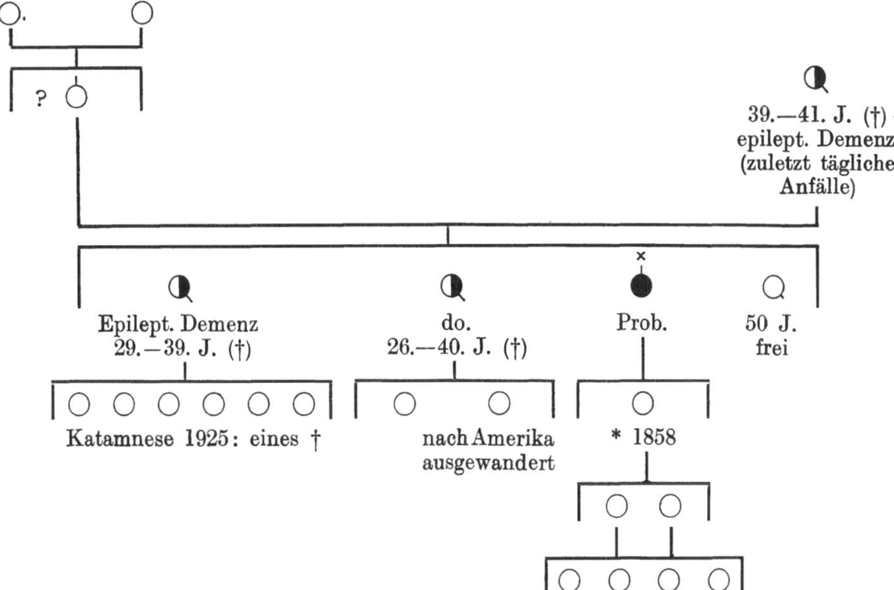

Prob.: 1835—1888, hatte als Müller von früh auf sehr schwer zu tragen. Im 40. J. erstmals
Anfälle krampfhafter Exspiration, im 42. J. tonische Krämpfe der Zunge und Kiefer mit
Zungenbiß und Salivation, dann des übrigen Körpers, fasciculäre Zuckungen, Muskelunruhe
und verschrobene Zuckungen. Urteil Friedreichs: „sie erinnern in gewisser Weise an
Chorea". Urteil Erbs: „Art von schwerer Chorea", ohne Schleudern, aber mit Schielen,
Ausfahren, Hyporeflexie. Ulnarabduktion des 2.—5. Fingers mit Herabsetzung der elek-
trischen Erregbarkeit. Seit 1878 sich manifestierende Syringomyelie (Autopsie: S. von der
Oblongata bis ins obere Halsmark, und „Poliomyelitis anterior" im Lumbalmark). Vom
50. Jahre ab Anfälle von Bewußtlosigkeit mit Schaum vor dem Mund, Areflexie, Pupillenstarre, Bradycardie, Blässe—Röte, Regungslosigkeit ohne tonische oder klonische Krämpfe,
die die dauernde Unruhe unterbrechen.

Familie Kärger von J. Hoffmann (1888)

Epilepsie leidenden Angehörigen der 6. nachweislich kranken Generation, die die
Chorea von der Mutter erbte, auf die Wirkung der Erbanlagen des choreafreien
Vaters zurückzuführen, der außer Trunksucht tobsüchtige Erregungen bot, auch
verhältnismäßig jung verstarb und vielleicht selbst choreatisch geworden wäre,
da dessen Vater bis ins 70. Jahr ständig zitterte und unfähig war, sich still zu
halten. Man würde dann nur unberücksichtigt lassen müssen, daß Geschwister
ihrer choreatischen Mutter und Vettern bzw. Basen derselben aus 2 verschiedenen
Familien an Kinderkrämpfen starben, genau so wie Geschwister und Neffen jenes
Chorea-Epileptikers. — Fast ebenso liegen die Dinge in der von mir beobachteten

Familie *Pontex* (S. 84): Auch hier ist die Krampfbereitschaft der vorletzten (kranken) Generation offenbar auf den nicht choreabelasteten Vater zurückzuführen, der wie sein Vater ein erregbarer, jähzorniger Mensch war, in jüngeren Jahren an Krämpfen litt und später trunksüchtig wurde; auch hier ist ein Neffe der 3. Generation, in der 2 trunksüchtige, aber choreafreie Epileptiker neben 2 Choreatikern vorkommen, jung an echten Krämpfen gestorben. Auch bei der von mir beobachteten Sippe *Sauter* (S. 92), in der die Großmutter eine senile, eine Enkelin eine infantile chronische Chorea hatte, während der 40jährige Vater bislang nur an Wutanfällen leidet, ist am ehesten an einen solchen Zusammenhang zu denken: die Epilepsie eines Bruders des letzteren, sowie die Nervosität und Linkshändigkeit zweier anderer Brüder würden dann in ursächlichen Zusammenhang zu der „bulbären Lähmung" zu bringen sein, an der die eine Tante verstarb, deren Vater Säufer war. — Vielleicht gewinnt angesichts dieses Umstandes auch die Angabe über die Familie II von M. Goldstein Bedeutung, daß eine Base des Choreatikers und des einen Epileptikers der vorletzten Generation „gelähmt" war. — Wahrscheinlich liegen, ganz ähnlich wie in der Sippe *Sauter*, die genealogischen Zusammenhänge in der von mir ermittelten Familie *Kiesel*: auch hier eine spätinfantile, im 10. Lebensjahre ganz schleichend einsetzende progressive Chorea mit begleitender, von der anderen Elternseite vererbter Migräne (S. 121) bei einem Jungen, dessen Vater und die 2 einzigen Vatersbrüder sowie deren Vater an schweren alkoholischen, epileptiformen zum Teil auch migränoiden Zuständen und epileptoidem Charakter leiden. Nur war es hier nicht möglich, näheres über die Großelterngeneration zu ermitteln, während andererseits die Elterngeneration noch nicht jenseits des „choreareifen" Alters steht. — Auch bei der Sippe *Grachus* von Entres, in welcher auf einen Fall reiner Chorea ein solcher von Chorea-Epilepsie und einer von reiner Epilepsie kommt, liegt es nahe, einen ähnlichen Zusammenhang anzunehmen. Weniger geklärt bleibt die erbliche Herkunft der Epilepsie in der von mir beobachteten Sippe *Emanuel*, ungeklärt die in der Sippe von Kraepelin-Stertz-Spielmeyer-Entres. Nach C. Rosenthals weiter geführten Erhebungen in ersterer (s. dessen Mitteilung a. a. O.) würde zwar anzunehmen sein, daß die Base der Probandin (Fall G. Hammerstein) die Anlage zu den bis zur Verheiratung bestehenden Anfälle von ihrer in der Jugend an Ohnmachten leidenden Mutter ererbt hat; damit wäre aber nicht die Tatsache erklärt, daß die Probandin in der ersten Phase ihrer schließlich zu typischer Huntingtonscher Chorea führenden Erkrankung (s. oben S. 63) vom 17.—22. Jahre an Anfällen von Ohnmacht mit *rein tonischen* Krämpfen litt.

Auch Beobachtungen wie diejenigen, welche Bäumlin[1] 1901 unter der Diagnose „*Pseudosklerose*" mitgeteilt hat, verdienen, obwohl sie weder genealogisch noch klinisch völlig erschöpfend sind, in diesem Zusammenhang bzw. wegen ihrer diagnostischen Beziehungen zur Myoklonie-Epilepsie Beachtung: Aus der Ehe eines Mannes, der seit dem 14. Lebensjahre an einem bei Zielbewegungen auftretenden und bis zu Schlottern sich steigernden Zittern der Arme litt, mit einer seit Gelenkrheumatismus viel an Herzklopfen leidenden Frau gingen außer einem früh verstorbenen Zwillingspaar 5 Töchter hervor, von denen das älteste klein starb, alle anderen aber gegen das 4. Lebensjahr mit Unsicherheit, Muskelunruhe in der oberen Körperhälfte, Zittern oder Schlottern besonders bei Zielbewegungen, Nystagmus und Reflexsteigerung erkrankten, später mit Zunahme

---

[1] Dtsch. Zeitschr. f. Nervenheilk. 20, 313.

aller dieser Störungen noch Anfälle von Grimassieren, Augenverdrehen, Zittern der Hände ohne Bewußtseinsveränderung, weiterhin Charakterveränderung und Geistesschwäche und zuletzt große Anfälle von *rein* klonischen Zuckungen mit Erbrechen und Bewußtseinsaufhebung boten, die sich schließlich zwischen den 4.—8. Lebensjahr zu tödlichem „status epilepticus ohne tonische Krämpfe" — also entgegengesetzt wie bei den Fällen von „Chorea-Epilepsie"! — steigerten.

Wenn man dem Gedanken Raum gibt, daß epileptiforme Zustände durch „zufällige", jedenfalls nicht zur Chorea-Anlage gehörige Einflüsse hervorgerufen werden können, so kommt naturgemäß außer der Kreuzung derselben mit einer anderen erblichen Anomalie des Zentralnervensystems die Verkuppelung mit Konstitutionsstörungen in Betracht, die durch irgendwelche Entwicklungsschädigungen des Chorea-Epileptikers erzeugt werden.

Was die erstere Möglichkeit anlangt, so kommen im wesentlichen nur **erbliche Prozesse von blastomatösem Charakter** in Frage, von denen wir ja wissen, daß sie sich gern Jahre, ja Jahrzehnte lang klinisch unter dem Bilde der Epilepsie, eventuell auch der Oligophrenie verstecken. Bisher ist über eine derartige Verbindung nichts bekannt geworden. (Daß kleine Carcinommetastasen bei zufälligem Sitz im Choreasubstrat z. B. in der Regio subthalamica Hemichorea erzeugen können, wie vor kurzem Pette[1] gezeigt hat, ist etwas anderes.) Indessen hat man diesem Punkte auch keine besondere Beachtung geschenkt. Es ist z. B. möglich, daß der von A. Westphal[2] beschriebene 3. Fall von transpubertärer progressiver Chorea-Athetose in diesem Sinne zu deuten ist. Denn es heißt, daß die Mutter des Kranken, welche im 29. Lebensjahr an Herzschlag gestorben war, vom 12. bis 15. Jahr an Veitstanz gelitten habe, und daß man bei einem ihrer Brüder, der epileptisch und geisteskrank war und in jungen Jahren starb, „*multiple Tumoren im Großhirn*" gefunden habe. Es könnte sich hier um tuberöse Sklerose gehandelt haben, ähnlich wie in einer Beobachtung Bielschowskys-Freunds[3] neben Idiotie und Epilepsie doppelseitige Zeichen von Rigor und Flexibilitas auf Grund von kleinsten Herden tuberöser Sklerose im Striatum bestanden.

Ob es eine erbliche *Gliose des Gehirns oder Rückenmarks* gibt, läßt sich heute noch nicht sicher entscheiden. Es ist in diesem Zusammenhang bemerkenswert, daß bei den sehr seltenen Fällen, welche für ein solches Vorkommen (Rosenfeld, H. Hoffmann) sprechen, die Gliose bei den Angehörigen derselben Familie sich jeweils in einem verschiedenen Erscheinungsbild (Tumor, Rindenepilepsie, Krämpfe) geäußert hat. Es muß vorläufig auch offen gelassen werden, ob die nicht so selten bei Huntington-Kranken gefundene **Syringomyelie**[4] erblich bedingt ist oder nur die häufigste jener früh erworbenen Entwicklungsstörungen des Gehirns oder Rückenmarks darstellt, welche ganz gelegentlich bei Huntingtonscher Chorea gefunden wurden. C. und O. Vogt nennen als solche: Verkleinerung des ganzen Zentralnervensystems, teilweise mit gleichzeitiger Gliose und Mikro-

---

[1] Dtsch. Zeitschr. f. Nervenheilk. **77**, 270.

[2] Arch. Psychiatrie u. Nervenkrankh. **60**, 361.

[3] Journ. f. Psychol. u. Neurol. **24**, 20. 1918.

[4] Wenn Schlesinger (Die Syringomyelie. 2. Aufl. Wien 1902) s. Z. angab, daß „choreaartige Bewegungen der Glieder bei Syringomyelie ziemlich häufig" seien, so können wir diese Angabe heute nur noch schwer richtig deuten.

gyrie; Stern zählt außer Syringomyelie auf: verschiedene Entwicklung der beiden Hemisphären, abnorme Querfurchung, Schichtungsanomalien und Vermehrung der Cajalschen Zellen im Großhirn.

Betrachten wir die Huntington-Fälle, in denen solche Anlagestörungen oder Prozesse gefunden wurden, so ergibt sich, daß nicht in allen über epileptiforme Zustände berichtet wird. Den positiven Beobachtungen — Fall *Kärger* Hoffmanns (Mutter und 2 Schwestern Epilepsie mit Demenz, Sohn Art von Chorea-Epilepsie und Syringomyelie von der Oblongata bis ins obere Halsmark [s. S. 113]), Fall Liepmann-C. und O. Vogt: Mutter Epilepsie, Tochter Chorea, dann auch Epilepsie, Hirnbefund: Mikrogyrie[1] — stehen als negative gegenüber: die Fälle von Duchenne[2], Landsteiner[3], Kalkhof-Ranke, Fall 1 von Stern (alle typische Huntington-Kranke mit Syringomyelie)[4]. Die Tatsache, daß gerade in den anatomisch sehr gut untersuchten Fällen von Ranke und Stern die Syringomyelie einen Nebenbefund darstellte, dem keine gleichwertige Anomalie im Gehirn, wie Gliose, Blastomatose, Höhlenbildung oder dergl., entsprach, legt den Rückschluß nahe, daß in den als positiv bezeichneten Fällen die epileptiformen Zustände in der Tat auf einen solchen Prozeß zurückzuführen waren. Dem würde andererseits Jakobs besonders hervorgehobene Feststellung entsprechen, daß er in seinen Fällen chronisch progressiver Chorea, welche keine epileptiformen Zustände boten, jedwede Zeichen von Entwicklungsstörung vermißt habe[5].

Durchmustern wir diejenigen Huntington-Sippen, in denen epileptiforme Zustände aufgetreten sind, nach *anderweitigen nervösen Störungen* bzw. nach *Abweichungen von dem reinen Bild der Huntingtonschen Chorea*, so ergibt sich die wichtige Tatsache, daß *solche in kaum einer, und gerade bei keiner der in jüngerer Zeit veröffentlichten Sippen derart vermißt wurden, daß aber da, wo dies nicht der Fall ist, das epileptiforme Syndrom durch das Ausbleiben der klonischen Krampfkomponente gekennzeichnet war*:

„Mangel an Antrieb", „bewegungslosen Gesichtsausdruck" erwähnt schon J. Hoffmann bei den Choreatikern der Sippe *Waldi-Wipfler*. Dieselben oder anderweitige hypokinetisch-hypertonische Erscheinungen finden sich bei Entres' Sippen *Manlius* und *Grachus*, bei beiden Probandinnen der Sippe Kraepelin-Stertz-Spielmeyer-Entres, bei dem Kranken Bielschowskys, bei meiner Sippe *Pontex*. Über die nicht-choreatischen Anomalien in der Familie II Goldsteins ist oben schon berichtet worden. *Rein* tonischer Charakter der Krampfanfälle d. h. Ausbleiben klonischer Zuckungen wird ausdrücklich hervorgehoben bei Kranken der Familie *Kärger* von Hoffmann, der Familie Schuppius-Greve, der Familie I von Goldstein und beim Falle Hammersteins der Sippe *Emanuel* meiner Beobachtung. In der Sippe Jakob-Meggendorfers, in der allerdings nur *ein* Mitglied, das später an Chorea mit hypertonisch-hypokinetischen Zügen erkrankte, in der einleitenden Krankheitsphase an Schwindel und Ohnmachtsanfällen litt, lag die Verbindung von Chorea mit Versteifung und Akinese in 2 Generationen vor. In der Sippe Stroop finden wir einerseits den eigenartigen

---

[1] Journ. f. Psychol. u. Neurol. 25.   [2] zit. nach J. Hoffmann.   [3] zit. nach Schlesinger.
[4] In dem von Entres zitierten Fall 2 von Facklam lag wohl keine Syringomyelie vor.
[5] Die Feststellungen anderer Autoren (C. und O. Vogt, F. Stern, F. H. Lewy u. A.), die darauf nicht ausdrücklich hinweisen, stehen damit nicht in Widerspruch.

extrapyramidalen Zustand im Verlaufe eines Fieberdelirs (s. oben S. 11) und andererseits gehäuftes Auftreten von angeborenem Schwachsinn und „sonderlichem" Wesen. — Auffällig erscheint mir die Tatsache, daß bislang über *atonische Anfälle aller Art* bei Huntington-Kranken — sei es solche mehr psychischer Natur (Petit mal), sei es gemischt psychisch-somatischer Art und zwar von allgemeiner Ausbreitung (Ohnmachten usw.), sei es ausschließlich körperlicher Natur (etwa wie beim „Lachschlag"), welch' letztere angesichts der allgemeinen Hypotonie des Körpers am ehesten zu erwarten wären —, nur sehr selten berichtet wird.

Diese Feststellungen stellen uns meines Erachtens vor folgende Alternative: Entweder sind die epileptiformen Zustände in Huntington-Sippen den gerade neuerlich in gehäufter Weise bei der jüngsten Generation solcher Sippen beobachteten hypertonisch-hypokinetischen biologisch gleichwertig; oder letztere sind genealogisch auf Kreuzung, d. h. auf Erbeinflüsse von seiten des nicht choreatisch veranlagten Elters zurückzuführen. Im ersteren Falle würde die Zahl der Phänotypen um dieses Syndrom zu vermehren sein.

Da ich es eingangs wahrscheinlich gemacht habe, daß es auch ein sensibles Huntington-Äquivalent — das hyperalgetische bzw. dysästhetische — gibt, würden wir also **drei neue Phänotypen des Huntingtonschen Idiotypus** haben. Man hätte sich also vorläufig etwa folgende Vorstellungen von den **Huntingtonschen Phänotypen** zu machen:

Um einen Kern, der durch die choreatische Bewegungsform und die choreapathische Temperamentsstörung dargestellt wird, gruppieren sich als Correlationstypen ein verlaufsbestimmender und ein gestaltbestimmender Typus. Je nach der Art dieser würde das psychopathologische, wie auch das neurologische Bild, das eine unabhängig vom anderen, sich als Dauerzustand, Phase, Prozeß oder Anfall darstellen. Auf diese Weise würden sich folgende Formen ergeben:

A) Konstitutionelle (d. h. nicht progressive) Choreokinesie und -dystonie ohne choreopathisches Temperament oder mit choreapathischem Temperament allein oder zugleich mit choreopathischen Psychosen (paranoide, seltener delirante Zustände) mit oder ohne fortschreitende Demenz.

B) Tremor und zwar entweder konstitutionell d. h. psychisch-reaktiv oder progressiv d. h. senil oder klimakterisch, universell oder regionär, in Ruhe oder bei Einstellung.

C) Choreopathisches Temperament, Chorea-Demenz ohne Choreokinese und -dystonie.

— Wie die nicht seltenen Angaben über *Imbecillität* in Huntington-Sippen zu deuten ist, läßt sich zurzeit noch nicht entscheiden. Natürlich kommen auch hierfür Vererbung seitens des chorea-freien Elters ebenso in Betracht wie exogene Momente. Aber es ist heute nicht mehr, wie Entres noch vor wenigen Jahren sagte, „direkt widersinnig" anzunehmen, daß in manchen Fällen derart das, was als Imbecillität angesehen wurde, als Huntington-Äquivalent, etwa als Folgezustand einer früh im Leben auftretenden „intellektuellen Hypokinese", zu deuten ist. —

D) *Epileptiforme Äquivalente* (*hypertonische, eventuell klonusfreie „tonische Krampf"-Anfälle eventuell auch atonische Anfälle, Ohnmachten mit oder ohne Bewußtseinsverlust*).

E) *Hypertonisch-hypokinetische oder hypertonisch-hyperkinetische Zugaben oder Äquivalente oder Dauerzustände: rigide bzw. athetoide oder torsionelle Erscheinungen.*

F) *Anfallsweise oder episodisch auftretende Hyperalgesien mit oder ohne Bewußtseinsverlust: Pseudo-rheumatische Krankheitsphasen, pseudorheumatische Delirien eventuell mit tonischen Anfällen.*

Wahrscheinlich haben wir auch noch hier anzureihen:

G) *Übergänge zwischen Chorea und Ataxie* (s. oben Sanger-Brown u. A.) *und Übergänge zwischen Chorea und Tic convulsiv bzw. „Myoklonie"* (s. oben Weiß). — Allerdings stehen histopathologische Untersuchungen über Angehörige von Sippen mit letzteren Zuständen aus. Es muß daher offen gelassen werden, ob sie wie der Huntingtonsche selbst einen ganz selbständigen Erbtypus oder gar nur einen Phänotypus der Heredoataxie darstellen. Bisher sind sie auch in den beschriebenen Sippen streng gleichförmig aufgetreten — was freilich nicht allzuviel beweisen will, da nur ganz wenige Sippen derart bekannt geworden sind — und, was schwerer ins Gewicht fällt, in Huntington-Sippen als Äquivalente noch nicht beobachtet wurden.

Die oben (S. 85) eingehend besprochene Annahme Jakobs würde somit dahin zu erweitern sein, daß eine *einheitliche — vorläufig durch das histopathologische Bild als einigermaßen einheitlich dargestellte — Störung aus zur Zeit noch rätselhaften Gründen sich je nach der Sippe in ihrem Ausgangspunkt in Hirnrinde und Striatum,* also dem *Neencephalon, in verschiedener Stärke bemerkbar macht und vor allem von da aus auf verschiedene andere zentralganglionäre Hirnteile ausdehnt.* Die Entscheidung über alle diese Punkte ist zur Zeit unmöglich; sie wird, wenn überhaupt, erst auf Grund zahlreicherer und in noch sorgfältigerer Weise erhobener Familientafeln zu treffen sein.

15. Cephalea bei Huntingtonscher Chorea.

Bei der Besprechung des möglichen Zusammenhanges zwischen dem Rheumatismuskomplex und der Huntingtonschen Chorea habe ich erwähnt, daß zwei choreafreie Mitglieder einer *Huntington-Familie zugleich sehr häufig an Kopfschmerzen und an „Rheumatismus" gelitten* hätten. Es ist nun angesichts solcher Fälle der Gedanke zu erwägen, ob hier die als „Rheumatismus" bezeichneten körperlichen Beschwerden nicht, wie ich es für andere Fälle vermute, ein thalamisches oder thalamokortikales Herdsymptom, sondern gelegentlich einmal ein *Migräne-Äquivalent* darstellen. Wir wissen ja seit langem (Möbius, Oppenheim, neuerdings besonders Curschmann[1]), in wie mannigfacher Form dieser in den verschiedenen Familien in die Erscheinung treten kann („hemikranische Äquivalente" nach Möbius). Besonders Oppenheim[2] hat auf Fälle verwiesen, in denen an Stelle der echten Hemicranie periodische Anfälle von heftigen Schmerzen an umschriebenen Gebieten von Rumpf oder Extremitäten auftreten. Man wird danach mit der Annahme nicht zu weit gehen, daß die „Migräne"-Sen-

---

[1] Münch. med. Wochenschr. 1922. 1774.
[2] Lehrb. d. Nervenkrankheiten. 6. Aufl. S. 1567.

sationen in familien- oder fallweise abgestufter Häufigkeit mehr oder weniger
in alle Organe oder Funktionsgebiete projiziert werden. Da nach wie vor die
Projektion in den Schädelbereich am häufigsten ist, liegt es nahe, auch die in anderen Körpergebieten auftretenden Migränezustände auf Störungen eines diesen
Bereichen entsprechend gegliederten Centrums im Gehirn, etwa nach der heute
herrschenden Anschauung des Vasomotoren-Centrum, zurückzuführen. Es würde
dann, wenn solche Sensationen mit einer gewissen Regelmäßigkeit bei der
Huntingtonschen Chorea gefunden werden sollten, unter Umständen an eine
Einbeziehung auch dieses Centrums in den heredodegenerativen Prozeß zu denken
sein. Vorläufig kann von einer solchen Regelmäßigkeit nicht gesprochen werden,
selbst wenn man den Migränebegriff weit fassen und darunter ganz allgemein
autochthon bzw. periodisch auftretende Kopfschmerzen verstehen würde. So
sehr ich auf Grund meiner früher besprochenen genealogischen Nachforschungen
und katamnestischen Erhebungen über Personen, welche vor vielen Jahren Chorea
minor durchgemacht hatten, geneigt bin, eine engere pathogenetische Beziehung
zwischen der Disposition zu dieser und zur Migräne anzunehmen, so wenig scheint
nach den bisherigen Erfahungen ein solcher Zusammenhang zwischen Migräne
und Huntingtonscher Chorea zu bestehen. Benedek-Goldenberg[1], welche
zuerst die Frage aufgeworfen haben, ob diese beiden Krankheiten vielleicht „in
irgendeiner idioplastischen Korrelation" zueinander ständen oder aber „voneinander gänzlich unabhängige Genotypen" darstellten, haben von einer Huntington-Familie berichtet, in der Migräne vorkam:

Innerhalb einer neunköpfigen Geschwisterreihe aus zwei Ehen eines chronischen Choreatikers litten drei an Chorea, eine zwischen diesen geborene 40jährige Frau war bis dahin frei davon geblieben, hatte aber seit ihrem 12. Lebensjahre typische Migräne (Nausea,
Erbrechen und Augensymptome), eine 52jährige Schwester hatte „Gallensteinkoliken",
unter welcher Bezeichnung sich ja nach Curschmann öfters die Intestinal-Äquivalente
der Migräne verbergen, und der zweite Sohn der jüngsten choreakranken Schwester leidet
mit seinen 13 Jahren bereits an Anfällen von heftigen Kopfschmerzen.

Über die entscheidende Frage nun, ob die Migräne dieser Personen von der
Muttersseite jener Geschwisterreihe vererbt ist, gibt die Familiengeschichte leider
keine Auskunft. Dasselbe gilt für die Huntington-Familie von Kalkhof-Ranke[2],
die in diesem Punkte ganz der von Benedek-Goldenberg mitgeteilten gleicht,
nur daß hier die Mutter bzw. Schwester von 2 an Migräne, aber nicht an Chorea
leidenden Personen, welche schon in der Kindheit und dann wieder nach ihrem
35. Lebensjahre echte Migräne (mit Erbrechen) hatte, nach dem 39. Jahre an
progressiver Chorea erkrankte. (Von einer Nichte dieser Frau heißt es übrigens,
daß sie seit der Geburt eines Sohnes an nächtlichen *Anfällen* von Zuckungen
leide!). — Ebenso gilt es für die Migräne in der jüngsten Generation von Meggendorfers Familie *Kramer*.

Auch der einzigartige Fall von Schabad[3] bringt wegen der unvollkommenen
genealogischen Ermittelungen keine Aufklärung. Nach den Angaben des Autors
muß man von einer chronisch-progressiven Chorea sprechen, die sich in wieder-
holter Alternanz mit einer seit dem 22. Lebensjahr auftretenden schweren menstruellen Migräne nach dem 48. Jahr, also offenbar postklimakterisch entwickelte,

[1] Dtsch. Zeitschr. f. Nervenheilk. 78, H. 1/2.
[2] Zeitschr. f. d. ges. Neurol. u. Psychiatrie 17, 257.
[3] Dtsch. med. Wochenschr. 1909. 972.

nachdem im 40. Jahr eine vom 3. Monat bis zum Ende einer Gravidität dauernde Hemichorea aufgetreten war, während welcher die Migräneanfälle ebenso ausblieben wie später nach Einsetzen der chronischen Chorea. Ein Bruder und die Mutter der Kranken litten an typischer Migräne, während sonst Chorea in der Familie angeblich nicht beobachtet wurde.

Unter meinem eigenen Material finde ich die Angabe über häufige Kopfschmerzen wie erwähnt bei 3 (2 und 1) choreafreien Angehörigen der Familie *Emanuel* und *Pontex* und zwar dort im Zusammenhang mit „Rheumatismus", hier bei dem Bruder einer Choreatikerin, die seit dem Beginn der Zuckungen an „Einschlafen" der Extremitäten leidet. Bedauerlicherweise habe ich im letzteren Falle die Aufstellung einer Familientafel des anderen Elters unterlassen; zu dem ersteren Falle aber ist zu bemerken, daß die Mutter der jüngeren beiden Kranken offenbar eine erbliche Disposition zu Apoplexie bot, welche ja, wie wir wissen, in engerer Beziehung zur Migräne-Anlage steht, und daß die Eltern des älteren Kranken wegen ihres Alters (geboren an der Wende des 18. und 19. Jahrhunderts) nicht mehr so genau genealogisch zu erfassen sind, als daß ein so wenig auffälliges Leiden wie die Migräne auch nur mit Wahrscheinlichkeit auszuschließen wäre. Bei der von mir ermittelten Familie *Sauter*[1] (s. S. 92), die ich trotz gewisser Besonderheiten doch zur Huntingtonschen Chorea rechne, findet sich bei der zwar neuro- und psychopathisch, aber nicht choreatisch belasteten Mutter der Kranken typische Migräne, bei der Tochter dagegen nicht. Ganz dasselbe beobachtete ich bei der auch sonst recht ähnlichen Familie *Kiesel* (Stammtafel S. 121): Der 16jährige Proband, der (ohne Anhaltspunkte für eine Infektion zu bieten) seit dem 10. Jahre chronisch-progressive Chorea hat, hatte Rachitis, leidet seit seinem 8. Lebensjahre in zunehmender Weise an periodischen heftigen Kopfschmerzen mit Würgen oder Erbrechen, Rötung, Hitze und Schweißausbruch am Kopf; einmal hatte er einen Ohnmachtsanfall. Er hat diese Migräne-Anlage zum Teil von der mütterlichen Seite, nur daß die Mutter und ihre sämtlichen Geschwister mit den Jahren zunehmend an länger dauernden Anfällen und jene außerdem an Müdigkeit und Schlafstörung leiden, zum Teil von Vatersseite; denn der eine Vatersbruder leidet auch an Anfällen von „Dösigkeit" mit Gefühl des Ameisenlaufens und Hitze im Kopf, der Vater und dessen anderer Bruder an Ohnmachts- und Schwindelanfällen, die zum Teil mit Übelkeit verknüpft sind. Außerdem ist er von der Mutterseite mit Krampfbereitschaft belastet: eine Schwester der Mutter starb mit 6 Jahren, ein Onkel derselben väterlicherseits im 18. Jahr an Krämpfen, ihr Vater war Trinker. — In diesem Falle gewinnt man übrigens geradezu den Eindruck, als ob die Konvergenz der Anlagen zu Migräne, Epilepsie und Trunksucht Chorea mit Migräne und Epileptoid (Ohnmachtsanfall!) zu erzeugen vermöge.

In meinen Beobachtungen hat es sich also um ein „zufälliges" Nebeneinander infolge von Kreuzung eines Trägers der Huntington-Anlage mit einem Träger der Migräne-Anlage gehandelt.

Nun muß man gegen die außerordentliche Seltenheit der in der Literatur zu findenden Angabe über das Vorkommen von Migräne in Huntington-Familien, wie erwähnt, geltend machen, daß die sensorische Erscheinung der Migräne so

---

[1] Herr Dr. Zwirner hat mich bei den entsprechenden Ermittlungen in dankenswerter Weise unterstützt.

sehr gegenüber den motorischen Auffälligkeiten einer Chorea zurücktritt, daß sie sich sehr leicht der Registrierung entzieht, und daß die Zahl meiner Fälle, in denen zum erstenmal dieser Frage besondere Beachtung geschenkt wurde, viel zu klein ist. (Es wird dies daher bei der wissenschaftlichen Bearbeitung neuer Huntington-Familien nachzuholen sein.) Gegen einen engeren pathogenetischen Zusammenhang zwischen der erblichen Chorea- und der erblichen Migräne-Anlage

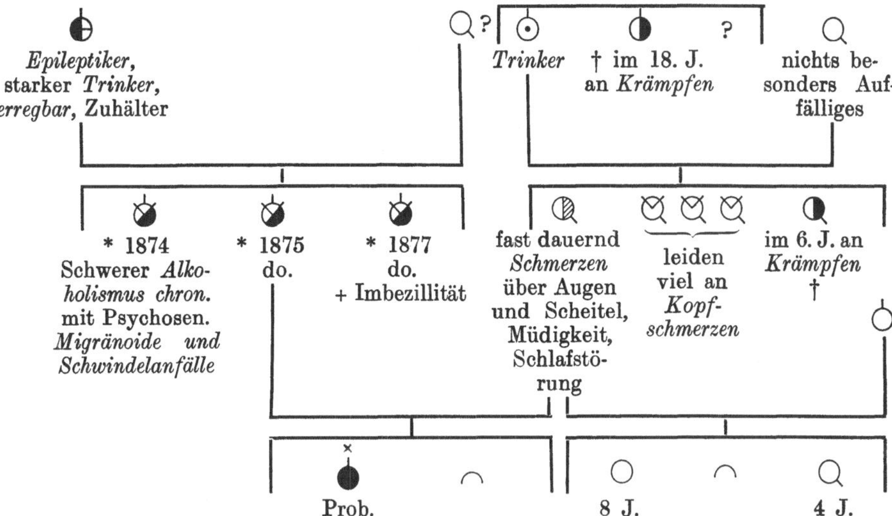

Proband (Klinik Münster): 16 Jahre; Statur eines 13 jährigen. Geburt sehr lange; danach länger apnoisch. Seit 10. Jahre ganz allmählich zunehmende Verdrehungen. Jetzt grimassierende Zuckungen, besonders Naserümpfen, Schnalzen, Schmatzen, Aufstoßen, Husten, kurze Rucke in der Schulter, Zuckungen ohne deutlichen Bewegungserfolg in Rumpf und Beinen. Seit 8. Jahre in zunehmender Stärke alle paar Wochen sehr heftige Kopfschmerzen mit Erbrechen oder Würgen, Röte, Hitze, Schwitzen am Kopf. Seit Monaten periodisch Klagen über Halsschmerzen beim Schlingen. Rachenflora bakteriologisch normal. Herzschlagen bei Anstrengungen; Herzbefund o. B. Nachuntersuchung $^3/_4$ Jahre später: status idem.

Vater geb. 1875: Konstitutionell schwächlich. 1910—1911 viermal wegen alkoholischer Erregungszustände mit Zerstören oder Größenideen, Delirium tremens, Ohnmachts- und Schwindelanfällen mit Übelkeit in der Städtischen Irrenanstalt Breslau.

Älterer Vatersbruder geb. 1874: Als Kind schon reizbar, eigensinnig, zornmütig, „vor Wut blau". Seit Jugend Schwindelanfälle, wobei er sich die Lippen aufbeißt, häufige Erregungszustände mit Zerstören, danach Amnesie, seit 1903 auch Anfälle von Dösigkeit, Schmerzen, „Ameisenlaufen" im Kopf, Herzbeschwerden, Hitzegefühl. Seit 1910—1926 für jeweils einige Tage, selten einige Wochen, insgesamt 33 mal wegen chronischem Alkoholismus mit akuten Erregungszuständen, pathologischen Räuschen, mildem Delirium tremens u. dgl. in der Städtischen Irrenanstalt, häufig auch in der Psychiatrischen und Nervenklinik Breslau[1]. Wiederholt bestraft.

Jüngerer Vatersbruder geb. 1877: Erethischer Imbeziller, konstitutionell schwächlich, in der Kindheit Schreikrämpfe; von Kindheit auf viel heftige Kopfschmerzen; in Zwangserziehung Wutzustände, 1889—1905 10 mal wegen Schwächlichkeitsvergehen bzw. Sittlichkeitsverbrechen im Gefängnis oder Zuchthaus. 1912—1926 12 mal in der Irrenanstalt Breslau wegen chronischem Alkoholismus mit schweren Erregungs-, pseudodementen oder deliranten Zuständen. Seit etwa 1905 Ohnmachtsanfälle und Bewußtlosigkeit nach vorangehender Übelkeit, ohne Krämpfe (Trichterbrust und pleuritische Schwarte).

Kehrer: Familie Kiesel

[1] denen ich für Überlassung der Krankenblätter zu Dank verpflichtet bin.

spricht freilich von vornherein folgender Grund: Beide Krankheiten[1] werden nach der Dominanzregel vererbt. Während aber die Huntingtonsche Krankheit als eine seltene Erkrankung bezeichnet werden muß — auch wenn sie nicht unbeträchtlich häufiger ist, als man nach den Veröffentlichungen im Schrifttum schließen könnte, da ja heutzutage längst nicht mehr alle Fälle veröffentlicht werden —, ist die Migräne in der gleichen Bevölkerung ein häufiges Erbleiden. Bei einer engeren Verwandtschaft zwischen beiden müßte diese also selbst dann öfters in Huntington-Familien gefunden werden, wenn man berücksichtigt, daß sich letztere sehr leicht der Feststellung entzieht.

16. Fortpflanzung in Huntington-Sippen.

Oben wurde darauf hingewiesen, daß Jakobs Angabe, er habe in seinen Fällen chronisch-progressiver Chorea — und ich habe es überwiegend wahrscheinlich gemacht, daß das soviel heißt wie: (erblicher) Huntingtonscher Chorea — Entwicklungsstörungen irgendwelcher Art trotz besonders darauf gerichteter Aufmerksamkeit nirgends finden können, Anspruch auf Allgemeingültigkeit erheben kann. Das würde bedeuten, daß da, wo solche doch angetroffen werden, exogene Komplikationen oder aber Verbindungen mit der Chorea fremden Heredodegenerationen vorliegen. Es bleibt zum Schlusse unserer ätiologischen Betrachtungen nun noch zu fragen, ob diese Annahme auch für zwei biologisch bemerkenswerte Erscheinungen zutrifft, auf die bisher, soviel ich sehe, die Aufmerksamkeit noch nicht gelenkt worden ist: *1. die* **erhöhte Kindersterblichkeit** *und 2. das auffallend häufige Vorkommen von Zwillingsschwangerschaften in Huntington- Sippen.*

Was den *ersteren* Punkt anlangt, der sich vor allem auch aus den Familientafeln von Entres ergibt, so kann er heute nur registriert werden, so wie es Stroop und Kalkhof getan haben. In vereinzelten Sippen fällt andererseits ein *großer Kinderreichtum* und eine verhältnismäßige *Häufigkeit kinderloser Ehen* auf. Ungewöhnlicher Kinderreichtum findet sich allerdings auch bei anderen ausschließlich nervösen Heredodegenerationen und hereditären Konstitutionsanomalien z. B. bei erblichem Zittern — Minor sieht die Verbindung von Kinderreichtum und große Lebensdauer als typisch für bestimmte Familien an[2] —, Myoklonie - Epilepsie (Lundborg), Pelizäus - Merzbacherscher Krankheit, Wilsonscher Krankheit (Kehrer), Torsionsdystonie (Ziehen), Quinckeschem Ödem (Osler), aber einen *Gegensatz* zwischen Kinderreichtum und großer Kindersterblichkeit trifft man anscheinend ausschließlich bei Huntingtonscher Chorea und Myoklonie-Epilepsie, und zwar bei ersterer gerade auch in denjenigen Zweigen, die von der Krankheitsmanifestation verschont bleiben. Es fragt sich, ob an dem großen Kinderreichtum die seelische Eigenart der Angehörigen von Huntington-Sippen allein schuld ist[3].

---

[1] gerade auch die Migräne, wie ich auf Grund der Angaben im Schrifttum als auch der Ergebnisse regelmäßiger Nachforschungen in Fällen eigener Beobachtung gegenüber Benedek - Goldenberg betonen muß! —

[2] Zeitschr. f. d. ges. Neurol. u. Psychiatrie **99**, H. 3/4 und **110**, 204.

[3] Wenn bei beiden, im Gegensatz zu erblichem Zittern (Minor), Myotonia congenita und teilweise auch Friedreichscher Heredoataxie, nicht die von manchen Autoren (Minor u. A.) als besonders auffällig empfundene *Langlebigkeit* in den mit diesen Krankheiten behafteten Sippen angetroffen wird, so hat das seinen so durchsichtigen Grund, daß auf diese Erscheinung kaum hingewiesen zu werden braucht.

Eine 2. auffällige Erscheinung in solchen ist die **verhältnismäßig große Zahl von Zwillings- bzw. Mehrgeburten:** Unter den 15 Sippen von Entres finden sich solche in nicht weniger als vieren, und zwar in drei Sippen einmal, in einer Sippe zweimal, in der letzteren bei der 4. und 5. Generation, wobei der Großvater der Zwillinge der 4. und der Urgroßvater der 5. Generation Geschwister sind. Weiter erwähnt Zwillingsgeburten Entres bei einer von Huber (1887) beschriebenen Sippe. In der Sippe Kalkhof-Rankes treffen wir bei einer Geschwisterschaft zwei Zwillingspaare, von denen das eine klein verstarb, das andere im typischen Lebensalter an Chorea erkrankte. In der Sippe Schuppius-Greves entsprossen der Ehe einer Choreatikerin mit einem gesunden Vetter 2 Zwillingspaare, von denen 3 bei der Geburt starben, das 4. an Chorea erkrankte, und außerdem gar noch Drillinge, von denen einer „Kinnbackenkrämpfe" hatte und jung starb, einer mit Hydrocephalus im 3. Lebensjahre zugrunde ging und der dritte bis zu seinem Tode im 20. Jahre an Epilepsie litt. In der von mir ermittelten Sippe *Emanuel* fand Rosenthal 4 Zwillingsgeburten. Schließlich haben neuerdings Owensby-Newdigate (a. a. O.) und Hauptmann[1] von je einem Zwillingspaar berichtet, von denen nur das *eine* Chorea hatte. Bemerkenswerterweise litt der kranke Zwilling des ersteren Paares seit seinem 4. Lebensjahre, angeblich nach Kopftrauma, an Chorea und nach Hauptmanns Angabe würde von einem gesund gebliebenen Zwilling, dessen Zwillingsbruder an typischer Huntingtonscher Chorea leidet, ein schon in der Kindheit ungeschicktes, also choreaverdächtiges Individuum stammen.

Weiter war unter 5 von Hallervorden beschriebenen Geschwistern mit progressiver Versteifung und teilweise choreatischen Zuckungen, bei denen Spatz[2] einen „Status dysmyelinisatus" (Vogt) feststellte, ein Zwillingspaar. Ein gesundes Zwillingspaar findet sich ferner in der Geschwisterreihe der 2 von Scholz[3] beschriebenen Fälle, bei denen eine spastisch-athetoide Idiotie und anatomisch ein „status marmoratus" (Vogt) vorlag. — In Lundborgs Geschlecht mit *Myoklonie-Epilepsie* finden sich einmal Drillinge, in Krabbes Sippe mit Myoklonie-Schizophrenie einmal Zwillinge, die beide krank wurden. In einer Sippe mit erblicher *Parkinsonscher Krankheit*, deren kranke Mitglieder von Strümpell-Günther[4] und Stier[5] beschrieben worden sind, kamen in 3 von 10 Nachkommenschaften, und zwar nur solchen der vorletzten Generation, Zwillingsschaften vor. Genau dasselbe gilt für die Parkinson-Sippe von Kückens[6], bei der in 2 von 11 solcher Nachkommenschaften Zwillinge zu finden sind. In der zuletzt veröffentlichten Parkinson-Sippe schließlich, der von Bell-Clark[7], litt ein Zwilling vom 38. Lebensjahre bis zum Tode im 47. Jahre an „Paralysis agitans sine agitatione". Es macht also den Eindruck — mehr dürfen wir heute noch nicht behaupten —, als ob gerade in den Familien mit

---

[1] Arch. f. Psychiatrie u. Nervenkrankh. **79**, 611.

[2] Zeitschr. f. d. ges. Neurol. u. Psychiatrie **79**, 254 und Dtsch. Zeitschr. f. Nervenheilk. **81**, 204.

[3] Zeitschr. f. d. ges. Neurol. u. Psychiatrie **88**, 355. 1923.

[4] Dtsch. Zeitschr. f. Nervenheilk. **47/48**, 192. 1913.

[5] Berlin. klin. Wochenschr. 1917, 1256.

[6] Klin. Wochenschr. 1925, Nr. 48.

[7] Ann. of eugenics **1**, 455. 1926.

erblichen extrapyramidalen Krankheiten Zwillingsschwangerschaften häufiger
seien als bei anderen Nervenleiden und überhaupt beim Durchschnitt der Bevölkerung. Nach einer Statistik aus der Breslauer Frauenklinik von Sonnenfeld[1]
beträgt das Verhältnis der Häufigkeit von Zwillings- und Mehrgeburten zu den
„Eingeburten" 1:22 bei den poliklinischen, 1:79 bei den stationären Fällen. Die
wiedergegebenen Berichte über Zwillingsgeburten in Huntington-Sippen, welche
sich bisher allein auf ein verhältnismäßig so großes Material stützen, daß sich
daraus überhaupt ein Schluß ziehen läßt, würden den, wohl an der gesunden
Bevölkerung gemachten, Feststellungen über eine (übrigens nicht bloß bei der
Mutter zu suchende) rezessive Vererbung der Anlage zu Zwillings- und Mehr-
lingsschwangerschaften (Weinberg [1909], Davenport, Bonnevie [1919][2],
v. Speyr) nicht widersprechen.

In diesem Zusammenhang sei auch kurz darauf hingewiesen, daß bei Angehörigen von Huntington-Sippen und zwar wiederum sowohl bei Kranken als
Gesunden nicht selten **Sexualabnormitäten** verschiedener Art beobachtet werden.
Wenn ziemlich häufig von ihrer sexuellen Zügellosigkeit berichtet wird, so hängt
das wohl nicht bloß mit ihrer allgemeinen Hemmungslosigkeit, sondern mit
einer spezifischen somatischen Konstitutionsanomalie zusammen. D. C. Lewis[3]
hebt auf Grund autoptischer Befunde den jugendlichen Zustand der Hoden mit
Überproduktion von Spermatozoen hervor, und dieser steht in einem gewissen
Gegensatz zu der ausgesprochenen allgemeinen und frühzeitigen *Arteriosklerose*,
der fibrösen Entartung von *Myokard*, Nieren, Schilddrüse und Hypophyse und
einer gewissen Nebennierenadenomatose, welche dieser Autor öfters bei älteren
Huntington-Kranken gefunden hat.

Auf eine weitere Konstitutionsanomalie bei solchen sind schließlich vielleicht
auch die nicht seltenen Angaben über nervöse Übererregbarkeit des **Herzens** oder
organische Abweichungen am Herzen zu beziehen (Hamilton 1908 u. A.).
Es könnte dies unter Umständen in dem soeben erwähnten Befunde von Lewis
seine Erklärung finden.

17. Chorea und Polycythaemia rubra.

Ob die Verbindung von *Huntingtonscher Chorea* mit **Polycythaemia rubra**,
einer nach neueren Erfahrungen[4] ausgesprochen familiären und wohl erblichen
Konstitutionskrankheit, wie sie vor wenigen Jahren Doll und Rothschild[5]
beobachtet haben, ähnlich zu erklären ist, wie die Kombination mit „Epilepsie"
oder Migräne, steht dahin.

Von den 6 Geschwistern der letzterwähnten Familie bot das älteste nur
Huntingtonsche Chorea mit Demenz, das jüngste nur die megalosplenische
Form der Polycythämie, eines die Verbindung beider, eine weitere verstorbene
Schwester hatte sicheren „Huntington", konnte aber bezüglich des Blutbildes

---

[1] Inaug.-Diss. Breslau 1924.

[2] zit. nach Scheidt: Rassenkunde I. 1925.

[3] Hered. in nerv. a. ment. dis. Assoc. f. research in nerv. a. ment. dis. **3**, 184. New
York. P. Hoeber 1925.

[4] siehe K. Mendel: Zentralbl. f. d. ges. Neurol. u. Psychiatrie **41**, 516.

[5] Klin. Wochenschr. I, 2580. 1922.

nicht untersucht werden, die beiden übrigen zeigten „Huntington" mit hohen Blutwerten.

Mendel (a. a. O.) erwähnt als nervöse Teilerscheinungen oder Komplikationen der Polycythämie Hemiplegie, Epilepsie, Akromelalgie und Migräne, nicht aber (außer den Fällen von Doll und Rotschild) die Chorea. Es gibt aber doch schon Beobachtungen, die es wahrscheinlich machen, daß die *Chorea minor* auch gewisse pathogenetische Beziehungen zu ihr hat. So hatten in der von Engelking[1] mitgeteilten Familie, in welcher Polycythämie in drei Generationen beobachtet wurde, von den 8 daran erkrankten Mitgliedern 4 Migräne, nämlich Mutter und 3 Kinder; deren Großmutter (geb. 1854, gest. 1878) aber hatte in der Jugend Veitstanz durchgemacht (ob sie auch Migräne hatte, ist nicht angegeben, kann aber aus äußeren Gründen natürlich sehr wohl übersehen worden sein). In einer von Curschmann[2] beschriebenen Familie, in der die megalosplenische Form bei Großmutter, 2 Töchtern und 1 Enkel nachgewiesen wurde, hatte die erstere in der Schulzeit Kopf- und Leibschmerzen und seit dem 55. Lebensjahre Zittern von Kopf und Händen.

Chorea minor als eine Komplikation der Polycythämie, die vielleicht ähnlich zu erklären ist, wie die von Neuda[3] bei ihr beobachtete Spannungspapille, liegt offenbar in der Beobachtung von Bardachzi[4] und Peter vor. In jenem Falle handelt es sich um eine Frau, bei der im 59. Lebensjahre eine 4 Monate dauernde Chorea auftrat. Die Kranke Peters, eine 39 jährige Frau, leidet seit 12 Jahren an schwerer Polycythämie — Blutbild zurzeit: Hämoglobin 150%, Erythrocyten 7 000 000, Leukocyten 6 000, starke Polychromasie — und bietet seit einigen Monaten ohne erkennbare Ursache aufgetretene choreatische Bewegungen, die vorwiegend die rechten Extremitäten betreffen und hier sich in Form kurzer Drehungen und Ulnarabduktion der Hand, auf der linken Seite aber in blitzartigen Abduktionen der Finger äußern. Aus ihrer Vorgeschichte, die leider nicht durch objektive Ermittelungen ergänzt werden konnte, ist folgendes bemerkenswert:

Vater † im 56. Jahre an Asthma. Mutter 70 Jahre, „ist die Ruhe selbst", aber magenleidend und blaß. Von zwei jüngeren verheirateten Schwestern ist die eine ruhig, die andere „währig", „rappelig", „laut", „spricht viel". In der Kindheit und bis zur 2. Schwangerschaft im 27. Jahre (1915) sah Patientin immer ganz blaß aus (alle Leute beriefen sie deswegen). Die erste Schwangerschaft endete mit einer Frühgeburt im 4. Monat (1913). Sie hatte *immer viel Kopfschmerzen.* Während der Schulzeit war sie appetitlos, später hatte sie umgekehrt gesteigerten Appetit. Die Menstruation, die im 16. Jahr begann, trat immer alle 6—8 Wochen auf und dauerte 3—4 Tage. Nach der zweiten Geburt bestand 1½ Jahre lang dauernd (!) Menorrhagie (sie beruhigte sich damit, daß es eine Art Aderlaß sei). Seit der 2. Schwangerschaft hat sie immer Blutandrang nach dem Kopf. In den Schwangerschaften hatte sie keine besonderen Beschwerden. Unmittelbar nach den Geburten fühlte sie sich jeweils so wohl, „als ob sie Bäume ausreißen könne". Seit Kindheit besteht eine gewisse gemütliche Übererregbarkeit; wenn ihr Unrecht geschah, wurde sie innerlich „so wütig im Gefühl", daß sie hätte zuschlagen können. Seit 1916 machten Bekannte sie auf die Rötung ihrer Augen aufmerksam. Außerdem hatte sie dauernde Rötung am ganzen Körper, die manchmal ins Dunkelblaurote überging, besonders vor der Menstruation. — Seit 6 Wochen bemerkte sie ohne zureichenden Grund auftretende und ganz

---

[1] Klin. Monatsbl. f. Augenheilk. **64,** 645. 1920.
[2] Med. Klin. 1923. Nr. 5.
[3] Klin. Wochschrft. 1922, 1134.
[4] Prag. med. Wochschrft. 1909. Nr. 17. Ref. Neurol. Centralbl. **28,** 1916.

allmählich zunehmende Unruhe in den Armen, seit 14 Tagen auch im rechten Bein. (Vielleicht habe sie sich darüber aufgeregt, daß der Mann trinke; das tue er aber seit Jahren schon; auch hatte sie viel genäht.)

1911 lag sie ¹/₄ Jahr zu Bett wegen „*Gelenkrheumatismus*" im rechten Knie und Ellbogen: das Knie war geschwollen, der letztere nicht; sie hatte furchtbare Schmerzen in den Gliedern. Während weiterer drei Monate hinkte sie; von da ab behielt sie ein gewisses Schwächegefühl im rechten Knie zurück. Hier und da hatte sie bei Witterungswechsel auch Reißen im rechten und linken Bein, etwas auch im rechten Arm. Vor Ostern 1925 bekam sie plötzlich nach einer Aufregung Herzbeklemmungen, sie war ganz schwach, hatte Fieber. Der Arzt nannte sie damals einen nervösen „Zampel", aber konnte keinen Herzfehler finden.

18. Erblichkeitskreis der Torsionsdystonie.

Wenden wir uns zum Schluß der Frage zu, welche Rolle die Erblichkeit bei den zuerst von Ziehen als „tonische Torsionsneurose", dann von Oppenheim als „Dystonia deformans" bzw. „Dysbasia lordotica progressiva", zuletzt von K. Mendel als (progressive) „Torsionsdystonie" bezeichneten hyperkinetisch-hypertonischen Zuständen spielt, die ausschließlich durch komplizierte langsame Drehbewegungen der die Körperhaltung bestimmenden Körperabschnitte gekennzeichnet sind, so ist die *positive* Ausbeute an belangvoll erscheinenden Krankheiten oder krankhaften Zügen bei Blutsverwandten solcher Kranken sehr spärlich. Sie ergibt sich aus der Zusammenfassung Mendels und den unten stehenden Familientafeln[1]. Mendel gibt an: „Bei den 3 Geschwistern Schwalbes fanden sich Zittern des Großvaters mütterlicherseits und der Mutter, in Fall 1 Oppenheims neuropathische Zustände in der Familie der Mutter, in Fall 2 Bregmans ‚schwere neuropathische Belastung' (Nichte des Vaters und entfernte Verwandte der Mutter leiden an Epilepsie), in Fall 1 Fraenkels Alkoholismus des Vaters, in Fall 2 desselben Autors vorübergehende Tetraplegie des Vaters und Augenlidtic des Onkels väterlicherseits, in meinem Fall 1 Kopfkolik der Mutter. Psychosen in der Ascendenz werden von Schwalbe (Großmutter väterlicherseits der 3 Geschwister war ¹/₂ Jahr lang geistesgestört) und von Oppenheim (Onkel von Fall 4 psychisch krank) erwähnt. In Bernsteins Fall hatte die Mutter 1mal im 8. Monat totgeboren, 3 Kinder waren an Krämpfen gestorben, 1 anderes leidet an Rachitis. In dem einen Fall Ziehens handelt es sich um das 18. von 22 Kindern seiner Eltern, Ziehen bezeichnete dies Spätgeborenwerden als Äquivalenz einer erblichen Belastung. In ähnlicher Weise könnte bei unserem Fall 1 die Tatsache gedeutet werden, daß bei seiner Geburt der Vater bereits 60, die Mutter 42¹/₂ Jahre alt war." Dazu ist zu bemerken, daß es immerhin sehr fraglich ist, ob bei der zuerst erwähnten Geschwisterreihe, die Schwalbe (1908)[2] und O. Maas (1918)[3] näher beschrieben und über die später Forster und Kempner berichtet haben, noch der Torsionsdystonie zugezählt werden können, da hier

---

[1] Mendel: Monatsschr. f. Psychiatrie u. Neurol. **46**, 334. C. Rosenthal: Arch. f. Psychiatrie **66**, 448 und **68**, 1, 1922/23. Prissmann: Zeitschr. f. d. ges. Neurol. u. Psychiatrie **88**, 349. Dawidenkow-Solotawa: Centralbl. f. d. ges. Neurol. u. Psychiatrie **31**, 432. 1923. Wechsler-Brock: Transact. of the Americ. neurol. ass. 1922, 92. C. S. Freund: Allg. Zeitschr. f. Psychiatr. **85**, 407. 1926. Navarro-Marotta: Arch. de méd. des enfants **1**, 29. 1927.

[2] Inaug.-Dissert. Berlin.

[3] Neurol. Centralbl. 1918, 199 u. freundl. briefl. Mitteilung Juni 1925.

ein Gemisch bzw. Übergangsformen von fast allen extrapyramidalen Hyperkinesien (Tic, Chorea, Athetose, Torsionismus und Spasmus mobilis) vorlagen.
Hier wie in den Fällen Wechsler-Brock, Dawidenkow-Solotowa und
Navarro-Marotta (s. die Familientafeln) muß dahingestellt bleiben, ob sie
nicht der „Pseudosklerose-Wilson-Gruppe" zuzusprechen sind. Im übrigen ist
zu den nachfolgenden von mir zusammen- bzw. aufgestellten Familientafeln

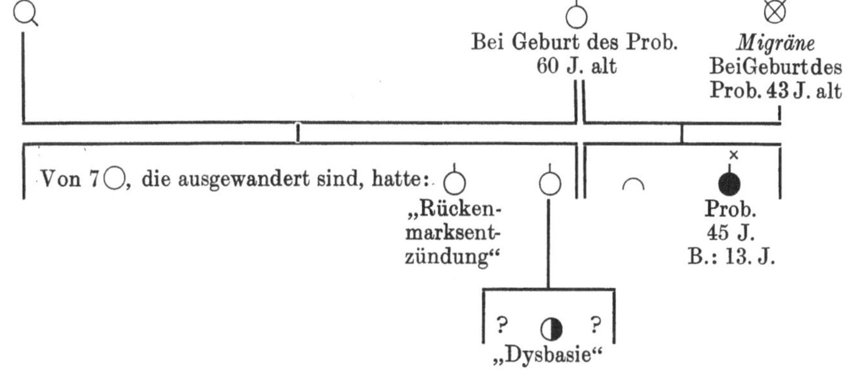

K. Mendel (1919): Fall 2

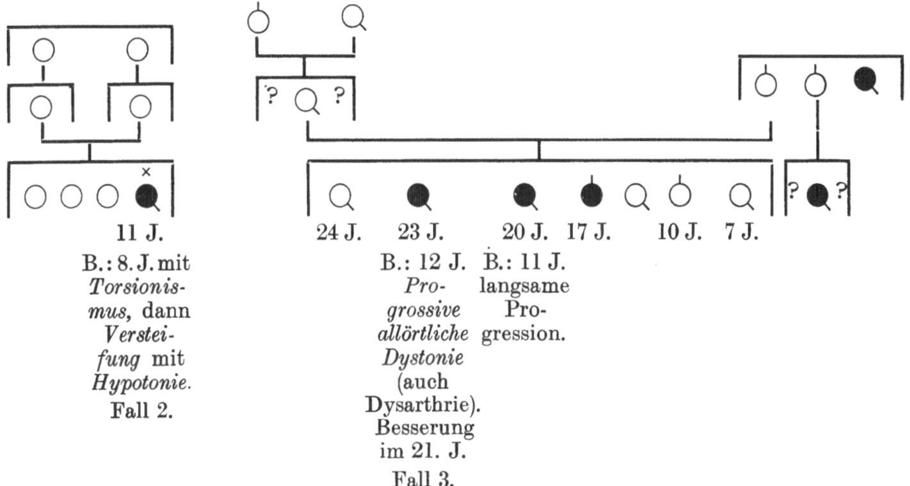

Bemerkung: Alle Kranken sind in Nordamerika lebende russische Juden. Keine Angaben
über Hornhautring, Leberbefunde usw.

Wechsler-Brock (1922): „Dystonia deformans"

folgendes zu bemerken: In C. Rosenthals Fall, Klara P., konnte ich durch
genealogische Rückfragen nicht mehr ermitteln, als was in dieser aufgezeichnet
ist. Von Strümpells Familie *Heidenreich*[1], die vielleicht auch hierher zu
rechnen ist, ist nur bekannt, daß Bruder und Schwester an dem gleichen Zustand
leiden. In der diesbezüglichen Veröffentlichung Strümpells heißt es, daß die
Erkrankung bei letzterer ums 8.—9. Jahr ausbrach, auf briefliche Anfrage teilte

---

[1] Dtsch. Zeitschr. f. Nervenheilk. **54**, 223, 1915.

mir dieser Autor später aber mit, es handele sich um „eine congenitale Störung, die mehr in das Gebiet der Athetose gehöre".

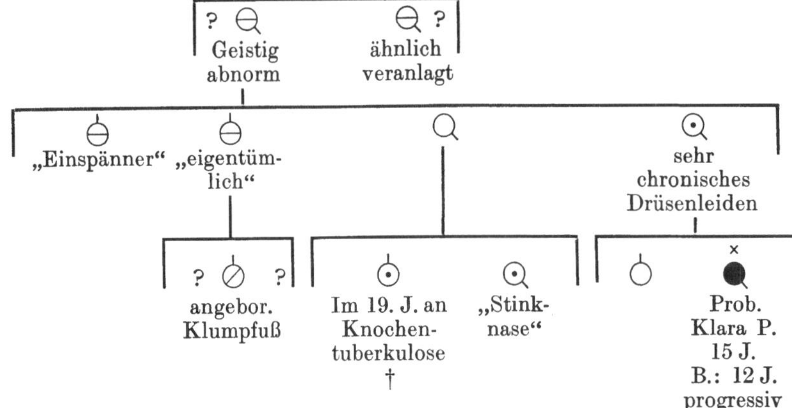

C. Rosenthal (1922): „Dysbatisch-dystatische Form der Torsionsdystonie"

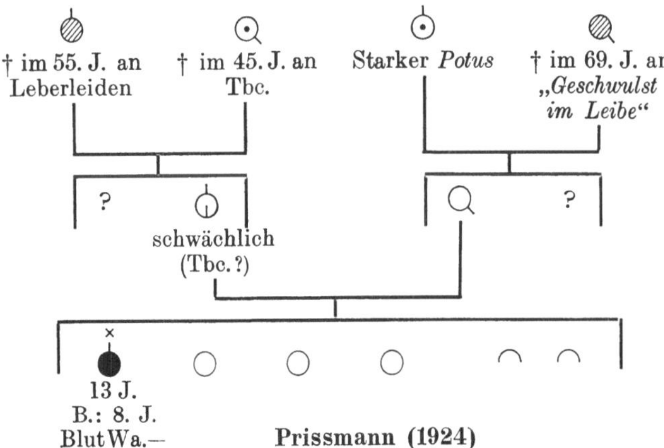

Prissmann (1924)

Ein nach Art und Einförmigkeit der Bewegungsstörungen sehr ähnliches Bild wie es Rosenthal beschrieben hat, habe ich in Verbindung mit Idiotie und Nachtblindheit vor Jahren bei den 3 älteren und zwar den weiblichen von 4 Geschwistern beobachtet. Nach den die Szene beherrschenden Erscheinungen wäre das Leiden als familiäre *progressive torsionsdystonische Idiotie mit Retinitis pigmentosa* zu bezeichnen.

Fall A. Geb. 1909. Im 1. Jahr einmal Zuckungen mit dem Kopf. Von Kindheit an geistig sehr zurück; schlechtes Spracherlernen, stets unbeholfene Bewegungen. Kein Schulbesuch. Seit 9. Jahr zunehmende Unsicherheit infolge Verschrobenheit des Ganges, häufigem Hinfallen nach Propulsion, „fiel über ihre Füße". Befund im 10. Jahre: Leichter Grad von Idiotie. Konsonanten teilweise ausgefallen, erschwerte Sprache, Zungenschnalzen, Makroglossie, Unfähigkeit zu schreiben. Feinere Bewegungen ausgefallen. *Hypomimie*; grobe Zielbewegungen stark ausfahrend, übrige Intentionsbewegungen steif in

[1] Die Fälle konnte ich, wie die meisten übrigen in dieser Monographie verwerteten, längere Zeit und wiederholt in der Psychiatrischen und Nervenklinik Breslau beobachten. Ich bin Herrn Geh. Rat Wollenberg, meinem hochverehrten früheren Chef und Lehrer, für die Überlassung dieses Materials zu wissenschaftlicher Auswertung zu herzlichem Danke verpflichtet.

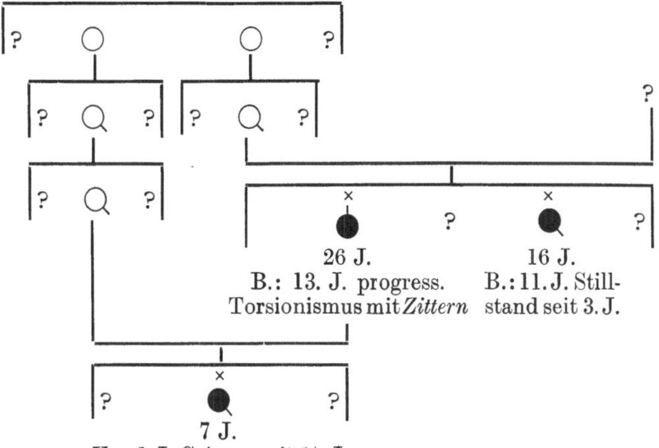

26 J.
B.: 13. J. progress.
Torsionismus mit *Zittern*

16 J.
B.: 11. J. Still-
stand seit 3. J.

7 J.
Vor 1 J. Grippe, seit ¹/₂ J.
Schwäche r. Arm/Bein.
Torsionismus ohne Zittern

Dawidenkow-Solotawa (1921)

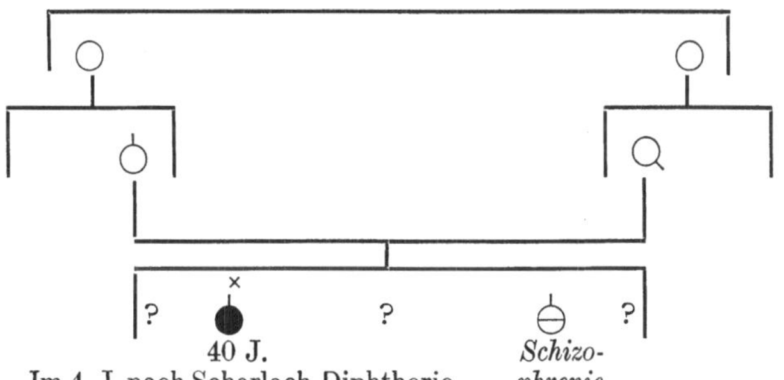

40 J.
Im 4. J. nach Scharlach-Diphtherie
8 Tage *regungslos*, ¹/₂ J. bettlägrig,
blieb „gelähmt", lernte mit 7 J. gehen

*Schizo-
phrenie*

C. S. Freund (1926)

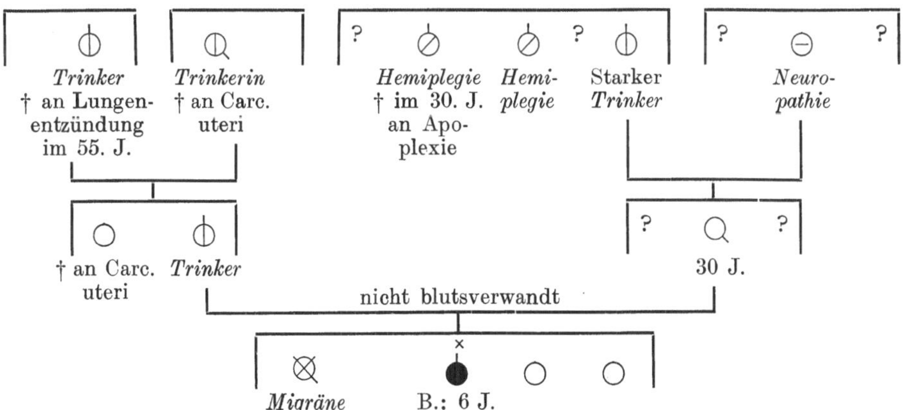

Trinker
† an Lungen-
entzündung
im 55. J.

Trinkerin
† an Carc.
uteri

Hemiplegie
† im 30. J.
an Apo-
plexie

*Hemi-
plegie*

Starker
Trinker

*Neuro-
pathie*

† an Carc.
uteri

Trinker

30 J.

nicht blutsverwandt

Migräne

B.: 6 J.

⬤ : Verlangsamtes Gehenlernen. Vorwiegend dysbatische Form der Torsionsdystonie
mit „bizarrer Mischung von Hyper- und Hypotonie und gelegentlichen Grimassen".
„Augen o. B.". Systolisches Aortengeräusch, *Lebervergrößerung*, Milz palpabel.
Blut-Wassermann +. Liquor: Spur Eiweiß-Zellvermehrung. Leberfunktion o. B.

Navarro-Marotta (1927)

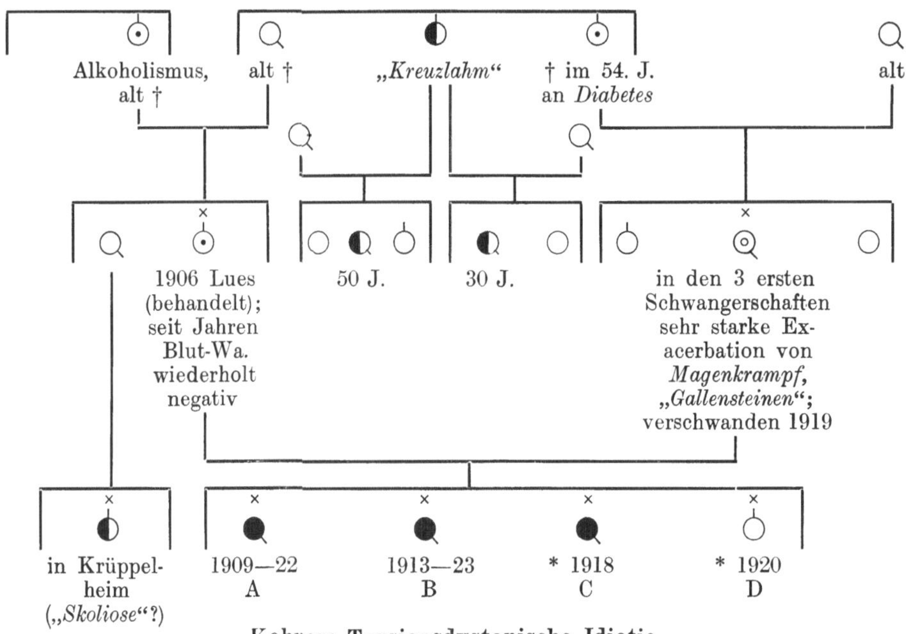

Kehrer: Torsionsdystonische Idiotie

großem Bogen, sehr verlangsamt. *Torsionstendenz.* Reflexe/Sensibilität o. B. *Nachtblindheit. Opticus o. B.* (Fundus sonst nicht genauer untersucht). R. L/C + +. Blut/Liquor o. B. Progression bis zur Gehunfähigkeit. Gest. an Marasmus 1922 (s. Abb. 2 u. 3).

Fall B. Geb. 1913. Im wesentlichen dieselbe Vorgeschichte: Beginn der *Sprachstörung* im 4.—5. Jahr; ist geistig lebhafter wie ihre ältere Schwester, außerdem aber aggressiv, bösartig, allmählich sprechunfähig. Nicht nachtblind (?). Gest. an Marasmus 1923 (Sektion bei A und B nicht möglich).

Fall C. (s. Abb. 4 u. 5). Geb. 1918. Dieselbe Vorgeschichte. Bräunliche Verfärbung der Schneide- und Eckzähne seit Kindheit, ebenso *Nachtblindheit.* Augenbefund (Univ.-Augenklinik) im 6. Jahr: Papille, Cornea o. B. Im ganzen Fundus massig feinste grau-weiße Fleckchen, dazwischen eckige Pigmentpunkte, Pigmentanhäufung an der Macula (erinnert am ehesten an den „*Schnupftabakfundus*" der Lues connatalis) R.L/C + +. Obere Extremitäten: nur Mangel an Nachhaltigkeit bei Hantierungen. Schiebender Gang mit gelegentlicher Propulsionstendenz und elementarem Hinstürzen bei Kehrtwendungen. Wechsel zwischen Mangel und Steigerung des Antriebes auch in der Mimik. Idiotischer Ausdruck. Beschäftigungsdrang. Kein Zittern.

Fall D. (s. Abb. 6). Geb. 1920. Normale Entwicklung, kräftig, lebhaft. Befund 1924: eigenartig defekte obere innere Schneidezähne, sonst normal; auch Augenhintergrund normal (alle Augenuntersuchungen erfolgten in der Univ.-Augenklinik Breslau).

Die Kinder fielen den gebildeten Eltern zuerst im Gehlingsalter durch Zurückbleiben sowohl der

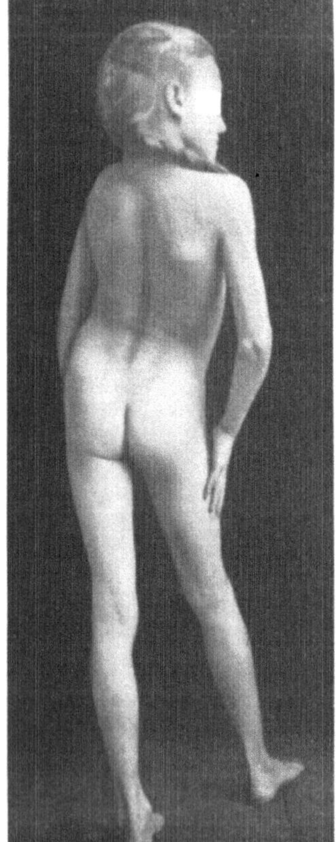

Abb. 2.

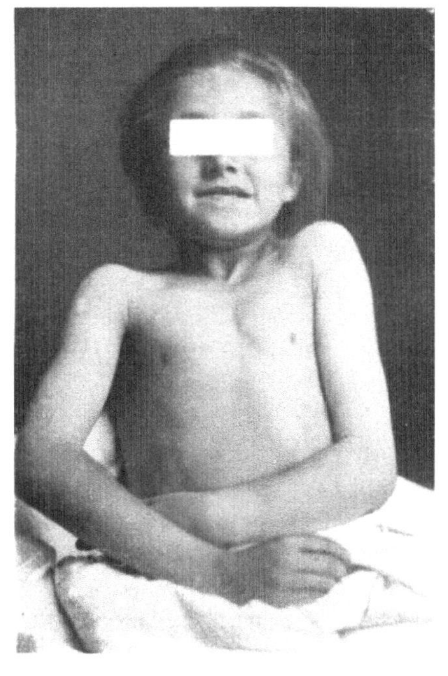

Abb. 3.

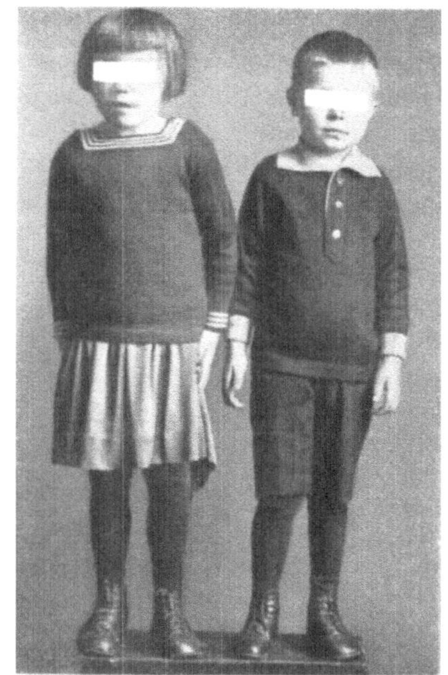

Abb. 4.

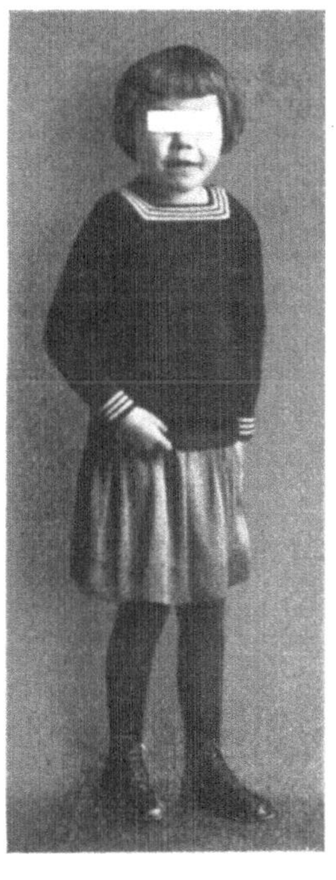

Abb. 5.

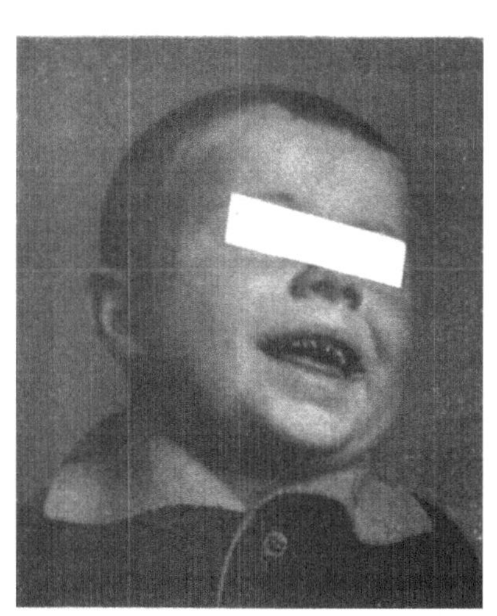

Abb. 6.

kinetischen als der geistigen und auch der sprachlichen Entwicklung auf. Ums 5.—9. Lebensjahr begann dann allmählich eine eigenartige Unbeholfenheit und Verschrobenheit der Haltung, eine vor allem beim Gehen zutage tretende Neigung zu langsamen Verdrehungen von Hals, Schulter, Rumpf, Becken, Oberschenkeln, zuletzt auch des Gesichtes gleichzeitig mit Mangel an Antrieb zu allen transitiven wie intransitiven (mimischen, gestenmäßigen) Handlungen und mit Verlangsamung des Eintritts, Ablaufs und Abschlusses der Bewegungen. Bei der jüngsten der drei kranken Schwestern traten diese Erscheinungen zurück gegenüber einem Mangel an Haltetendenz und einem häufigeren Wechsel von verminderter und vermehrter mimischer und gestenmäßiger Reagibilität. Bei allen drei Kranken bestand schließlich ein erheblicher, etwa mittleren Graden der Idiotie entsprechender Schwachsinn; die beiden älteren gingen im 13. bzw. 10. Jahre an einfachem Marasmus (ohne hinzukommende Lungenerkrankungen) im Elternhause zugrunde. Bemerkenswert ist nun, daß sicher 2, vielleicht aber auch die 3. dieser Schwestern an Nachtblindheit litten. Die eingehende Untersuchung des Augenhintergrundes der 3. Schwester ergab, daß diese auf einer Retinitis pigmentosa des ganzen Fundus beruhte, welche am ehesten an den „Schnupftabakfundus" bei angeborener Syphilis erinnerte. Im übrigen fand sich gerade bei diesen kranken Schwestern keines der allgemein als für Lues kennzeichnend angesehenen Stigmata und auch keines der bekannten Symptome syphilidogener Nervenleiden; auch Blut und Liquor waren normal. Die seit Kindheit bestehende bräunliche Verfärbung der Schneide- und Eckzähne bei der 3. Schwester läßt sich wohl kaum auf elterliche Syphilis beziehen. Eher könnten die Abweichungen an den oberen inneren Schneidezähnen des 4., einzigen männlichen, Geschwisters der Geschwisterreihe so bewertet werden, die dessen einzige Abweichung darstellen. Mit seinen 5 Jahren ist dieser als sehr kräftig, geistig lebhaft und auf Grund eingehender Prüfung als flink und geschickt zu bezeichnen, wie er auch dem durch die Erkrankung ihrer älteren Kinder hierfür geschärften Blick der Eltern niemals aufgefallen ist.

Eine sichere Entscheidung über die Rolle der nach der Vorgeschichte hier in Betracht kommenden *verschiedenartigen ätiologischen Faktoren* läßt sich trotz der annähernd erschöpfenden genealogischen und klinischen Ermittlungen wegen des Mangels eines histopathologischen Befundes nicht geben. Gegen die Annahme, daß die *wichtigste* Rolle die *Syphilis des Vaters* spiele, welche dieser 3 Jahre vor der Geburt seines ältesten Kindes durchgemacht haben will, obwohl er selbst keinerlei Störungen aufweist und auch damals keinen Primäraffekt hatte, wäre geltend zu machen:

1. der erwähnte Mangel eindeutiger Zeichen connataler Syphilis bei den Kindern;

2. der Umstand, daß die Diagnose „Syphilis" beim Vater damals allein auf den einmaligen positiven Ausfall des „Wassermann" im Blute gestellt wurde und diese Probe nach der seiner Zeit ausgeführten spezifischen Kur, d. h. schon vor der Zeugung des ältesten Kindes wiederholt in den nachfolgenden Jahren negativ ausgefallen ist;

3. die Tatsache, daß wir die Angabe einer elterlichen Syphilis gelegentlich auch in der Vorgeschichte von Geschwistern finden, welche an gleichförmigen progressiven Hirnleiden erkranken und dann auch histopathologisch nichts von

jenen Veränderungen zeigen, welche wir heutzutage auf Syphilis zu beziehen berechtigt sind. (In anderem Zusammenhange werde ich diesen Punkt ausführlicher behandeln);

4. der Umstand, daß das 4. und im Gegensatz zu den 3 vorhergehenden, männliche Kind dieses Vaters gesund geblieben ist, während der Geburtsabstand zwischen diesem und dem vorangehenden Kinde kleiner ist als die Abstände zwischen allen vorangehenden kranken Kindern, und daß bei dem Vater in der Zeit zwischen der Zeugung des letzten kranken Kindes und des gesunden Knaben keine körperliche oder geistige Veränderung namhaft gemacht werden konnte;

5. der Umstand, daß dem fraglichen syphilidogenen Symptom der Retinitis pigmentosa bei den kranken Schwestern ein gleich fragliches: die Veränderungen an den oberen inneren Schneidezähnen, gerade beim gesund gebliebenen Knaben gegenübersteht, so daß auch die Annahme einer Syphilis von Vatersseite bei *allen* 4 Kindern keine Erklärung dafür liefern würde, warum der Knabe von der Hirnkrankheit ganz verschont geblieben ist.

Da nun aber von den Eltern mit Bestimmtheit angegeben wird, daß der *mütterliche Teil während der Schwangerschaften* mit den 3 kranken Kindern an einer sehr starken Exacerbation von Magenkrämpfen bzw. *Gallensteinleiden* gelitten habe, welch' letztere 1 Jahr nach der Geburt des 3. kranken, also *vor* der Schwangerschaft mit dem 4. gesunden Kinde, verschwanden, so wäre man berechtigt, dieser mütterlichen Erkrankung ätiologisch eine ungefähr ebenso große, wenn auch andersartige Rolle zuzuweisen, als der fraglichen Syphilis des Vaters. Die Keimschädigung von der Mutterseite würde aber natürlich nur eine angeborene und nicht ausgleichbare Anlagestörung im Gehirn erklären, nicht aber den fortschreitenden und tödlichen Charakter des Leidens.

Sehen wir uns nun die Familientafel näher an, so ergeben sich zwei *genealogisch* bedeutsame *Tatsachen*, die allein schon, d. h. ohne das Hinzutreten von Keimschädigungen der bezeichneten Art, rechtfertigen würden, das Leiden als ein *ausschließlich erblich* bedingtes, als eine „Heredodegeneration" anzusehen: nämlich die enge Blutsverwandtschaft der Eltern, welche echte Geschwisterkinder sind, und das Auftreten von solchen dauernden, nicht progressiven Anlagestörungen in der indirekten Verwandtschaft dieser Eltern, welche höchstwahrscheinlich der Erkrankung der Probanden nahe stehen. Wir hören, daß aus zwei Ehen eines als „kreuzlahm" bezeichneten gemeinsamen Onkels der Eltern unserer Kranken unter jeweils mehreren Kindern je 1 kreuzlahmes Kind hervorgegangen ist, und daß dieselbe Konstitutionsstörung, die zur Aufnahme in ein Krüppelheim führte, bei einem Vetter der Probanden zutage getreten ist. Es finden sich also genealogische Abweichungen, wie wir sie bei anderen sicher heredodegenerativen und am befriedigendsten durch die Annahme des necessiven Erbgangs erklärbaren Nervenkrankheiten finden.

So zeigt uns die ätiologische Analyse auch dieser Fälle wiederum die Verstrickung der Ursachenarten, die wir bei so komplizierten Fällen nur durch immer gründlichere Individual- und Familienforschung entwirren können.

Meine Darstellung führt somit wieder auf die einleitenden Bemerkungen zurück.

Nachträge während der Drucklegung:

Die Familienerhebungen im Falle *Antonie* (S. 39 letzter Absatz) führten zu folgendem, allerdings unvollkommenem Ergebnis: Pat. war als Kind schon sehr nervös und schnell aufgeregt. „Durch ängstlich Machen" trat in der Schulzeit eine linksseitige Lähmung verbunden mit Sprachlähmung auf, die unter Behandlung verschwanden. Der Vater der Patientin, der Bierbrauer war, starb an „Lungenkrebs". Über Krankheiten in dessen Familie ist nichts zu ermitteln. Die 59 Jahre alte Mutter leidet häufig an Kopfschmerzen, Magenkrämpfen und Schlaflosigkeit, ist sehr aufgeregt und schnell erregbar. Ein Bruder ist zart, schwach und wenig kräftig entwickelt. Die Großeltern mütterlicherseits sind früh gestorben.

Für die *Pathogenese* der Chorea minor und insbesondere der *recidivierenden* Chorea ist noch die Beobachtung von Beyermann[1] wichtig:

Bei einem 17jährigen Menschen, dessen einer Onkel und zwei ältere Schwestern in der Jugend typische Chorea minor durchgemacht hatten, ging regelmäßig dem Fieberanstieg und -abfall einer sichergestellten Malaria tertiana eine Zunahme und Rückbildung einer 3 Monate vorher nach Leberleiden aufgetretenen milden Chorea parallel, die ebenso wie das Rückfallfieber auf eine einmalige hohe Chinindosis verschwand.

Ätiologisch nimmt gegenüber allen in vorliegender Monographie geschilderten Typen der, auch verlaufsmäßig eigenartige Fall einer im 9. Lebensmonat sich einstellenden „lebenslänglichen" Chorea, welchen Anton[2] 1896 beschrieben hat, eine Sonderstellung ein. Diese hatte sich bei dem Kranken 8 Tage nach Scharlach aus einer plötzlich aufgetretenen atonischen Schwäche des Körpers entwickelt; sie bildete sich in den folgenden Wochen merklich zurück, blieb aber bis zum Tode im 10. Lebensjahre, gepaart mit ausgesprochen athetotischen Bewegungen der Finger und klonischen Zuckungen der Beine, bestehen. Die Gehirnuntersuchung ergab in den hinteren Hälften beider Putamina Reste einer Erweichung, nämlich kleine klumpige Massen bindegewebiger Natur mit fast völligem Mangel zelliger Elemente. Man würde nach diesem Befunde einfach eine durch den Scharlach bedingte Erweichung haben annehmen können. So einfach liegen die Dinge offenbar aber nicht. Es ergab sich nämlich, daß zwei Muttersbrüder des Kranken an starken epileptischen Anfällen litten, daß der Vater und sämtliche Geschwister einen auffallend großen Kopf hatten, daß von letzteren der älteste Bruder, welcher im 6. Lebensjahre an Luftröhrenentzündung starb, an Krämpfen und einem ähnlichen Zustand wie der Proband gelitten hatte, daß von vier verstorbenen jüngeren Geschwistern zwei in früher Kindheit an Krämpfen zugrunde gegangen waren und ein weiteres zu früh und tot zur Welt gekommen war. Außerdem wird im Sektionsbericht hervorgehoben, daß von den im übrigen normalen Hirngefäßen die Arteria basilaris das Volumen einer Carotis hatte. Es muß sonach auch hier eine spezifisch erbliche Krankheitsanlage zur Chorea angenommen werden.

[1] Nederl. Tijdschrift voor Geneeskunde (holländ.) **68**, H. 2, No. 16. 1924.
[2] Jahrb. f. Psychiatr. **14**, 3.

Anhang.

Genealogischer Fragebogen.

Seit Jahren hat sich mir nachstehendes, vor allem an Pfarrämter, Gemeindevorsteher, Lehrer, aber auch an Arbeitgeber, Angehörige bzw. Blutsverwandte der Probanden versendetes Schreiben bei der klinischen Erbforschung über Nervenleiden bewährt. Es enthält natürlich nur das Gerippe, d. h. die wichtigsten Krankheiten, nach denen zu forschen ist, und bedarf je nach dem Einzelfalle der Abänderung oder Ergänzung:

Sehr geehrt . . . .

Ich wäre Ihnen sehr dankbar, wenn Sie mir zu *wissenschaftlichen* Zwecken tunlichst eingehende Mitteilungen darüber machen wollten, was über chronische körperliche Krankheiten, ferner Lähmungen, Ungeschicklichkeit der Bewegungen, vor allem beim Gehen, Zittern, Schütteln, Wackeln, Veitstanz, Krämpfe aller Art, Versteifungen, Verkrümmungen (Buckel usw.), ungewöhnliche Körperhaltungen, Mißbildungen aller Art, körperliche Schwächezustände, Abmagerung des Körpers oder einzelner Körperteile, Fehler der Sinne, jegliche Form von Entwicklungsstörung, Anfälle von Kopfschmerz, Schwindel, Erbrechen, Ohnmacht, über Nervosität, Schlaflosigkeit, Schlaganfälle, Erregbarkeit, Geistesschwäche, Neigung zu Gemütsverstimmung, Selbstmord, geistige Auffälligkeiten aller Art, Trunksucht, schlechten Lebenswandel, Verbrechen, Geisteskrankheiten (Aufenthalt in Krankenhäusern, Irrenanstalten [welchen?]) bei Geschwistern, Großeltern, Kindern, Onkels und Tanten, Vettern und Basen, Neffen und Nichten de . . . . zu ermitteln ist. Waren die Eltern blutsverwandt? (Ev.: Das Ergebnis Ihrer Mitteilungen werde ich vertraulich behandeln.)

Im voraus für Ihre Bemühungen verbindlich dankend

usw.

Welche Dienste der genealogischen Forschung in der Medizin gerade Pfarrämter leisten können, deren Hilfe wir in solcher Form anrufen, möge ein Beispiel zeigen:

Auf Grund des Zustandsbildes des Probanden *Ostwald* (s. S. 61) hielt ich es trotz der gegenteiligen Anschauungen von Vor- und Nachuntersuchern für überwiegend wahrscheinlich, daß eine Huntingtonsche Chorea vorliege. Mein erstes Schreiben, mittels dessen ich beim zuständigen Pfarramt nach der väterlichen Linie forschte, da über den Hauptaufenthaltsort der mütterlichen Angehörigen nichts zu ermitteln war, wurde dahin beantwortet, daß die einzige Angehörige der Familie mit dem Namen des Probanden, welche zu ermitteln sei, von der größeren Familie nichts wisse. Auf meine wiederholte Bitte nahm sich das zuständige Pfarramt aber der Sache erneut an und förderte nun, indem es in höchst dankenswerter Initiative der *Mutter* des Kranken *und ihrer Linie* nachforschte, die wesentlichen Punkte und Daten über diese zutage. An Hand letzterer konnte ich nun die Aufzeichnungen über die in Anstalten untergebrachten Familienmitglieder ermitteln und die anderweitigen Nachforschungen durchführen, welche zur Aufstellung des Stammbaums S. 60 führten.

Wie sich derartige Ergebnisse noch erweitern und vertiefen lassen, wenn
der klinische Genealoge Ermittlungen im Heimatsorte der betreffenden Sippen
selbst anstellt, geht aus den an anderer Stelle veröffentlichten Feststellungen
C. Rosenthals über die Sippe *Emanuel* hervor, deren Stammbaum (s. S. 62)
ich nur auf Grund schriftlicher Ermittlungen und Befragung einbestellter Verwandter aufstellen konnte.

Schlußwort.

Bei der großen Zahl der im vorstehenden behandelten Themata und Fragen
ist es nicht möglich, hier eine Zusammenfassung der Ergebnisse zu bringen.
Was heute als gesichertes Wissen gelten darf, findet man am Ende einzelner
Kapitel. Manches in meiner Darstellung kann nur Anregung und erster Baustein
sein. Im Verlaufe meiner Untersuchungen hat sich als das wichtigste Ergebnis
die Erkenntnis herausgestellt, daß auf der einen Seite die erbliche „Verursachung" der in dieser Monographie behandelten Krankheitszustände erheblich
öfters vorkommt, als der allgemeinen Annahme entspricht, auf der anderen
aber, daß die erbliche Autochthonität der nervösen Syndrome in den Sippen
der Kranken, welche diese darbieten, sich in beträchtlich mannigfacheren Formen
auswirken, als man nach den allgemein herrschenden Vorstellungen über erbliche
Leiden erwarten sollte. Beides ist theoretisch, didaktisch, diagnostisch und auch
therapeutisch unbequem, darf uns aber gleichwohl nicht zu falschen Abstrak-
tionen verleiten. Nur durch vorurteilslose Tatbestandsaufnahme schaffen wir
tragfähigen Boden für den Weg, der zu dem Urgrunde: den letzten und wahren
Ursachen der Erblichkeit bestimmter Krankheitszustände, führt, von denen wir
bis heute so gut wie nichts wissen.